イラスト

症例からみた**臨床栄養学**
〈第3版〉

福井　富穂
加藤　昌彦
田村　　明
田中　文彦
中村　保幸
岩川　裕美

東京教学社

————著者紹介————

福井　富穂　　　（修文大学　教授）

加藤　昌彦　　　（椙山女学園大学　教授）

田村　　明　　　（修文大学　教授・名古屋学芸大学　名誉教授）

田中　文彦　　　（名古屋大学医学部附属病院　副部長）

中村　保幸　　　（龍谷大学　教授）

岩川　裕美　　　（元龍谷大学　准教授）

はじめに

　メタボリックシンドロームや慢性腎臓病など新しい疾患概念が提唱され，学会による診療・治療ガイドラインの改訂や策定が行われるなど，この数年間の医学や医療の進歩にはめざましいものがある．また，医療施設への入院患者や福祉介護施設への入所者を対象とした「入院時栄養管理実施計画書の作成」や「栄養ケア・マネジメント」，さらに 40 歳以上に義務づけられた「特定検診・特定保健指導」など管理栄養士を取り巻く環境も大きく変わってきた．個人の栄養状態を的確に評価して適正な栄養補給をするとともに，栄養ケアプランニングやその教育内容を栄養カルテ等に記録し，中長期のサマリーを作成することで栄養治療の成果を評価するとともにエビデンスとして利用することも可能になってきている．

　これらの時代の流れを踏まえ，本書では臨床栄養学をヒトの健康増進，維持管理に役立てる実践的学問と位置づけ，「チーム医療における栄養士業務」，「栄養アセスメント」，「栄養教育の目的・方法と実際」，「栄養補給法」，「食物と薬の相互作用」を時代に即応して記述することにつとめた．また臨床栄養学のもっとも「実践的な」部分である「疾患別栄養管理」を下記のような点に留意して執筆し，充実を図った．本書のタイトルに「症例から見た」と付したゆえんでもある．

①　合併症の少ない典型的な疾患（症例）を取り上げ，カルテに記載されている内容を忠実に掲載した．これらの症例に目を通しておくことは，医療施設で活躍する管理栄養士にきわめて有用であると考える．

②　各疾患に対応する"疾病の成り立ち"を「成因」「病態」として追記した．

③　掲載した各症例の臨床検査値を，テキストを開いたまま参照できるように工夫した臨床検査基準値一覧表を巻末に付した．

　傷病等の種類はきわめて多く，病状・病態もさまざまであり，不十分な点が多々あるかもしれない．本書をお使いいただいた皆様の忌憚のないご意見，ご指導をお願いする．

　医療施設の現状に則したテキストとして，本書が医療従事者の養成に少しでも貢献できれば望外の喜びである．本書の出版に際し，終始温かい励ましをいただいた東京教学社社長鳥飼好男氏，編集部鈴木春樹氏，神谷純平氏に深謝する．

2008 年 10 月

著者一同

第3版　改版にあたって

　団塊の世代が75歳以上の後期高齢者となる2025年を目途に地域包括ケアシステムの構築が進められている．在宅生活を維持するための各種支援・サービスを充実させるために，介護・リハビリテーション，医療・看護，保健・予防など個人の課題に合わせた専門的なサービスを行えるような体制づくりである．一方，少子化対策や子育て支援，働き方改革など重要な課題が山積している中で，心身の健康は基本的な条件の一つである．健康を維持・増進させる要件が「食べる」ことであり，適正な栄養の補給である．個人の栄養状態を的確に評価して適正な栄養補給をするとともに，栄養ケアプランニングやその教育内容を栄養カルテ等に記録し，中長期のサマリーを作成することで栄養治療の成果を評価するとともにエビデンスとして利用することも行われている．

　これらの時代の流れを踏まえ，本書では臨床栄養学をヒトの健康増進，維持管理に役立てる実践的学問と位置づけ，チーム医療における管理栄養士が行う「栄養アセスメント」，「栄養教育の方法と実際」，「栄養補給量の提案」を症例に即して記述することに努めた．また臨床栄養学のもっとも「実践的な」部分である「疾患別栄養管理」を下記のような点に留意して執筆し，充実を図った．本書のタイトルに「症例からみた」と付したゆえんでもある．

① 　合併症の少ない典型的な疾患（症例）を取り上げ，カルテに記載されている内容を忠実に掲載した．これらの症例に目を通しておくことは，医療施設への就業を希望する学生にとってきわめて有用であると考える．

② 　各疾患に対応する「疾病の解説」，「成因」，「疾病の症状および病態」として追記した．

③ 　掲載した各症例の患者プロフィール，病歴，家族歴，食習慣，生活リズム，運動習慣，臨床検査結果とその評価，治療の経過，疾病の治療法，運動療法および薬物療法の順に記述した．また，臨床検査基準値一覧表はテキストを開いたまま参照できるよう巻末に付した．

　疾病の種類はきわめて多く，病状・病態もさまざまであり，不十分な点が多々あるかもしれない．本書をお使いいただいた皆様の忌憚のないご意見，ご指導をお願いする．

　医療施設の現状に則したテキストとして，本書が医療従事者の養成に少しでも貢献できれば望外の喜びである．本書の出版に際し，終始温かい励ましをいただいた東京教学社社長鳥飼正樹氏に深謝する．

　　　2020年3月

著者一同

目　次

第3章■栄養ケアの記録

第4章■疾患・病態別栄養ケア・マネジメント

イラスト：梅本 昇

カバーデザイン：othello

【本書で使用している略語表】

％IBW	標準体重比	NRS	栄養スクリーニング
3-Mehis	3-メチルヒスチジン	NST	栄養サポートチーム
AAA	芳香族アミノ酸	P	タンパク質
ACE	アンジオテンシン変換酵素阻害薬	PCI	経皮的冠動脈形成術
Af	活動係数	PD	パーキンソン病
ARB	アンジオテンシンⅡ受容体拮抗薬	PEG	経皮内視鏡的胃瘻造設術
BCAA	分枝アミノ酸（分岐鎖アミノ酸）	PEM	タンパク質・エネルギー低栄養状態
BIA	生体電気インピーダンス法	PN	静脈栄養法
BMI	体格指数	PPN	末梢静脈栄養法
BMR	基礎代謝量	QOL	生活の質
BUN	血中尿素窒素	REE	安静時エネルギー代謝量
C	炭水化物	RQ	呼吸商
CAPD	持続式携行型腹膜透析	RTP	急速代謝回転タンパク質
Ccr	糸球体濾過量	SERM	選択的エストロゲン受容体モジュレーター
CM	キロミクロン	*Sf*	傷害係数
COPD	慢性閉塞性肺疾患	SOAP形式：S	主観的情報
F	脂　質	：O	客観的所見
FH	家族性高コレステロール血症	：A	評　価
GFR	糸球体濾過率	：P	計　画
HDL	高比重リポタンパク質	SU薬	スルホニル尿素薬
HDL-C	HDL-コレステロール	TAE	肝動脈塞栓術
HPN	在宅中心静脈栄養法	*Tf*	トランスフェリン
IBD	炎症性腸疾患	TG	トリグリセリド
IBW	標準体重		
LDL	低比重リポタンパク質		
LDL-C	LDL-コレステロール		
LES	夜　食		
LVEF	左室駆出率		
MRA	ミネラルコルチコイド受容体拮抗薬		
NAFLD	非アルコール性脂肪性肝疾患		
NASH	非アルコール性脂肪肝炎		

第1章　臨床栄養の概念

1）臨床栄養の意義と目的

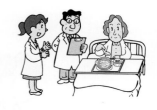

　私たちは日常摂取する栄養素からエネルギーを産生するとともに，身体に必要な構成成分を合成し，いろいろな機能を発揮している．しかし何らかの原因で身体に異常が生じると，それまで維持されていた恒常性が失われてしまう．臨床栄養学は，さまざまな身体の異常（疾患）の原因，疾患の推移，疾患からの回復などに栄養がどのように関わっているかを追求する学問である．言い換えるならば，**臨床栄養はいろいろな疾患，病態から回復するために必要な栄養管理を行うことを目的としている**．

　臨床における栄養管理は，管理栄養士のみで成し得るものでなく，医師，看護師をはじめ，いろいろな分野の医療スタッフとの共同作業によって行われるものである．そのため管理栄養士は，傷病者の心身の状態について十分に理解を深めておくとともに，医療に従事する者としての心構えや医療制度を修得しておくことが必要である．

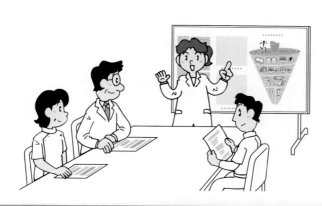

2）傷病者や要支援者・要介護者への栄養ケア・マネジメント

　栄養ケア・マネジメントは，医療機関，福祉施設，在宅等において，疾病の予防，治療，増悪防止や介護予防の観点から栄養管理を行うことで，傷病者や要支援者・要介護者の**生活の質（QOL^{*1}）**を向上させることを目標とする．

*1　QOL
（quality of life）

1

　栄養ケア・マネジメントの実施に際して，まずは対象者が栄養管理を必要とするか否かを科学的エビデンスに基づき，ふるい分けする（**栄養スクリーニング**）．　対象となった傷病者や要支援者の栄養状態（栄養素の偏りや過不足など）を的確に把握して評価する（**栄養アセスメント**）．アセスメントした結果に基づき適切な解決法（栄養ケア・栄養プログラム）を企画・立案し，実施する．さらに計画を実施しつつ経過を観察しながら（**モニタリング**），栄養ケア・マネジメントがより良いものとなるように適切に修正しつつ，実施する（**図 1-1**）．

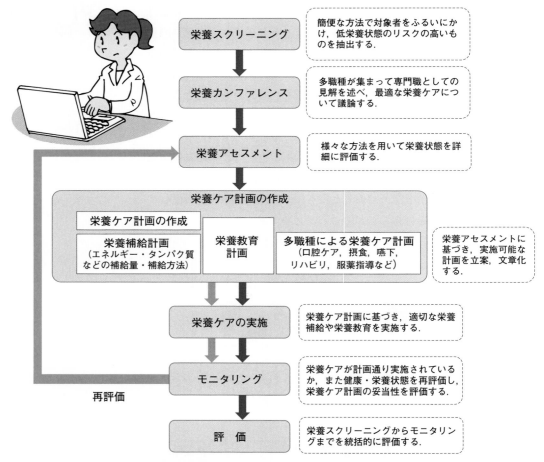

図 1-1　栄養ケア・マネジメントシステム
（資料：外山健二、川島由起子　「臨床栄養学Ⅰ」　第一出版，2017 を一部改変）

第2章 傷病者・要介護者への 栄養ケア・マネジメント

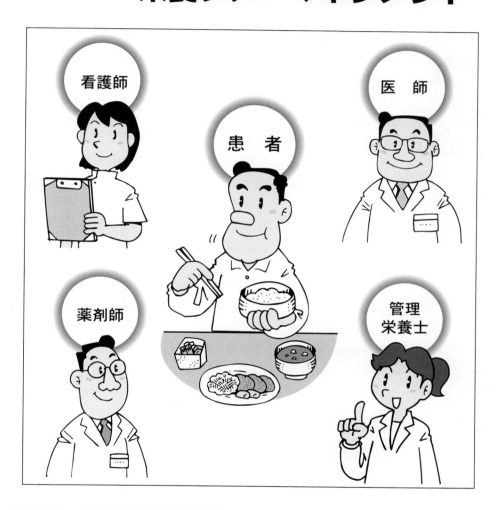

　「この患者さん，なんだか栄養状態が悪そうだな」と感じても，一体，「どんな風に悪いのか」，「どこに問題があるのか」が分からなくては対応（栄養治療）の仕様がありません．栄養状態を正しく評価（栄養アセスメント）できてこそ，栄養治療始めることができます．
　栄養アセスメントとは，患者さんから病気や栄養に関連するお話を伺い（問診），身体の外見情報，食事調査，身体計測，血液や尿成分などの生化学的検査から得られた情報（栄養パラメータ）を総合して，栄養状態を評価することをいいます．栄養アセスメントの結果を基に栄養治療は開始され，実施されれば，繰り返し効果判定（モニタリング）と治療法の見直しを行い（再評価），治癒につなげていきます．こうした一連の流れを，栄養ケア・マネジメントといいます．
　この章では，主に栄養アセスメントに必要な栄養パラメータ，および栄養治療法について詳しく説明します．

2.1 栄養アセスメントの意義と方法

1） 栄養スクリーニングの意義と方法

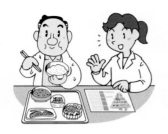

ある日突然入院治療を余儀なくされたときや，数ヶ月から数年間におよぶ慢性疾患を患っているとき，管理栄養士，栄養士は，各々の患者の栄養状態がどのようであるかを，いろいろな面から総合的に評価し，1日も早く治るようにするにはどのような栄養管理を行うのがよいかを判断しなければならない．

的確な栄養状態の評価・判定をもとに，適切な栄養管理を施すことにより，疾病の改善，早期の社会復帰が可能となる．**栄養ケア・マネジメントのスタートには，栄養アセスメント**[*1]が必須となる（**図 1-1** 参照）．

栄養スクリーニングは，栄養アセスメントに先立ち，栄養障害，栄養問題の有無について大まかに判定することである．入院患者全員，あるいは地域高齢者全員に対して栄養アセスメントを行うことは，物理的に現実的でないことが多い．そこで，栄養アセスメントが必要と考えられる対象者を拾い上げることが，栄養スクリーニングの目的である．したがって，栄養スクリーニングは，①手技が簡便で，②対象者への精神的・肉体的な負担が小さく，③費用が安く，④誰もが短時間で容易に実施でき，⑤精度が高いことが重要となる．

ただし，臨床現場では栄養スクリーニングと栄養アセスメントは厳密に区別されておらず，栄養スクリーニングは栄養アセスメントに含められることが少なくない．

2） 傷病者への栄養アセスメント

生活習慣病が成人の疾患の大部分を占める現状を考えると，栄養状態が疾患の原因になっていることが少なくない．したがって，正確な栄養アセスメントにより，栄養状態を明確にすることが疾患治療効果を最大限に引き出し，合併症の発症リスクの軽減に繋がる．

現在，病院において傷病者に対しては，栄養スクリーニング（NRS[*1]）として**主観的包括的評価（SGA**[*2]）（**図 2-1**）や NRS2002 が用いられることが多いが，それ以外にも病院ごとに自らの病院に適した方法を用いて栄養スクリーニングを行っている．具体的な栄養アセスメントについては次項で述べる．

*1 栄養アセスメント
　臨床診査，食事調査，身体計測，臨床検査などから得られた情報をもとにして，個人やある特定集団の栄養状態を評価・判定すること．

*1 NRS
（Nutritional Risk
Screening）

*2 SGA
（Subjective Global
Assessment）

```
A  病歴
    1. 体重変化
       過去6ヶ月間の体重減少：_____Kg、減少率_____%
       過去2週間の体重変化：□増加    □無変化    □減少
    2. 食物摂取変化（平常時との比較）
       □変化なし
       □変化あり（期間）_____(月、週、日)
       食事内容：□固形食    □経腸栄養    □経静脈栄養    □その他
    3. 消化器症状（過去2週間持続している）
       □なし    □悪心    □嘔吐    □下痢    □食欲不振
    4. 機能性
       □機能障害なし
       □機能障害あり：（期間）_____(月、週、日)
           タイプ：□期限ある労働    □歩行可能    □寝たきり
    5. 疾患と栄養必要量
       診断名：
       代謝性ストレス：□なし    □軽度    □中等度    □高度
B  身体（スコア：0＝正常；1＝軽度；2＝中等度；3＝高度）
       皮下脂肪の喪失（三頭筋、胸部）：_____
       筋肉喪失（四頭筋、三角筋）：_____  _____
       くるぶし部浮腫：_____仙骨浮腫：_____浮腫_____
C  主観的包括評価
       A.□栄養状態良好  B.□中等度の栄養不良  C.□高度の栄養不良
```

図2-1　主観的包括的栄養評価表（SGA）

（資料：粟井一哉，「体重やADLの変化の注目」，117，日経メディカル，2009より）

対象者の「顔色が悪い」「元気がない」などの身体観察も重要です

3）要支援者・要介護者への栄養アセスメント

　高齢者や要介護者では，低栄養状態が多くみられる．実際に現在の介護保険の取り組みは，**低栄養状態に焦点が当てられている**．特に要介護高齢者の場合は，**身体的要因**[*1]，**精神的要因**[*2]ならびに**社会的要因**[*3]が複雑に関連していることを念頭に置き栄養アセスメントを実施することが重要である．

　特に要介護高齢者に対しては，栄養管理が単に疾患治療のみではなく，本人や家族の自己実現の達成に繋がることが最大の目的であることも忘れてはならない．

　介護現場では，在宅高齢者用に開発されたMNA-SF[*4]（**図2-2**）が，多く用いられている．

*1　身体的要因
老化による歯の脱落や嚥下障害，あるいは様々な疾患を合併してくること．

*2　精神的要因
高齢者によくみられる「とじこもり」やうつ状態など．ひとり暮らしで会話がないことも．

*3　社会的要因
スーパーまで買い物に行けない，経済的に食品が十分に買えないなど．

*4　MNA-SF
(Mini-Nutritional Assessment Short Form)

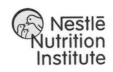

簡易栄養状態評価表
Mini Nutritional Assessment-Short Form
MNA®

氏名:

性別:　　　　年齢:　　　　体重:　　　　kg 身長:　　　　cm 調査日:

下の□欄に適切な数値を記入し、それらを加算してスクリーニング値を算出する。

スクリーニング

A 過去3ヶ月間で食欲不振、消化器系の問題、そしゃく・嚥下困難などで食事量が減少しましたか?

　0 = 著しい食事量の減少
　1 = 中等度の食事量の減少
　2 = 食事量の減少なし

B 過去3ヶ月間で体重の減少がありましたか?

　0 = 3 kg 以上の減少
　1 = わからない
　2 = 1〜3 kg の減少
　3 = 体重減少なし

C 自力で歩けますか?

　0 = 寝たきりまたは車椅子を常時使用
　1 = ベッドや車椅子を離れられるが、歩いて外出はできない
　2 = 自由に歩いて外出できる

D 過去3ヶ月間で精神的ストレスや急性疾患を経験しましたか?

　0 = はい　　　　2 = いいえ

E 神経・精神的問題の有無

　0 = 強度認知症またはうつ状態
　1 = 中程度の認知症
　2 = 精神的問題なし

F1 BMI (kg/m²):体重(kg)÷身長(m)²

　0 = BMI が19 未満
　1 = BMI が19 以上、21 未満
　2 = BMI が21 以上、23 未満
　3 = BMI が 23 以上

BMI が測定できない方は、F1 の代わりに F2 に回答してください。
BMI が測定できる方は、F1 のみに回答し、F2 には記入しないでください。

F2 ふくらはぎの周囲長(cm):CC

　0 = 31cm未満
　3 = 31cm以上

スクリーニング値

(最大:14ポイント)

12-14 ポイント:　　栄養状態良好
8-11 ポイント:　　低栄養のおそれあり (At risk)
0-7 ポイント:　　低栄養

Ref.　Vellas B, Villars H, Abellan G, et al. *Overview of the MNA® - Its History and Challenges.* J Nutr Health Aging 2006;10:456-465.

Rubenstein LZ, Harker JO, Salva A, Guigoz Y, Vellas B. *Screening for Undernutrition in Geriatric Practice: Developing the Short-Form Mini Nutritional Assessment (MNA-SF).* J. Geront 2001;56A: M366-377.

Guigoz Y. *The Mini-Nutritional Assessment (MNA®) Review of the Literature - What does it tell us?* J Nutr Health Aging 2006; 10:466-487.

Kaiser MJ, Bauer JM, Ramsch C, et al. *Validation of the Mini Nutritional Assessment Short-Form (MNA®-SF): A practical tool for identification of nutritional status.* J Nutr Health Aging 2009; 13:782-788.

® Société des Produits Nestlé, S.A., Vevey, Switzerland, Trademark Owners

© Nestlé, 1994, Revision 2009. N67200 12/99 10M

さらに詳しい情報をお知りになりたい方は、**www.mna-elderly.com** にアクセスしてください。

図 2-2　簡易栄養状態評価表（MNA®）

（資料：http://www.mna-elderly.com/mna_forms.html より転載）

4） 栄養アセスメントの具体的方法

　胃切除術など消化管手術の後や消化管出血などの重篤な疾患の場合，あるいは**尿毒症**[*1]や**肝性脳症**[*2]など慢性疾患が急性悪化した患者では，消化機能や全身症状が回復するまで**絶飲食**[*3]が必要となることがある．回復後も疾患によっては栄養素の制限があったり，あるいは極端な食欲低下により摂取不可能な状況が長引くことで，栄養不足となる場合がある．

　このようなケースでは，疾患特有の栄養素不足になっていないか，またエネルギー摂取量が不足していないかを判定することが栄養アセスメントの主たる目的となる．なぜなら，胃を切除した後は回復に必要なエネルギーとともに組織修復のため十分なタンパク質[*4]が必要となるが，摂取量がきわめて少ない場合にはエネルギー不足による体タンパク質の異化亢進[*5]を起こし，その結果，臓器機能障害が急速に進行し，合併症の誘発や病態の悪化が避けられないからである．

　一方，慢性疾患の栄養状態は長期にわたる臓器の異常と，その異常を補うべく別の臓器への負担増加という悪循環を繰り返すことにより，栄養不良になりやすい．例えば，**代償性肝硬変**[*6]はエネルギーとともに十分なタンパク質が必要となる．しかし食欲不振などでエネルギー摂取量が不足すると，筋肉組織のタンパク質を糖質におきかえてエネルギーとして利用する結果，体タンパク質の異化亢進を促進することになる．

　栄養アセスメントは，身体計測や臨床検査値などいろいろな栄養指標によってなされるが，病態によって適用する**栄養指標（栄養パラメータ）**は異なる．

(1) 栄養アセスメントの役割から見た分類

　前述のように，急性疾患と慢性疾患では，栄養パラメータは異なる．そこで多種多様な疾患の栄養状態を客観的に評価する方法として，栄養アセスメントを①**静的栄養アセスメント**，②**動的栄養アセスメント**，および③**予後栄養アセスメント**（予後判定のための栄養アセスメント）に分類して考えると理解しやすい．

*1　尿毒症
　腎不全が進行し，体内の余分な水分，老廃物を体外に排出できなくなる症状．

*2　肝性脳症
　肝臓の機能が低下することにより体内の不要な物質が解毒されず脳に影響を与え意識障害を引き起こす．特にアンモニアは，よく知られている．

*3　絶飲食
　水分も食事も口から入るものはすべて中止すること．消化管に重度の障害，例えば閉塞や蠕動運動がない場合，あるいは意識障害や誤嚥による肺炎のおそれがある場合は絶飲食の指示が出される．

*4　タンパク質には，体を構成する体タンパク質と血中を流れる血漿タンパク質（血清タンパク質）がある．

*5　異化亢進
　タンパク質がエネルギー源として使われ，体内のタンパク質（主に筋肉）が減少すること．

*6　代償性肝硬変
　肝炎ウイルス，アルコール，低栄養などが原因で肝臓の働きが低下し，硬くなる症状．さらに進行すると非代償性肝硬変と呼ぶ．

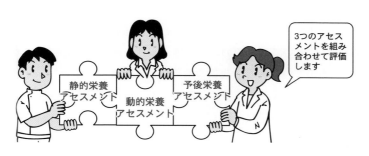

① 静的栄養アセスメント（static nutritional assessment）

　食料不足の飢餓地域にみられるような，タンパク質とエネルギーの両方が不足すると，**マラスムス**[*1]と呼ばれる栄養失調になる．マラスムスでは，体重を減少させ基礎代謝率を低下させることによって貯蔵エネルギーを節約し，自らの筋肉を崩壊させてアミノ酸を血中に放出するため，内臓タンパク質（アルブミン）量は比較的正常に維持されている．このような栄養評価には，静的栄養アセスメントが用いられる．

　静的栄養アセスメントは，測定時点での栄養状態を評価するもので，比較的変動の遅い栄養指標が用いられる[*2]．

> **静的栄養アセスメントで用いられる主な指標**
> 身長・体重，上腕三頭筋皮下脂肪厚，上腕筋囲などの身体計測値，クレアチニン身長係数，総リンパ球数，皮膚遅延型過敏反応，血清アルブミンなど

② 動的栄養アセスメント（dynamic nutritional assessment）

　肝硬変患者に**分枝アミノ酸**[*3]（BCAA）を多く含有しフィッシャー比を高くした特殊組成のアミノ酸輸液の投与，クローン病の患者に窒素源が全てアミノ酸である成分栄養剤を投与，また慢性腎不全の患者には低タンパク質食の食事療法により治療効果を上げている．こうした場合，その治療が適切であったか否かを知るためには，治療を行ってから比較的短い日時をおいて繰り返し栄養指標を測定し，その変動状況より評価する．したがって，このような評価には，変動の早い栄養指標が用いられる．

> **動的栄養アセスメントで用いられる主な指標**
> 窒素バランス，血中・尿中 3- メチルヒスチジン，アミノ酸分析，エネルギー代謝動態，レチノール結合タンパク質[*4]，トランスサイレチン，トランスフェリンなど

③ 予後栄養アセスメント（prognostic nutritional assessment）

　外科領域において，術前の栄養状態から術後の合併症発症や予後を推定するためのものである．複数の栄養指標（**予後判定指数**[*5]）を用いて栄養状態のリスクを判定する．したがって，術前の栄養改善目標としても用いられることも多い．

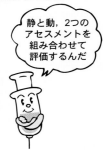

静と動，2つのアセスメントを組み合わせて評価するんだ

*1　マラスムス
（marasmus）
詳細は p.44 参照．

*2　握力などの筋力は，本来，比較的変動が遅いことから静的栄養アセスメントに含められると考えられているが，経時的な変化を評価するといった意味で，動的栄養アセスメントに含められることもある．すなわち，静的栄養アセスメントと動的栄養アセスメントは，定義に曖昧な点があり，指標の用い方によっては厳密に区別できないケースもある．

*3　分岐鎖アミノ酸ともいう．

*4　レチノール結合タンパク質
（RBP：Retinol-Binding Protein）
ビタミン A（レチノール）を結合し輸送する血清タンパク質．生化学的パラメータとして半減期の短い急速代謝回転タンパク質（RTP：Rapid Turnover Protein）と呼ばれるものの1つである．

*5　予後判定指数
（PNI：prognostic nutritional index）
PNI では判定指数が増加するほど危険率は増す．

(2) 栄養アセスメントの具体的方法

① 問　診

　患者の栄養状態を評価するための最初のアプローチである．問診によって，栄養状態の判定が可能な場合も少なくないことから，患者本人，あるいは家族からより多くの情報を上手に収集する．そのためには，臨床分野における専門的知識を十分に習得した上で問診することが重要である．管理栄養士の立場から主訴[*1]，現病歴，既往歴のほか家族歴，生活歴，食生活，職業，喫煙歴，飲酒歴など，疾患と関連していると思われる情報はすべて丁寧に収集する．

　特に栄養に関連する食事の嗜好，食物アレルギーの有無，サプリメントの使用状況，ダイエット歴などを収集しておくと，治療計画を立てる上で有用となる．

② 臨床診査

　問診を進めつつ，あるいは問診後に身体の観察を行う．患者の顔貌などの外観を観察して所見を捉える視診，腹部や前頸骨部など身体の一部を触れることにより診察する触診，身体のある部分を指や打診槌[*2]で軽くたたき，発生する音によりその部位の性状を判断する打診，心音，呼吸音，腸管の蠕動音や嚥下音を聞いて診察する聴診がある．

　栄養学的観点から特に重要と考えられる観察部位は，体格，皮膚，毛髪，爪，眼瞼・眼球，口唇・口腔・舌や四肢などである（表2-1）．

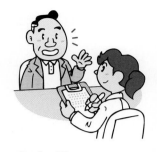

*1　主　訴
　現在かかっている病気の病状・病態などの自覚症状のうち，患者が最も苦痛としている症状．

*2　打診槌
　打診の際に用いる医療機器．腱を叩き，腱反射を誘発させ診断の目安とする．

表2-1　臨床診査の主な観察項目

観　察	主 な 観 察 項 目	
視　診	●腹　部 …膨隆，陥凹 ●前脛骨部… 浮腫 ●体　格 …痩せ，肥満 ●皮　膚 …色調，皮疹，乾燥，湿潤，静脈怒張 ●毛　髪 …脱毛，多毛 ●　爪 …匙状爪，色調，形体	●眼　瞼 …貧血，浮腫 ●眼　球 …黄疸，眼球突出 ●口　唇 …チアノーゼ，口唇炎 ●口　腔 …口内炎，歯牙の状況 ●　舌 …舌苔，巨大舌 ●四　肢 …欠損，可動域
触　診	●腫瘤の有無，圧痛 (腹部，甲状腺) ●浮腫の有無 (前頸骨部，足背) ●リンパ節腫大 (頸部，腋窩，鼠径部)	
聴　診	●呼吸音 ●心　音 ●腸蠕動音	

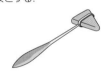

③ 身体計測

　身体計測とは，身体全体（身長，体重）およびその一部分（周径囲，皮下脂肪厚など）を計測することである．計測すべき部位を，正しい方法（少なくとも２回計測し，計測誤差が許容範囲内であること）で計測することにより，栄養状態を推定することができる．日本人の身体計測値の性別，年齢別基準値は，「**日本人の新身体計測基準値 JARD 2001**」（付表４参照）を用いるとよい．個々の値と日本人の基準値を比較する場合は中央値，ある集団の平均値と比較する場合は，JARD 2001にある平均値を使用する．

ａ）身　長

　身長は，適正体重を求めたり，必要エネルギー量を算出するのに用いられる．直立姿勢を保てる対象者は身長計で測定すればよいが，車椅子で生活している人や寝たきりの患者の場合は，両腕を水平に広げ中指の先端間の長さ*¹ を身長の近似値とすることができる（**図2-3**）．また，膝下高より推計することもできる（**図2-4**）．いずれも２回計測し，計測誤差は１cm以内とする．

*1　アームスパンという

> **【参考】膝下高からの推計身長算出**
> 男性：身長(cm) ＝ 64.19 － (0.04×年齢) ＋ (2.02×膝下高)
> 女性：身長(cm) ＝ 84.88 － (0.24×年齢) ＋ (1.83×膝下高)

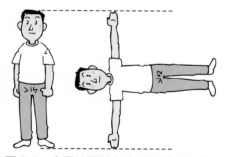

図2-3　身長は両腕を広げた長さと同じ

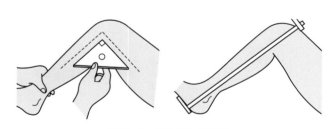

図2-4　膝下高の計測

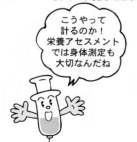

こうやって計るのか！栄養アセスメントでは身体測定も大切なんだね

ｂ）体　重

　体重は成長の度合いを示すのみでなく，その増減は栄養状態を反映する．計測は，食事の影響を受けないように早朝の排尿後，空腹時に行う．また経日的に変化を観察する場合は計測時刻を統一することが重要である．２回測定し，計測誤差は0.1kg以内とする．

c）周径囲長

　身体の周径囲長として測定される部位は，頭囲や胸囲の他，ウエスト，上腕，下腿などである．測定には伸縮しないメジャーテープを用いる．

　頭囲と胸囲からは，成長期の子どもの骨格が順調に発育しているか否かが推定できる．ウエスト周径囲は臍の高さの腹囲を計測する．男性で85 cm 以上，女性で 90 cm 以上の場合は，生活習慣病の発症に密接に関連するとされる内臓脂肪型肥満の可能性があるので，その判定に腹部CT 検査を追加することも有用である（図 2-5）．

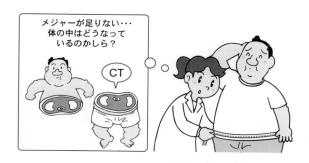

図 2-5　内臓脂肪型肥満と CT 検査

　上腕周囲長は，腕を曲げた状態で肘先と肩峰との中間点を見つけ，腕を伸ばした状態で周囲長を計測する．また，下腿周囲長は，仰向けに臥床した状態で膝を直角に曲げ，ふくらはぎの最も太い部位での周囲長を計測する（図 2-6）．いずれも 2 回計測し，計測誤差は 0.5 cm 以内とする．これらの数値の変化から筋タンパク質量の増減が推定できる．

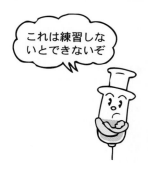

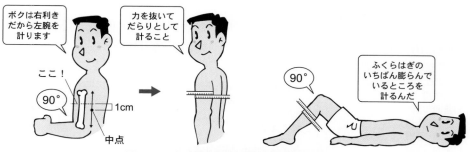

図 2-6　上腕周囲長と下腿周囲長の測定

*1 キャリパー

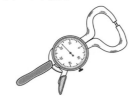

d）皮下脂肪厚

体脂肪量を推定する皮下脂肪厚は，上腕三頭筋部と肩甲骨下部の皮下脂肪をつまみ，キャリパー*1でその厚さを計測する．経日的に計測し，厚さの変化より体脂肪の増減が推定される．

上腕三頭筋部は，腕を下垂し，肩峰と尺骨肘頭突起の中点で（**図2-7**①），肩甲骨下部は，肩甲骨下端直下で外側下部に45度の傾きで計測する（**図2-7**②）．いずれも，親指と人差し指で測定部位の中枢1cmの皮膚をつまみ，つまんだ皮膚の2分の1の高さをキャリパーではさみ，約4秒後に計測する．

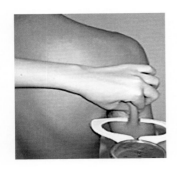
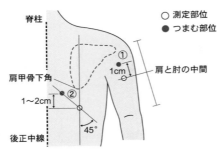
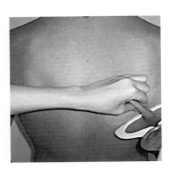

図2-7　皮下脂肪圧の測定

e）身体計測値から求めた体組成の評価

体格指数（**BMI***1）と標準体重（**IBW***2），標準体重比は身長と体重からBMIを算出して肥満度を求めることができる（**表2-2**）．

BMIが，男性の場合は22.2 kg /m²，女性の場合は21.9 kg /m²のときに疾病率が最小となることから，標準体重は身長（m）²に22を乗じて得られる数値としている．現在の体重と標準体重との比から標準体重比（% IBW）を求めることもでき，この数値で栄養状態の評価判定ができる（**表2-3**）．

*1　BMI
(Body Mass Index)

*2　IBW
(Ideal Body Weigh)

*3　この計算式は成人期にて使用する．学童期は「ローレル指数」にて計算する．

表2-2　肥満度の分類

BMI（kg/m²）	判　定
< 18.5	低体重
18.5 ≦〜< 25	普通体重
25 ≦〜< 30	肥満（1度）
30 ≦〜< 35	肥満（2度）
35 ≦〜< 40	肥満（3度）
40 ≦〜	肥満（4度）

表2-3　身体計測

BMI	体重（kg）÷身長（m）² 例）身長160 cm，体重55 kgの場合 BMI＝55 ÷(1.60×1.60)＝21.5 kg /m²
標準体重 （IBW）	身長（m）2×22*3 例）身長175 cmの場合 標準体重＝1.75 ×1.75 ×22 ＝67.4 kg
標準体重比 （% IBW）	測定時体重（kg）÷標準体重（kg）×100 例）測定時体重85.0 kg，標準体重67.4 kgの場合 85.0 kg÷67.4 kg×100 ＝126.1（% IBW）

上腕筋面積は，上腕三頭筋皮下脂肪厚と上腕周囲長より次式を用いて上腕筋面積を求めることができる．

$$上腕筋面積（cm^2）$$
$$= \frac{\{上腕周囲長（cm）- \pi \times 上腕三頭筋皮下脂肪厚（mm）/10\}^2}{4\pi}$$

*1　BIA
（Bioelectrical Impedance Analysis）

f）生体電気インピーダンス法を用いた体組成の評価

最近では，非侵襲的で精度が高く，比較的簡便に体組成の評価が可能な**生体電気インピーダンス法（BIA*1）**が臨床現場に広く普及してきた．その原理は，生体内に微弱な電流を流して，筋肉や脂肪のインピーダンス（電気抵抗）から，体脂肪量，除脂肪量，体内水分量等を求める（**図2-8**）．

(3) 臨床検査

臨床検査（血液・生化学検査と呼ばれることもある）は血液や尿などを検体として用い，それらの検査結果より疾病の有無，あるいは疾病が回復傾向にあるのか，悪化傾向にあるのかの判定に利用する．

検査項目はグルコースやコレステロールなど生体物質の検査から酵素活性の測定まできわめて多岐にわたる．ここでは，臨床検査の基礎知識と栄養アセスメントに関連する主な検査項目を記載する（各種検査値の基準値は，巻末資料参照）．

① 臨床検査の基礎知識

臨床検査では，得られた数値が正常なのか異常なのかの解釈が重要となる．それぞれの数値を判定する目安が基準値*2である．

基準値は，多数の健常者から得られた測定値の分布から求められる．健常者から得られる測定値は，ほとんどが正規分布または対数正規分布を示すことから，その測定値の平均値±標準偏差×2の範囲を基準値とする．

この値は，健常者の95％が属している値である．逆の見方をすれば，健常者であっても約5％は基準値から外れていることになる．一方，測定値が基準値から外れていても必ずしも異常とは言えないことを念頭に置く必要がある．

<u>基準値の設定は，検体採取条件，測定条件および統計処理法などが統一されていれば，全国共通に利用できる利点がある．</u>

数値を読み取る上での注意としては，検査項目によっては患者の生理的変動を受けやすいものもある．したがって，1回のみの検査値に頼らず，日を改めて数回測定し（経時的測定），その値が回復傾向にあるの

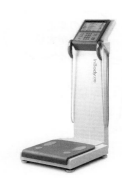

図2-8　体成分分析装置
（画像：（株）インボディ・ジャパン，InBody770）
体の成分である体水分量・筋肉量・体脂肪量などを計測する分析装置．

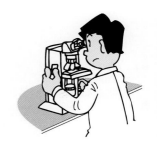

*2　これまで基準値は，「正常値」と表現されてきたが，正常値であっても疾病を有する場合もあれば，逆の場合もあることから，正常値という表し方は誤解を招きやすい．そこで，これまで用いられてきた正常値は「基準値」と表現されるようになった．

か，悪化傾向にあるのかを判断する必要がある（図2-9）.

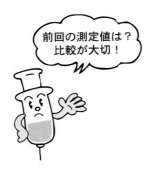

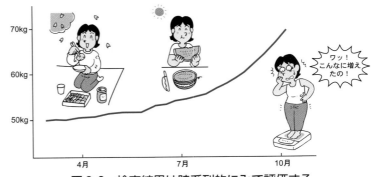

図2-9　検査結果は時系列的にみて評価する

また，血液中のグルコースや**トリグリセリド（TG）**，遊離脂肪酸，尿素窒素などは，食事や運動，飲酒などの要因によって測定値が変動する（図2-10）.

さらに，検査項目によっては薬物の服用時や脱水状態によっても測定値が変動する．したがって，検体を採取するまでの患者の生活や行動を問診などによって確かめた上で，数値を読むことが重要である.

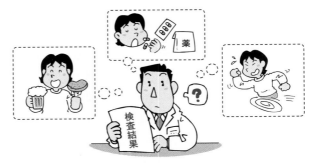

図2-10　検査値に影響を与える因子

*1　トランスフェリン
（Tf：Transferrin）
血清中にある鉄結合性タンパク質.

*2　トランスサイレチン
（Transthyretin）
プレアルブミンとも呼ばれる甲状腺ホルモンである．サイロキシン（T4）やビタミンA（レチノール）を輸送する血清タンパク質.

*3　p.8参照

*4　急速代謝回転タンパク質
（RTP：Rapid Turnover Protein）

② 栄養アセスメントに利用されるパラメータ

a）タンパク質

タンパク質量が不足していないかどうかは，血清中の総タンパク質やアルブミンのほか，**トランスフェリン**[*1]，**トランスサイレチン**[*2]，レチノール結合タンパク質[*3]などの**急速代謝回転タンパク質**[*4]を測定することにより評価できる．タンパク質はそれぞれ半減期が大きく異なることから，半減期の異なるタンパク質を評価することで，タンパク質量がいつごろから不足していたかを推察できる（表2-4）.

表 2-4　栄養アセスメントに利用される血清タンパク質と基準値

血清タンパク質	基準値*	低タンパク栄養状態の判定			半減期（日）
		軽度	中等度	高度	
アルブミン （Alb・g /dL）	3.5〜5.5	3.1〜3.4	2.1〜3.0	2.0 以下	17〜22
トランスフェリン （Tf・mg /dL）	201 以上	150〜200	101〜150	100 以下	7〜10
トランスサイレチン （TTR・mg /dL）	16〜40	11〜15	6〜10	5 以下	2
レチノール結合 タンパク質 （RBP・mg /dL）	2.7〜7.6	—	—	—	0.4〜0.7

＊基準値は施設により若干の差がみられる.

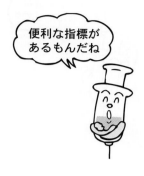

便利な指標があるもんだね

b）アミノ酸およびアミノ酸代謝産物

　通常，私たちの身体は摂取したエネルギー供給栄養素（主に炭水化物）からエネルギーを産生している．摂取エネルギー量が不足すると，体脂肪からエネルギーを産生し，さらに体タンパク質を分解して生じるアミノ酸からエネルギーを産生する.

　アミノ酸の最終代謝産物である尿素は尿中に排泄されるので，24 時間尿を集め，そこに含まれる尿素窒素（**排泄窒素量**）を測定すると同時に，摂取したタンパク質に含まれる窒素量（**摂取窒素量**）を測定する.

　この摂取窒素量と排泄窒素量との差を窒素出納（**窒素バランス**）といい，これを調べることによって体内での窒素の出入りが明らかになり，エネルギーの利用状況も推定できる．窒素出納が負ならば，タンパク質の異化亢進が生じており，エネルギー不足により体タンパク質がエネルギー源として利用されている可能性がある.

窒素出納＝タンパク質摂取量（g）／ 6.25 − 窒素排出量（g）

　また，3-メチルヒスチジン（3-Mehis）[*1] は骨格筋タンパク質に含まれるアミノ酸誘導体[*2]である．筋タンパク質の分解にともなって血液中に現れるが，再利用されることなく尿中に排泄される．したがって，尿中に排泄される 3-Mehis 量は筋タンパク質の分解の程度を反映する．排泄基準値は，男性 135 〜 550 μmol ／日，女性 70 〜 370 μmol ／日である．後述するクレアチニンが筋肉量を反映することから，3-Mehis ／クレアチニン比より，骨格筋タンパク質の分解量が推測できる（**図 2-11**）.

＊1　3- メチルヒスチジン（3-Methyl histidine）
　骨格筋にのみ存在するアミノ酸誘導体．筋タンパク質の分解によって生じた 3-メチルヒスチジンは再利用されることなく尿中に排泄されることから，尿中への排泄量は筋タンパク質分解の指標となる.

＊2　アミノ酸誘導体
　アミノ酸であるヒスチジンのイミダゾール基の 3 の位置がメチル化されているもの.

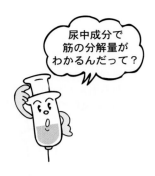

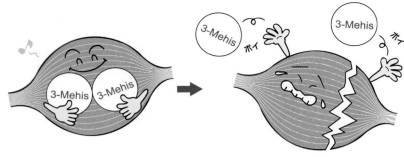

図 2-11　3- メチルヒスチジンは筋タンパク質分解の指標

＊1　Fischer 比
（分枝アミノ酸 / 芳香族アミノ酸，BCAA/AAA モル比）

＊2　たとえば，女性（身長 155 cm）の標準体重は，1.55 × 1.55 × 22 ＝52.9 kg であるから，クレアチニン排泄量の基準値は，52.9 kg × 18 mg/kg ＝952 mg/ 日と計算される．尿中に排泄された実測値が，この基準値に対して何%かにより，筋肉量が多いか少ないかを判定する．

＊3　幼若化反応
リンパ球のうち T 細胞の機能を調べる検査．

＊4　サイトカイン
細胞が分泌する生理活性物質．白血球が分泌するサイトカインは免疫の調節に働く．

また，肝疾患や呼吸器疾患，外科的疾患の場合，血中の各種アミノ酸を測定し，**Fischer 比**＊1 を算出して栄養状態の指標にすることがある．

c）クレアチニン身長係数

クレアチニンは，筋肉内で高エネルギーリン酸化合物として機能しているクレアチンリン酸の代謝産物である．クレアチニンは，そのほとんどが腎臓で再吸収されることなく尿中に排泄され，その排泄量は筋タンパク質量に比例する．

筋肉量は，身長より算出される標準体重に比例することから，１日の尿中クレアチニン排泄基準値として，男性 23 mg /kg 標準体重，女性 18 mg /kg 標準体重が使用されている．クレアチニンの排泄量が基準値の 60 ～ 80 ％ が中等度，60 ％ 以下が高度の低栄養状態であると判定される＊2．

d）免疫学的検査

栄養状態によって免疫能が大きな影響を受ける．特に，タンパク質摂取量が不足している場合，細胞性免疫能が著しく低下する．

● 血中リンパ球総数

細菌感染など生体防御を主な機能としている血中のリンパ球は栄養状態の悪化にともなって，その総数およびリンパ球の**幼若化反応**＊3 や**サイトカイン**＊4 の産生などの機能が低下する（**表 2-5**）．

表 2-5　総リンパ球数と栄養状態

	基準値	軽度不良	中等度不良	高度不良
総リンパ球数	≧1800	1500≦～<1800	900≦～<1500	<900

総リンパ球数＝白血球数×％リンパ球÷100
（Nutriion Support Dietetics Curriculum Second Edetion （1993）より）

● 　皮膚遅延型過敏反応

　免疫能を間接的に測定する方法である．**ツベルクリン反応**[*1]や，カンジダ抗原，ストレプトキナーゼ抗原を人体に接種することによって生じるアレルギー反応を応用した検査であり，栄養不足状態を早期から反映する．

（4）栄養・食事調査

　患者の食生活，食習慣，摂取食品などを把握し，日常の栄養摂取量を推定する．病状や疾患に食事が影響する場合は，関連する栄養素や食品成分なども調査しなければならない．

① 　習慣的摂取量と1日摂取量

　わが国の食生活を概観すると，家庭での調理・食事に加えて，外食産業や加工食品，ファストフード，菓子スナック類などの喫食が著しく増えている．

　また，食事は，朝昼夕の規則正しい3食が食生活の基本と考えられるが，生活の多様化，変則的勤務による不規則な食事など食事摂取形態も大きく変わってきた．このように多様化した食生活の中では，患者特有の習慣的食事摂取量を知る必要がある．調査の目的にもよるが，7日間程度の食事調査が必要とされる．

　食材料が限られている地域ではこれより少ない日数でも把握できるが，変動要因が多い今日の食生活を考慮すると，短期間の調査だけでは栄養に関する情報に偏りがみられ，栄養状態の判定は困難である．

② 　調査項目

　食事調査で必要な項目は摂取食品名とその重量，場合によっては摂取時期，摂取場所などである．栄養摂取量の算出は日本食品標準成分表に基づくが，調理による栄養素の損失もあれば，市販加工品や輸入食料品の増加などで栄養素の含有量が不確定なものも多く，実際の摂取栄養素量は推定の域を出ない．

③ 　食事調査方法と問題点

　食事調査方法は聞き取り調査として，**24時間思い出し法**がある．管理栄養士が面接し前日1日分の食事を思い出させ，摂取食品名と量を聞き取るが，患者が1切れ，1皿などと答えた目安量を，管理栄養士の経験，食生活の多様な知識から重量を推測し内容分析を行う．

　また**秤量記録法**は，調理で使用した食材料名・量を記録させる方法で，疾患により数日間の記録から日記方式の毎日記録などがある．その他，目安量記録法，食物摂取頻度調査，陰膳法などが行われる．最近は生体成分に反映する検査データも注目され，推定タンパク質，塩分相当

*1　ツベルクリン反応
　結核菌の感染を受けたかどうかをみる検査．結核菌に対する免疫反応をみていることからT細胞の免疫能をみることができる．

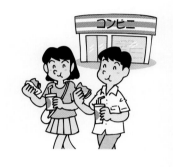

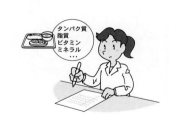

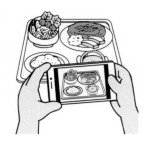

量など生体指標が活用されている.

　栄養アセスメントに際しての栄養調査では，どの方法でも高い精度を期待することは難しい．管理栄養士の熟練度に加え，食事記録の正確性，記録の持続性など患者に依存する部分も大きく影響する．最近では，より正確な摂取栄養素を知る方法として，食事を写真撮影することもあり，精度の高い調査が期待できる場合もある（**表 2-6**）.

表 2-6　食事調査方法

24 時間思い出し法	前日 1 日分の食事内容を聞き取る
秤量記録法	食材の品名と量を測定させる
目安量記録法	およその摂取量を記録させる
食物摂取頻度調査法	どれくらいの頻度でその食品を摂取するか聞き取る
陰膳法	摂取した食事と同じ量の食事を回収し，分析する

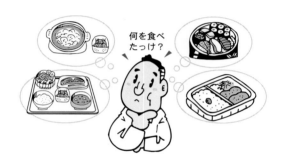

2.2　栄養ケアの目標設定と計画作成

1）　目標の設定

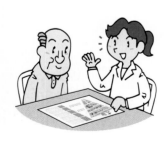

　速やかに解決しなければならない栄養学的問題点を明確にして，実現可能な問題点を目標として設定し栄養ケアプランを作成する．理想論のみでは栄養ケアは達成できないことを念頭に置き，患者や高齢者の実情を十分に把握した上で，実現可能かどうかを見極めることが重要である．たとえば，減量が必要な糖尿病患者であっても，現在 100 kg ある体重を 3 ヶ月以内に理想体重 60 kg する，といった目標設定は現実的ではない．また，普段から 3,500 kcal ／日以上の食事をしている患者に，入院と同時に 1,600 kcal ／日以下の食事に制限することも現実的ではない．繰り返しになるが，目標設定は実現可能なものとする.

　目標が設定できれば，栄養ケア・マネジメント（**図 1-1** 参照）に基づき，栄養ケアを進める.

2） 栄養投与量の算定

（1）エネルギー

エネルギー投与量は，必要エネルギーに一致する．必要エネルギー量の算定は，**基礎代謝量（BMR）**[*1] に**傷害係数（Sf）**[*2]（表2-7）と**活動係数（Af）**[*3] を乗じて求めている．

*1 基礎代謝量
（BMR：Basal Metabolic Rate）

*2 傷害係数 ストレス係数
（Sf：Stress factor）

*3 活動係数
（Af：Activity factor）
例えば，ベッド上安静が必要な患者の活動係数は 1.0，病院内歩行が可能な患者は 1.2，自由に外出できる患者は 1.3 と考えることができる．ただし，これらの値は推測値に過ぎないため，数値を過信してはならない．

表2-7　ストレス時のエネルギー付加量（参考）

患者の病状	ストレス係数
軽　度ストレス：軽度侵襲手術	1.3
中等度ストレス：高度侵襲手術	1.5
高　度ストレス：腹膜炎，熱傷	2.0

軽度侵襲手術：虫垂炎，眼の手術，開頭手術，耳・鼻の手術など消化器以外の手術
高度侵襲手術：食道がん，膵臓がん，肝臓がん，など消化器手術

すなわち，必要エネルギー量（エネルギー投与量）＝BMR×Sf×Af となる．ここで，BMR は，多くの臨床現場で **Harris-Benedict の式**を用いて推定（推定BMR）しているが，その他の方法もいくつかある．

Harris-Benedict の式

基礎代謝量（kcal／日）の求め方
- 男性 BMR＝66.47＋（13.75×体重kg）＋（5.0×身長cm）－（6.76×年齢）
- 女性 BMR＝655.1＋（9.56×体重kg）＋（1.85×身長cm）－（4.68×年齢）

一方，近年は，ベッドサイドにおいて**間接熱量計**（図2-12）を用いて**安静時エネルギー代謝量（REE**[*4]）を実測する病院・介護施設も増えている．REE を用いる場合には，Sf はすでに REE に含まれることから，REE に活動係数のみを乗ずればエネルギー必要量が算定できる．

すなわち，必要エネルギー量（エネルギー投与量）＝REE×Af である．

REE を用いる方法が推定BMR を用いた計算法よりも精度が高くなることは言うまでもない．また，Sf あるいは Af を用いる計算法は，考え方としては妥当で有り，これら値に関する報告も多くみられるが，いずれの報告も十分なエビデンスが認められていない．したがって，これらの値は，あくまで参考値として解釈する．

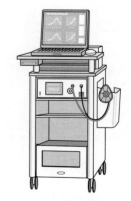

図2-12　間接熱量計

*4 REE
（Resting Energy Expenditure）

（2）タンパク質

　日本人の食事摂取基準によれば，健常成人のタンパク質必要量は，利用効率を考慮すると 0.6 〜 0.8 g ／ kg ／ 日とされ，高齢者では**フレイル**[*1]および**サルコペニア**[*2] 予防のためには，1.0 g ／ kg ／ 日以上が推奨されている．

　疾患等によりストレスがかかると，一般的にタンパク質必要量は増加する（**表 2-8**）．しかし，疾患ごとのタンパク質必要量に関する明確なデータはない．一方，腎疾患や肝硬変非代償期では，タンパク質制限が必要となる．

* ***1　フレイル**
  p.165 参照

* ***2　サルコペニア**
  p.145 参照

* ***3**　一般に，0.6 〜 0.8 g タンパク質 / kg / 日の用量でタンパク質を補給すれば，必要量をまかなうことが可能である．

表 2-8　タンパク質必要量[*3]（参考）

代謝亢進ストレスレベル	タンパク質必要量（g） （g ／kg 体重／日）
正常（ストレスなし）	0.6 〜 1.0
軽　度	1.0 〜 1.2
中等度	1.2 〜 1.5
高　度	1.5 〜 2.0

（3）炭水化物

　炭水化物の投与量は，健常成人ではエネルギー比 50〜65 ％とする．脳でのエネルギー産生には基本的にグルコースが利用（約 75 g）され，脳以外の組織での利用も考慮すると，最低，1 日に 100 g 程度のグルコースが必要である．

　タンパク質制限が必要な腎疾患や肝硬変非代償期では，エネルギー基質として炭水化物を中心に補給する．

　食物繊維は炭水化物に分類されるが，健常成人では男性では 1 日 20 g，女性は 18 g 以上の摂取が勧められる．

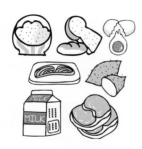

（4）脂　質

　日本人の食事摂取基準では，健常成人の脂質摂取量は，エネルギー比率 20 〜 30 ％（中央値 25 ％）が推奨されている．

　疾患によっては，脂肪の投与量を増減する必要がある．肝臓，胆嚢および膵臓疾患など，脂質の消化・吸収が障害される疾患，あるいは脂質異常症では脂質の制限が必要となる．一方，**慢性閉塞性肺疾患（COPD）**[*4] や腎疾患など，エネルギー必要量を炭水化物のみで補うことは難しいため，比較的少量で高エネルギーの脂肪投与量を増加させる．

* ***4　慢性閉塞性肺疾患**
  （COPD：Chronic Obstructive Pulmonary Disease）
  気道が狭くなり息を吐き出せなくなる病気．喫煙が深く関わる．

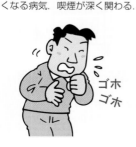

（5） ビタミン

　日本人の食事摂取基準にある健常成人の目安量，推奨量を基準とする．多くの疾患では必要量は増加すると推定されるが，明確なエビデンスは存在しない．

　エネルギー需要が増加する場合，あるいは **refeeding 症候群**[*1] 発症リスクが高い場合にはビタミン B_1 の補給が必要となる．一方，薬剤との相互作用の関連から，ワルファリン内服時には，ビタミン K の摂取が制限される．

（6） ミネラル（無機質）

　日本人の食事摂取基準にある健常成人の目安量，推奨量を基準とするが，疾患により増減が求められる．高血圧や心不全では，ナトリウムの摂取が制限される．

　腎疾患では，カリウムやリンの制限が必要で，C 型慢性肝炎では，鉄の制限が有用である．鉄欠乏性貧血などミネラル不足が原因となる疾患では投与量の増加が治療となる．**骨粗しょう症**[*2] や腎疾患ではカルシウムの補給が有効なことがある．

（7） 水　分

　水の投与量は，エネルギー投与量，体表面積などを考慮して算定される．成人では，投与エネルギー 1 kcal あたり 1 mL が妥当とされる．体表面積を用いる場合には，$1m^2$ あたり 1,500 mL 程度とする．緊急的，現実的な対応として，健常成人であれば，簡易的に体重あたり 30 mL，高齢者であれば 20 〜25 mL としても良い．いずれの場合にも水分出納によるモニタリングを行い，過不足の無いように病態，病状に応じて投与量を適宜変更することが重要である．

3）　栄養補給法の選択

　栄養補給法には，**経口栄養法**（口から食べる食事），**経腸（経管）栄養法**および**静脈栄養法**がある．さらに，静脈栄養法には，**中心静脈栄養法**と**末梢静脈栄養法**がある（図2-13）．

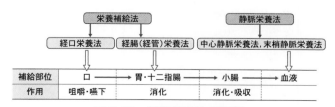

図 2-13　栄養補給法の種類

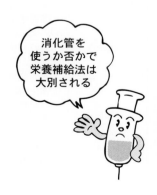

消化管を使うか否かで栄養補給法は大別される

---

*1　refeeding 症候群

　慢性的な飢餓状態にある患者に，大量のエネルギー（グルコース）を投与した際に生じる代謝性合併症．糖質の大量投与により，インスリンが大量に分泌される．低リン血症や低カリウム血症が生じ，不整脈やけいれん，意識障害が起きて死に繋がるケースもある．

*2　4章4.8参照

　　経腸栄養法と中心静脈栄養法は，経口栄養法と同様に１日に必要とするエネルギー量および栄養素をすべて投与することが可能であるが，末梢静脈栄養法では不可能である．また，経口栄養法による食事の摂取は自らの意思によるが，静脈栄養法，経腸栄養法はいずれも強制栄養法であり，患者や高齢者の意思とは関係なく，投与者側の意思により投与量，投与内容，投与速度などが決定される．投与者側の責任は経口栄養法以上に重大である．栄養補給法を選択するにあたっては，摂食嚥下，消化吸収などを十分に評価する必要がある．摂食嚥下ができなければ経口栄養法は選択できない．摂食嚥下ができでも，消化・吸収ができなければ経腸栄養法は選択できない（表2-9，2-10）．

*1　カテーテルフィーバー
　中心静脈および末梢静脈に挿入した血管カテーテル（細いチューブ）を発端とした全身感染症をカテーテル関連血流感染（catheter-related bloodstream infection: CRBSI）といい，発熱が見られる．これをカテーテルフィーバー（カテーテル熱）とよぶ．
　とくに，中心静脈栄施行中に発熱が見られる場合は，CRBSIを疑って対処することが重要である．

表2-9　消化管の機能と栄養補給法の選択

	摂食機能	消化機能	吸収機能	代謝機能
中心静脈栄養法	×	×	×	○
経腸栄養法				
消化態栄養剤および成分栄養剤	×	×	○	○
半消化態栄養剤	×	○	○	○
経口栄養法	○	○	○	○

表2-10　経腸栄養法と静脈栄養法の特徴とその比較

	経腸栄養法	静脈栄養法	
		中心静脈栄養法	末梢静脈栄養法
投与部位	鼻→胃 鼻→十二指腸・空腸 胃瘻・腸瘻	鎖骨下静脈 内頸静脈 大腿静脈	四肢の静脈
投与期間	短期間～長期間	長時間（2週間超）	短期間（2週間以内）
栄養剤の特徴	低カロリー～高カロリー	高カロリーで高濃度	低カロリーで低濃度
投与技術	容易（留意位置の確認必要）	高度（Ｘ線撮影必要）	容易
細菌感染	カテーテルによる感染は少ない．誤嚥性肺炎の危険あり．	カテーテルによる敗血症の危険あり（カテーテルフィーバー*1）．	比較的少ない
機械的合併症	①鼻部潰瘍，食道潰瘍 ②腸管穿孔 ③気管内注入	①気胸・不整脈 ②動脈穿刺 ③空気塞栓	高濃度輸液などによる静脈炎
消化器系の合併症	①悪心・嘔吐 ②下痢・便秘	腸管粘膜の萎縮（バクテリアル・トランスロケーション）．	
代謝性合併症	①水分過剰・脱水 ②糖代謝異常 ③必須脂肪酸欠乏 ④電解質異常 ⑤ビタミン・ミネラル欠乏 ⑥肝機能障害 ⑦高窒素血症 ⑧高アンモニア血症	①水分過剰・脱水 ②糖代謝異常 ③必須脂肪酸欠乏 ④電解質異常 ⑤ビタミン・ミネラル欠乏 ⑥肝機能障害 ⑦高窒素血症 ⑧高アンモニア血症	①水分過剰・脱水 ②糖代謝異常 ③電解質異常

可能であれば経口栄養法を最優先するが，経口栄養法を選択できない場合にも，**バクテリアル・トランスロケーション**[*1]予防などの点から，可能な限り自らの腸管も用いる経腸栄養法を選択する（**図2-14**）.

それぞれの栄養投与法の具体的内容については後述する.

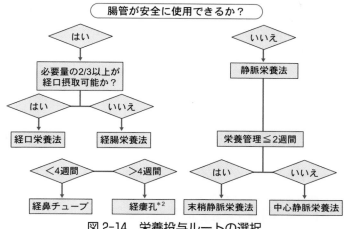

図2-14　栄養投与ルートの選択

4）他職種との連携

近年，臨床現場ではチーム医療が基本と考えられている．管理栄養士を始め，医師，看護師，薬剤師，放射線技師や言語聴覚士など多職種が関わる臨床現場では，それぞれの専門職が協力・連携し，積極的に活躍することで，治療を安全かつ効率的に行うことができる.

栄養管理に対しては，2010年より診療報酬に**栄養サポートチーム**（**NST**[*3]）加算，2006年に介護報酬において**栄養マネジメント加算**が算定できるようになり，多職種協働による栄養ケア・マネジメント（**図1-1** 参照）が推進されている.

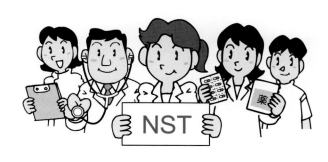

*1　バクテリアル・トランスロケーション
（bacterial translocation）
腸管内の細菌や細菌が産生する種々の生体傷害物質が腸管粘膜細胞あるいは細胞間隙より生体内へ侵入すること．長期間腸粘膜を使用しないと，腸粘膜は萎縮しバリア機能を失い容易にバクテリアル・トランスロケーションが生じるようになる.

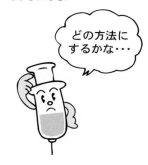

*2　経瘻孔（けいろうこう）
瘻孔にチューブを挿入し，そこから栄養剤を注入する．食道瘻，胃瘻，（小）腸瘻がある（p.28 参照）.

*3　NST
（nutrition support team）
医師，看護師，薬剤師および管理栄養士から成る栄養管理専門チーム．栄養状態を改善させ疾患治療，QOL の改善などに繋げることを目的とする．2020 年現在，厚生労働省が指定した研修を受けた上記4職種が，すべて NST チームに在籍していることが診療報酬の加算条件となっている.

2.3　栄養・食事療法と栄養補給法

1）　栄養・食事療法と栄養補給法の歴史と特徴

　1948 年に「病院給食制度」が制定され，病院において患者の病状に応じた食事の提供が始まった．同年，「医療法」に基づき，100 床以上の病院に管理栄養士を１名以上配置することが規定され，さらに 1950 年には，患者に適正な栄養量の給食を提供する完全給食制度が制定され現在に至る．

　最近では，2006 年に，それまで１日単位の入院患者の**食事費用算定**[*1] が，１食単位（１日３回を限度）の算定に変更された．同時に，多職種協働の概念が導入され，入院患者個々に対して栄養管理計画書を作成し，それに基づいた栄養ケア・マネジメントを行うと診療報酬が算定できる栄養管理実施加算が新設された．現在は，2010 年に栄養サポートチーム加算が新設されたことにより，2012 年には栄養管理実施加算は，入院基本料に包括され事実上，表舞台から姿を消した．

2）　経口栄養法―よくかんで，飲み込む―

（1）経口栄養法の目的

　食物を口に入れ，味覚を楽しみながら唾液とともに咀嚼[*2] し，嚥下する．これら食物は，胃から十二指腸・小腸・大腸へと**蠕動運動**[*3] により輸送され，長い消化管の中を通っている間に消化され栄養素が血液中に摂り込まれる．

　「食事をする（口から食事を摂る）」目的は，単に栄養素の補給だけでなく，食べること自体による満足感と精神的な充足感を得ることでもある．味覚異常や咀嚼あるいは嚥下がうまくできないなどの症状があっても致命的な合併症をおこす場合を除き，栄養補給法としては生理的に最も望ましい経口栄養法を選択すべきである．

（2）経口栄養法の種類・実施

　経口栄養法で提供される治療食は，病院や介護施設等における一般治療食と医師が発行する**食事箋**[*4] に基づく特別治療食（特別食）に大別される．

①　一般治療食

　一般治療食が備えるべき条件としては，①患者の年齢，性，病状にあった適正な食事内容であること，②病態，症状に合った栄養摂取量で

*1　食事費用算定
　2006 年までは，１食しか食べなくても，３食とも食べても食費が同じ．

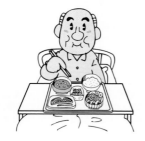

*2　咀　嚼
　口腔内で飲み込みやすい大きさにかみ砕くこと．

*3　蠕動運動
　消化に伴って起こる胃腸の運動．食物が流れる方向に順次収縮部が移動して，食物を送り出す．

*4　食事箋
　それぞれの病院で患者食の種類，栄養量などを取り決め，わかりやすい治療食名で患者食指示に使う．（例　糖尿病食 A：エネルギー 1,400 kcal，タンパク質 50 g，脂質 40 g，糖質 210 g，食品構成表添付など詳細な治療食の取り決めをした内容の食事をこの病院では「糖尿病食 A」と呼ぶ）．

あること，その他，疾病からの回復のためには，おいしく食べられることも大切であり，③病気の状況に応じたおいしい料理・味付け，さらには，④嗜好，食習慣，宗教などについても細やかな配慮が必要である．

　一般治療食を調理形態別に分類すると，常食，軟食，流動食があり（**図2-15**），年齢別区分で分類すると，調乳食，離乳食，幼児食，学齢児食，成人食，高齢者食などがある．また，この他に臨床における検査などの目的での**検査食**[*1]，**試験食**[*2]などもある．

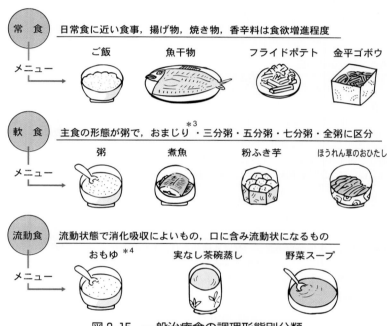

図 2-15　一般治療食の調理形態別分類

常食：日常食に近い食事，揚げ物，焼き物，香辛料は食欲増進程度
メニュー：ご飯／魚干物／フライドポテト／金平ゴボウ

軟食：主食の形態が粥で，おまじり[*3]・三分粥・五分粥・七分粥・全粥に区分
メニュー：粥／煮魚／粉ふき芋／ほうれん草のおひたし

流動食：流動状態で消化吸収によいもの，口に含み流動状になるもの
メニュー：おもゆ[*4]／実なし茶碗蒸し／野菜スープ

＊1　検査食
　例えば注腸検査食は，大腸のレントゲン検査（注腸検査），あるいは内視鏡検査の前処置として腸管を洗浄するために，検査前日には食物残渣や脂肪の少ない食事にする．

＊2　試験食
　例えば乾燥食は，水分の少ない食事を摂取し，尿細管の水分再吸収機能を調べる．あるいはナトリウム負荷試験食は，ナトリウムが一定の量に計算された食事を数日間摂取し，ナトリウムの排泄量などの腎機能を調べる．

＊3　おまじり
　「おもゆ」に少量の粥（1割）が入ったもの．

＊4　おもゆ（10倍粥）
　米1に対して10倍の水を加えて煮つめたもの．

②　特別治療食

　特別治療食は，それぞれの疾患に合わせて栄養素や栄養量，食事形態を調整した治療食である．多くの病院では，病名と治療食の名前が一致し，患者にとって食事の選択が容易である疾病別の特別治療食分類が現在も用いられている．また，特別治療食の一部は，特別食加算が算定できる（**表2-11**）．

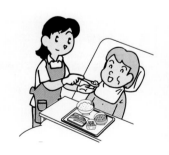

表 2-11　特別食加算の対象となる治療食（1 食 76 円加算）

①	腎 臓 食	・心臓疾患および妊娠高血圧症候群等に対して，減塩食療法（食塩相当量が 1 日総量 6 g 未満）を行う場合は，腎臓病食に準じて取り扱うことができる. ・高血圧症に対して減塩食事療法を行う場合は，このような取り扱いは認められない.
②	肝 臓 食	・肝庇護食，肝炎食，肝硬変食，閉塞性黄疸（胆石症および胆嚢炎による閉塞性黄疸の場合も含む）をいう.
③	糖 尿 食	
④	胃潰瘍食	・十二指腸潰瘍の場合も胃潰瘍食として取り扱って差し支えない. ・手術前後に与える高カロリー食は加算の対象としないが，侵襲の大きな消化管手術の術後において胃潰瘍食に準ずる食事を提供した場合は，特別食の加算が認められる.
⑤	貧 血 食	・血中ヘモグロビン濃度が 10 g /dL 以下であり，その原因が鉄分の欠乏に由来する患者に対する貧血食
⑥	膵 臓 食	
⑦	脂質異常食	・対象となる患者は，空腹時定常状態における LDL- コレステロール値（LDL-C）が 140 mg /dL 以上である者，または HDL- コレステロール値（HDL-C）が 40 mg /dL 未満である者，もしくは中性脂肪値が 150 mg /dL 以上である者である. ・高度肥満症（肥満度が +70 % 以上，または BMI が 35 以上）に対して食事療法を行う場合は，脂質異常症食に準じて取り扱うことができる.
⑧	痛 風 食	
⑨	先天性代謝異常食	・フェニルケトン尿症食，楓糖尿症食，ホモシスチン尿症食，ガラクトース血症食をいう.
⑩	治 療 乳	・治療乳とは，乳児栄養障害症（離乳を終わらない者の栄養障害症）に対する酸乳，バター穀粉乳のように直接調整する治療乳をいい，治療乳既製品（プレミルク等）を用いる場合，および添加含水炭素の選定使用等は含まない.
⑪	無 菌 食	・無菌治療室加算を算定している患者.
⑫	特別な場合の 検査食	・潜血食をいう. ・大腸 X 線検査・大腸内視鏡検査のために，特に残渣の少ない調理済み食品を使用した場合は「特別な場合の検査食」として取り扱いが可能である. ただし，外来患者に提供した場合は，保険給付の対象外である.
⑬	低残渣食	・クローン病，潰瘍性大腸炎等により腸管の機能が低下している患者に対する低残渣食

＊流動食のみを経管栄養法により提供したときには，特別食として算定することができない.（2016 年診療報酬改定）

　　しかし，近年は複数の疾患を有する患者が多くなっていることから，栄養アセスメントや栄養診断をもとに，全ての職種が情報共有しやすく，栄養指導用に使いやすい**栄養成分別コントロール食**（**表 2-12**）に分類している施設が多くなっている.

表 2-12 栄養成分別コントロール食と適用される疾患

エネルギーコントロール食	肥満，糖尿病，妊娠高血圧症，高血圧症，脂質異常症，痛風など
タンパク質コントロール食	肝不全，腎疾患，ネフローゼ症候群，妊娠高血圧症など
脂質コントロール食	脂質異常症，急性・劇症肝炎，胆石症・胆のう炎，急性・慢性膵炎など
ミネラルコントロール食	貧血，骨粗鬆症，副甲状腺機能低下症，嚥下障害など
易消化食	胃・十二指腸潰瘍，急性・慢性胃炎，クローン病，潰瘍性大腸炎，嚥下障害など
タンパク質・エネルギーコントロール食	糖尿病性腎症，慢性腎不全など
脂質・エネルギーコントロール食	動脈硬化症，脂質異常症など
ナトリウムコントロール食	心不全，高血圧症，アルドステロン症など
ビタミンコントロール食	ビタミンK調整（ワルファリン服用疾患），突発性高カルシウム血症など
脂質成分コントロール食	クローン病，腸管型ベーチェット病，脂質吸収障害症など
糖質成分コントロール食	乳糖不耐症，ガラクトース血症，肝型糖原病など
食物繊維コントロール食	過敏性腸症候群，大腸型クローン病など
アミノ酸コントロール食	フェニルケトン尿症，ホモシスチン尿症，チロジン血症，高アンモニア血症など

3) 経腸栄養法—チューブから栄養補給—

(1) 経腸栄養法の目的

口腔や食道に異常があり口から食物を入れられない，あるいは咀嚼・嚥下困難で食物を飲み込めない，身体機能が低下し食事摂取量が激減して，低栄養状態に陥ってしまった患者では，咀嚼や嚥下に障害があっても，あるいは口腔や食道，胃に異常があっても，それよりも肛門側の消化管が正常に働いている場合は，チューブを通して，栄養バランスが整った流動食を直接胃や十二指腸に投与する方法がある．これを経腸栄養法という（図 2-16）．

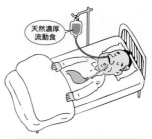

図 2-16 経腸栄養法（鼻腔ルート）

(2) 経腸栄養法の特徴

経腸栄養法の特徴は，食物と同様の栄養素が腸管から吸収されるので静脈栄養法より生理的であること，栄養補給に伴う合併症が少なく一般食品と同様に取り扱えること，さらに，補給手技が簡単で衛生管理も容易であり，静脈栄養法に用いる栄養剤よりも安価であることなどである．したがって，適応は，①大きく経口摂取不能，あるいは不十分な患者，②消化管疾患治療を目的とする患者，③疾患に特化した栄養管理が求められる患者，ということができる．

「自らの消化管が利用できるならば消化管を利用する」の原則に則り経

＊1 禁忌
　してはいけないこと．ここでは経腸栄養法を用いてはいけないということ．

口摂取ができない患者には経腸栄養法を用いる．言い換えれば，禁忌[*1]例（**表2-13**）を除けば，全ての患者が経腸栄養法の対象である．

表2-13　経腸栄養法の禁忌

①　難治性嘔吐
②　小腸起因の重篤な下痢
③　腸閉塞
　　腸管が閉塞し，食べ物や消化液などの流れていかない状態．
④　短腸症候群
　　消化・吸収ができない．ただしある程度小腸が残存する場合は，
　　経腸栄養法を行うこともある．
⑤　出血性ショック・敗血症性ショック

(3) 経腸栄養法の実施

① 投与経路の選択

　経腸栄養法は，患者の症状にあわせ綿密な投与計画を立てることから始まる．例えば，患者の消化能力からして栄養素の吸収がどの場所で生じるか，また消化吸収力がどこまで保たれているかで，使用する栄養素の質と量を決め，**経鼻チューブ**[*1]を使用した投与経路，もしくは**瘻孔チューブ**を使用した食道瘻・胃瘻・腸瘻など経瘻孔投与[*2]の経路が決定される（**図2-17**）．経鼻チューブは短期の経口摂取障害の間の栄養を確保する場合や，**セルフチューブフィーディング**[*3]時に行われる．

＊1　経鼻チューブ
　鼻からチューブを入れて，食道，胃または腸瘻にチューブの先端を留置する．

＊2　経瘻孔投与
　お腹の皮膚に直接孔をあけ，胃または腸にチューブを挿入して栄養素を投与する方法．最近は，首の皮膚から食道に直接孔をあけてチューブを通す食道瘻も行われている．

＊3　セルフチューブフィーディング
　経鼻チューブを挿入・抜去を患者自らが行いつつ経腸栄養投与法を遂行すること．主に，在宅経腸栄養管理（後述）をおこなっている炎症性腸疾患患者に適応される．例えば，クローン病患者では，食事のたびに自分で鼻からチューブを入れ経腸栄養剤（経腸栄養食品）を注入することがある．

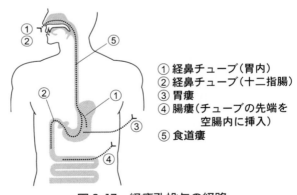

① 経鼻チューブ（胃内）
② 経鼻チューブ（十二指腸）
③ 胃瘻
④ 腸瘻（チューブの先端を
　　空腸内に挿入）
⑤ 食道瘻

図 2-17　経瘻孔投与の経路

　食道瘻・胃瘻・腸瘻では，経腸栄養剤注入のために皮膚を貫通させて胃や空腸に直接栄養物を入れる瘻孔チューブの挿入が必要となる．咽頭，食道に病変がある場合や，長期間の経腸栄養法が必要な場合に選択する（**図2-14** 参照）．瘻孔チューブは，経鼻チューブのように挿入に伴う不快感がないことから，意識障害で無意識のうちに鼻からチューブを

抜いてしまう患者にも適している．最近，開腹手術なしでチューブを留置する **PEG（経皮内視鏡的胃瘻造設術）** が広く行われるようになった．

PEG（経皮内視鏡的胃瘻造設術）

Percutaneous Endoscopic Gastrostomy の頭文字をとったもので，胃瘻の作り方のことをいう．したがって，結果として胃瘻が出来上がる．胃瘻は，これまでは主に患者に全身麻酔をかけて開腹手術下に作られてきたが，最近は内視鏡（胃カメラ）を患者にのませておいて，胃の中を観察しつつ，全身麻酔をかけないで局所麻酔（お腹の孔をあける部分だけ麻酔をかけること）だけで胃瘻を作成することができる技術が広がった．作成にかかる時間も 15 分程度と短く，全身麻酔をかけないなど患者の負担が少ないことから，胃瘻作成に PEG が選択されることが多くなった．

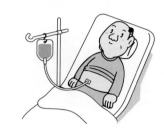

また，チューブの先端は，基本的には胃内に留置する[*1]．さらに，胃の貯蔵庫としての働きにより，投与した栄養剤は胃に貯められ，消化吸収可能な速度で胃から十二指腸に流出される．しかし，栄養剤投与により容易に嘔吐を繰り返す，あるいは誤嚥性肺炎を繰り返す患者では，投与した経腸栄養剤の逆流を抑えるため，チューブの先端を空腸内に留置する．

② 投与方法の選択

投与経路が決まれば，投与を開始する．投与法には，2〜4 時間の短時間で投与する **間歇投与** と，24 時間かけてゆっくりと投与する **持続投与** がある．

チューブの先端が胃内に留置されている場合は，胃の貯蔵庫としての働きがあるため，間歇投与，持続投与のいずれも可能であるが，チューブ先端が腸内にある場合は，投与速度がそのまま腸内への流入速度となるため持続投与が求められる．持続投与の場合には，注入ポンプを用いると，流入スピードが一定となり，合併症の軽減に繋がる．また，後述する経腸栄養剤の種類によって，半消化態栄養剤の場合には，間歇投与，持続投与のいずれも可能であるが，消化態栄養剤や成分栄養剤を選択した場合には，浸透圧が高く下痢をきたしやすいため持続投与を選択する．しかし，いずれも個人差が大きいため，患者の耐用状況に合った投与法を選択する．

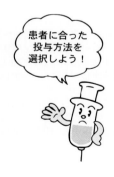

患者に合った投与方法を選択しよう！

（4）経腸栄養剤の種類と特徴

　経腸栄養剤には，成分的にみると自然食品を調理した濃厚流動食やミキサー食，タンパク質や脂質は未消化で糖質がある程度消化されている半消化態栄養剤と，タンパク源として消化を必要とせずそのまま吸収されるアミノ酸やジペプチド・トリペプチドのみが含有されている消化態栄養剤・成分栄養剤がある（表2-14）.

＊1　デキストリン
多糖類，でんぷん粉のα化したもの.

表2-14　経管栄養剤の種類と特徴

		天然濃厚流動食	半消化態栄養剤	消化態栄養剤	成分栄養剤（ED）
三大栄養素	糖質 タンパク質	でんぷん 大豆タンパク 乳タンパク 多い	デキストリン＊1 ペプチド 多い	デキストリン ジペプチド 少ない	デキストリン 結晶アミノ酸 微量
	脂質				
特徴	構成成分	自然食品でつくられる	科学的に同定できない成分も含まれる	構成成分はほぼ明らか	全ての構成成分が科学的に明らか
	使用時の性状 分類 購入時の性状	ポタージュ濃度 食品，料理 液状	水溶性 医薬品，食品 粉末，液状	水溶性 医薬品 粉末，液状	水溶性 医薬品 粉末製剤

成分栄養剤は医薬品なんだね

　また，糖尿病に適した，あるいは腎疾患，肝疾患など，様々な疾患に適するように調整された**経腸栄養剤**が数多く市販されている（**表2-15**）.ただし，これらのうち食品の場合は医薬品医療機器等法に抵触するため，医学的効能は表示されていない.

表2-15　疾患用に調整された経腸栄養剤（例）

1. 肺疾患用：高い脂肪／炭水化物カロリー比（CO_2産生の抑制）
プルモケア-Ex(アボット)，ライフロンQL（興和創薬）
2. 腎不全用：低タンパク・低リン・低マグネシウム・低ナトリウム　※必須アミノ酸が豊富
レナウェルA／レナウェル3（テルモ），レナジービット（クリニコ），
リーナレンLP／リーナレンMP（明治乳業）
3. 肝不全用：高分枝アミノ酸，低芳香族アミノ酸，高フィッシャー比
アミノパレンEN(大塚製薬)＊，ヘパンED（EAファルマ）＊，ヘパス（クリニコ）
4. 消化管疾患用：成分栄養（消化管の安静・吸収改善）
エレンタール（EAファルマ）＊
5. 免疫賦活栄養剤：核酸・亜鉛・アルギニン・ω3系脂肪酸・グルタミンが豊富
インパクト（味の素），イムンα（テルモ），アノム（大塚製薬），サンエットGP（三和化学研究所）
6. 免疫調整栄養剤：エイコサペンタエン酸，γ-リレノン酸含有．アルギニン強化せず.
オキシーパ（アボット）
7. 糖尿病用：ブドウ糖以外を使用
グルセルナEx／グルセルナSR（アボット），タピオンα（テルモ），インスロー（明治乳業）
グルコパル（ネスレ），ディムス（クリニコ）

（＊は，医薬品）

近年，胃瘻患者の増加に伴い，経腸栄養剤の成分のみならず形状においても改善が見られる．これまでの液状栄養剤に加え，半固形化した栄養剤（半固形化栄養剤）が登場し，特に胃瘻患者に有効である．半固形化栄養剤には，市販の半固形栄養剤，市販の液体栄養剤に半固形化剤をまぜ粘度調整した栄養剤，粘度調整したミキサー食があるが，最近は，衛生面からも市販の半固形栄養剤が用いられることが多い．

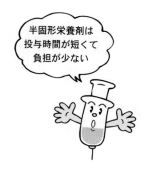

半固形栄養剤は投与時間が短くて負担が少ない

半固形化栄養剤を用いることにより，栄養剤の短時間の投与が可能となることで，寝たきり患者の体位変換が容易となり**褥瘡**（p.166 参照）を予防できる，胃食道逆流を減少でき誤嚥性肺炎を予防できる，また胃内停留時間が延長するため，下痢の予防に繋がる．さらに瘻孔周辺からの栄養剤の漏れの減少で瘻孔周囲炎の発症予防が可能となった．

① 天然濃厚流動食

咀嚼や嚥下に障害があり，長期間にわたって経腸栄養補給が必要な場合に有効である．しかし，自然食品を材料としていることから，調理に手間がかかる，水分が多くなる，使用可能な食材が偏りやすい，チューブがつまりやすいなどの欠点もあるので留意する．

② 半消化態栄養剤

天然食品を加工処理することにより 1 〜 2 kcal /mL と高エネルギー栄養剤にしたもので，タンパク質，脂質の比率を変化させた数種類の製品がある．さらに，いろいろな疾患に適応できるよう食物繊維，脂肪酸組成，あるいは微量栄養素の調整にも工夫がなされ，取り扱いが便利になっている．

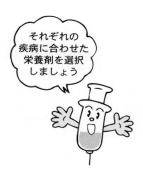

それぞれの疾病に合わせた栄養剤を選択しましょう

③ 消化態栄養剤

タンパク源はジペプチドやトリペプチドであり，糖質はデキストリンや二糖類で，一般的に脂肪の含有量は少ない．ビタミン，ミネラル，微量元素が適量配合されており，上部消化管で容易に吸収され，残渣はほとんど残らない．消化態栄養剤は小腸の長さが 150 cm 以下で栄養素の吸収面積の少ない**短腸症候群**などに適している．

④ 成分栄養剤

消化態栄養剤に分類されることもある．栄養成分の組成がすべて明らかにされており，タンパク源はアミノ酸のみで，脂肪はきわめて微量しか含まれていない．ほとんど消化の必要が無く，吸収が容易なことから，消化管全体に潰瘍が生じ吸収不良を生じる**クローン病**（p.73 参照）や慢性膵炎非代償期で消化酵素が欠如している患者などに適している．

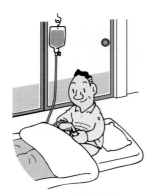

在宅経腸栄養法

(5) 合併症

消化管内に直接栄養剤を投与することから，合併症の多くは消化器症状である．ほとんどの消化器関連の合併症は，投与速度の調整により対応することができる，すなわち投与速度をゆっくりすることで軽減できる．

また，前述のように経腸栄養法は強制栄養法であり，投与量や投与速度は医療者側が決定することから，モニタリングをきちんと行わないと，容易にエネルギー量およびタンパク質・脂質量の過剰やビタミン，ミネラル，あるいは水分の過不足，電解質異常が生じる．

経腸栄養法を選択する患者は，意識障害，認知障害，嚥下障害などで経口摂取できない状態にある場合が少なくないので，鼻腔からチューブを挿入する際，誤って気管内にチューブが挿入されることがある．誤挿入の予防には，聴診やX線写真でチューブの先端位置を確認することが重要である．

栄養剤の注入時には，細いチューブがつまらないか，患者が自分でチューブを抜き取ってしまうことがないかに注意する．また，栄養剤の投与速度が速すぎると腹部膨満，腹痛，悪心・嘔吐や下痢をきたすことがある．

合併症の予防で最も重要なことは，定期的に体重測定や水分出納，血糖値，血清アルブミン値，血清電解質濃度などを測定して，潜在的な合併症をいち早く発見し，適切に対応していく必要がある．

(6) 在宅経腸栄養管理

在宅経腸栄養法とは口から食物を食べることができない，または身体に必要な栄養素を経口的に十分に摂り入れることができない患者，あるいは高齢者が，自宅で経腸栄養法を行うことをいう．患者が自宅での療養を希望する，あるいは就業している場合には，入院をしないで，自由にQOLの高い生活を送り，社会復帰を目指すことができる．在宅経腸栄養法でのトラブルや合併症を避けるために，入院中に十分訓練しておくこと，医師の指示通りに行い，自己判断で勝手に変更しない，ちょっとしたトラブルや症状と思っても，自己判断しないで医療機関へ連絡することが重要である．

2019年現在，診療報酬改定を経て，在宅において栄養素の成分が明らかな消化態栄養剤あるいは成分栄養剤を用いた場合に限り，在宅成分栄養経管栄養法指導管理料の算定が，平成30年の診療報酬の改定では，**在宅半固形栄養経管栄養法指導管理料**[*1]が算定可能となった．

*1　在宅半固形栄養経管栄養法指導管理料
さまざまな原因によって経口摂取が著しく困難な患者であって栄養管理を目的として胃瘻を造設しているものについて，在宅での療養を行っている患者自らが実施する栄養法をいう．このうち栄養維持のために，主として，薬価基準に収載されている高カロリー薬又は薬価基準に収載されていない流動食（市販されているものに限る．以下この区分において同じ．）であって，投与時間の短縮が可能な形状にあらかじめ調整された半固形状のもの（以下「半固形栄養剤等」という．）を用いた場合のみ在宅半固形栄養経管栄養法指導管理料算定の対象となる．単なる液体状の栄養剤等，半固形栄養剤等以外のものを用いた場合は該当しない．ただし，半固形栄養剤等のうち，薬価基準に収載されていない流動食を使用する場合にあっては，入院中の患者に対して退院時に当該指導管理を行っている必要がある．

4）静脈栄養法

（1）静脈栄養法の目的

　静脈栄養法（PN[*1]）は血管内に直接栄養素を投与するもので，投与経路により中心静脈栄養法（TPN[*2]）と末梢静脈栄養法（PPN[*3]）に分けられる．自らの腸管を利用できない，もしくは消化器疾患などで腸管を休ませる必要がある，循環動態が不安定な患者などが適応となる．経腸栄養法で述べたとおり，自らの腸管が利用できる場合には原則として経腸栄養法を選択する．静脈栄養法の絶対適応は，経腸栄養法の禁忌例と一致する（**表2-13** 参照）．

（2）静脈栄養法の種類

① 中心静脈栄養法

　中心静脈栄養法は，心臓に近い太い静脈へ栄養素を注入するため，1日に必要なエネルギー量，栄養素をすべて投与することが可能である．静脈栄養法を用いる期間が比較的長期におよぶ場合には，高カロリーの栄養剤を継続して投与しなければならない．高濃度の栄養剤を血管が細く血液量が少ない，血流が遅い末梢静脈に投与すると，血液浸透圧が上昇し，すぐに**静脈炎**[*4]を生じる．そこで，血液量が多く血流の速い**中心静脈**[*5]にカテーテルの先端を留置する．静脈内に直接投与されるので，感染には十分留意し，使用する栄養剤および手技は無菌的に行われなければならない．

② 末梢静脈栄養法

　末梢静脈栄養法は，**駆血帯**[*6]を用いて四肢の静脈を怒張[*7]させ，血管内に主に金属製の針を挿入し，末梢静脈から栄養剤を注入する方法である（**図2-18**）．

　中心静脈栄養法より容易に栄養補給できる方法であり，一般に「点滴」という言葉のもとで多く行われている．経口栄養法や経腸栄養法による栄養補給では不足しがちな場合や，中心静脈栄養法が不可能な場合に用いられる．末梢静脈栄養法は，中心静脈栄養法に比べ直接血管を確認できる前腕や手の甲の皮下静脈を用いるので重篤な合併症が少なく，医療費も比較的安価である．

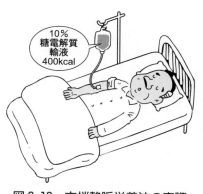

10%
糖電解質
輸液
400kcal

図2-18　末梢静脈栄養法の実際

*1 PN
(Parenteral Nutrition)

*2 TPN
(Total Parenteral Nutrition)

*3 PPN
(Peripheral Parenteral Nutrition)

*4 静脈炎
　静脈壁に炎症が起こり，疼痛とうっ血が加わり血栓を作りやすくなる．

*5 中心静脈
　上大静脈，下大静脈のうち心臓に近い部分を中心静脈という．鎖骨下静脈，内頸静脈の一部を含める場合もある．四肢など末梢にある静脈，末梢静脈に対応する名称である．

*6 駆血帯
　強力なゴム管で静脈血管を圧迫するもの．

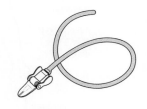

*7 怒張
　静脈が膨れ上がって見えること．

（3）静脈栄養法の実施

　末梢静脈から投与可能な輸液製剤の濃度は血清浸透圧の約３倍（900 m Osm /L）で，5 ～ 12 ％ブドウ糖液が使われる．その他 10 ％アミノ酸製剤，糖・アミノ酸・電解質液，10 ～ 20 ％の脂肪乳剤などを組み合わせて処方される（**表 2-16**）．高濃度で高浸透圧の栄養剤を長期間行うと静脈炎を生じるので，比較的低い濃度，浸透圧の栄養剤を投与するが，およそ２週間を限度として実施されている．２週間以上に亘る場合には栄養素の欠乏などが問題になることから中心静脈栄養法に切り替える必要がある．

*1　mEq（メック）
　電解質の濃度を表す単位．例えば，Na^+：100 mEq とは，100 mmol のナトリウムイオンが 1,000 mL に溶けていることを示す．

表 2-16　末梢静脈栄養輸液の処方例（約 1,000 kcal）

10 ％糖電解質維持液	1,000 mL
糖・アミノ酸・電解質液	1,000 mL
20 ％脂肪乳剤	250 mL
Na：70 mEq[*1]	
K_1：40 mEq	
Cl：73 mEq	

注）表中の電解質濃度は，輸液全体に含まれている濃度を表す．

　中心静脈栄養法は，専用のカテーテルセットを用い，鎖骨下静脈，外頸静脈，内頸静脈や大腿静脈などを穿刺してカテーテルを挿入し中心静脈に留置する（**図 2-19**）．この際，胸膜，肺や動脈に損傷を生じさせないように挿入する．

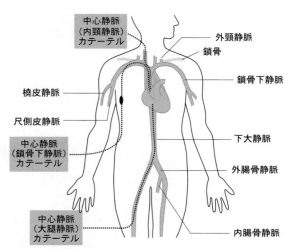

※　最近では，予防のためエコーガイド下での挿入が推奨されている．挿入後は X 線撮影を行いカテーテルの位置や臓器損傷の有無などを確認する．輸液投与開始時は投与濃度，速度に留意し，低濃度の栄養剤をゆっくり投与しはじめ，血糖値，尿糖の有無などをみながら 2〜3 日かけて濃度を上げていく．

カテーテルの先端は経皮穿刺により鎖骨下静脈，内・外頸静脈，尺側皮静脈または大腿静脈を経由して右心房に近い中心静脈に留置される．

図 2-19　中心静脈栄養法の主な投与経路

中心静脈用の栄養輸液製剤はグルコース，アミノ酸，電解質，微量元素，ビタミン，脂肪乳剤などを必要量に応じて組み合わせることができる（表2-17）.

表2-17　中心静脈栄養輸液の処方例（1,800kcal）

高カロリー輸液基本液（高濃度）	1,400 mL
アミノ酸製剤（アミノ酸として40 g）	400 mL
20 %脂肪乳剤	100 mL
総合ビタミン剤	1管（本）
非窒素エネルギー*1：1,629 kcal	
Na：100 mEq	
K ：60 mEq	
Cl ：68 mEq	
Zn：20 μ mol	

注）表中の電解質濃度は，輸液全体に含まれている濃度を表す.

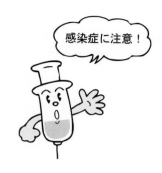

感染症に注意！

＊1　非窒素エネルギー
中心静脈栄養輸液は組み合わせで使用するので，アミノ酸以外から得られるエネルギーの表現を非窒素という.

＊2　臓器損傷
中心静脈栄養のアクセス経路として汎用される鎖骨下静脈穿刺の場合の気胸，動脈穿刺や空気塞栓は重篤な合併症である.

＊3　敗血症
カテーテル感染の敗血症は38 ℃以上の発熱が3日間以上持続し，カテーテルを抜けば軽快する.

（4）合併症

静脈栄養法も経腸栄養法と同様に強制栄養法である.　したがって，末梢静脈栄養法も中心静脈栄養法も高血糖や高浸透圧性昏睡，電解質異常，肝機能障害などの代謝性合併症には注意が必要で，モニタリングを十分行うことが重要である.

中心静脈栄養補給のためのカテーテル挿入に伴う**臓器損傷**＊2.　また，カテーテルは生体にとって異物であり，静脈内に血栓を生じたり，感染をおこす可能性がある.　特に，中心静脈栄養補給時のカテーテルによる**敗血症**＊3は大きな問題となっている.　感染源は，投与する輸液や栄養剤，または栄養剤を注入するカテーテルの接続部などで，感染にともない原因不明の発熱が起こる（カテーテル熱）.　免疫抑制状態の患者では合併症のリスクが高いので特に注意を要する.

さらに，中心静脈栄養法による管理を長期間に亘り継続すると，腸管粘膜の萎縮を生じ，バクテリアル・トランスロケーション（**p.23参照**）をきたすことがあり，早い段階での経腸栄養法への移行が必要である.　また，**消化管ホルモン（コレシストキニン）**の分泌が減少・消失し胆汁うっ滞，胆石・胆嚢炎をきたすこともあるため，中心静脈栄養法を施行中であっても，可能であれば少量の栄養剤などを経口・経腸投与することもある.

末梢静脈栄養法では，重篤な合併症をきたすことはまれであるが，前述の静脈炎をきたすと，疼痛や血栓のために末梢静脈栄養法を継続できなくなる.

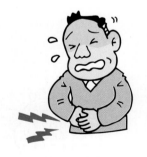

（5）在宅静脈栄養管理

*2 HPN
(Home Parenteral
Nutrition)

中心静脈栄養法を自宅で行う方法を**在宅中心静脈栄養法**（HPN[*1]）という．

HPN により，長期の入院生活から社会への復帰が可能となり，患者の QOL の向上に繋がる．HPN を行いつつ普段通りに近い外出も可能である（**図 2-20**）．

ただし，在宅で行っていても中心静脈栄養法には変わりなく，合併症には致死的なものも少なくないため，医療機関と綿密な情報交換が必須である．

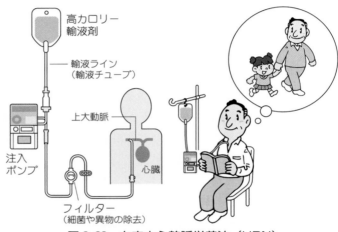

図 2-20　在宅中心静脈栄養法（HPN）

2.4　モニタリングと再評価

1）　臨床症状や栄養状態のモニタリング

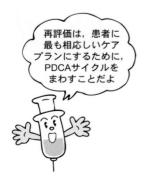

再評価は，患者に
最も相応しいケア
プランにするために，
PDCAサイクルを
まわすことだよ

栄養ケア・マネジメント（**図 1-1 参照**）において，栄養ケアプランに従い栄養ケアを実施した後には，栄養アセスメントの項で示した問診，臨床診査および身体計測や血液検査の各種栄養指標を用いて，定期的に栄養状態の変化をモニタリングする必要がある．

モニタリング結果をもとに，現在実施している栄養ケアが適切であるか，問題が生じていないかを再評価して，有効と判定すれば現在の栄養ケアを継続し，治療完了に繋げる．効果が乏しい，あるいは問題が見つかれば再度栄養ケアプランを構築する．

2） 栄養投与量の再評価

　入院当初に設定した投与エネルギー量が妥当かどうかを評価する．疾患にもよるが，基本的には体重の変動が良い指標となる．体重が減少するようであればエネルギー不足，体重が増加すればエネルギー過剰と考える．

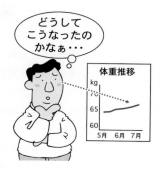

3） 栄養補給法の再評価

　入院当初の栄養補給法は，退院するまで同じわけではない．病態の変化に合わせて変更が求められる．最良の栄養補給法は経口栄養法であることを念頭に置き，特に，中心静脈栄養法により栄養ケアがなされている場合には，合併症予防，QOLの向上のためにも早期に経口・経腸栄養法へと移行して自らの腸管を利用する．

　一方，経口摂取していた患者が，治療経過中に経口摂食ができなくなれば，栄養状態が悪化してしまう前に，必要に応じて経腸栄養法あるいは静脈栄養法などの強制栄養法を開始する．

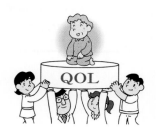

4） 栄養ケアの修正

　栄養ケア目標に沿って開始時に設定したエネルギー投与量や補給方法は，モニタリングにより，絶えず修正を繰り返し，最良の栄養ケアになるように努める．

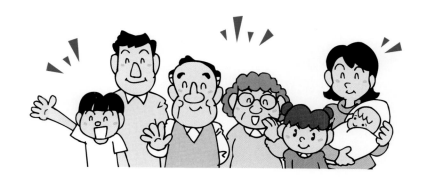

栄養ケア・マネジメントに関連する Question
---

① 栄養ケア・マネジメントのシステムについて，それぞれ特徴を説明しなさい．

② 上腕周囲長，上腕三頭筋部皮下脂肪厚の計測方法について説明しなさい．

③ 肥満度の算出とその分類について説明しなさい．

④ 25 ％ ブドウ糖基本輸液 1,200 mL（1,200 kcal），総合アミノ酸製剤 600 mL（240kcal，窒素量 9 g），20 ％ 脂肪乳剤 100 mL（200 kcal）を投与した．この時の NPC / N（非たんぱく質カロリー窒素比）を求めよ．

⑤ 栄養補給法の種類について説明しなさい．

⑥ 経腸栄養補給法と静脈栄養法について，それぞれの特徴を説明しなさい．

⑦ 特別食加算の対象となる治療食について，加算できる条件をそれぞれ説明しなさい．

⑧ 経腸栄養補給法が適用できない病状・病態について説明しなさい．

⑨ 経管栄養剤について，その種類と特徴を説明しなさい．

⑩ 尿中への 1 日窒素排泄量が，体全体の窒素排泄量の 80 ％を占めている場合の窒素出納を求める簡易式を作りなさい．

第3章　栄養ケアの記録

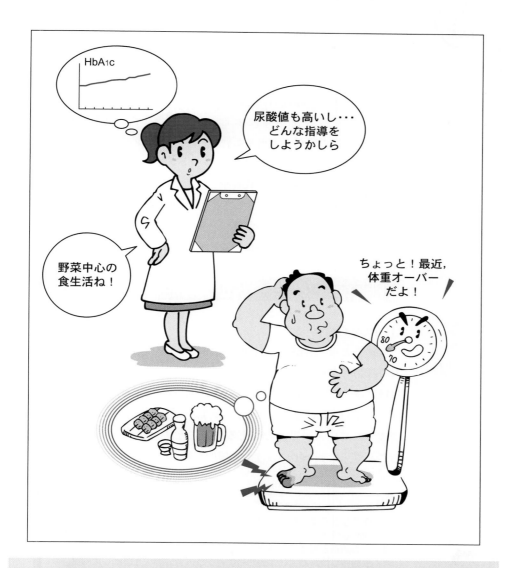

　管理栄養士が臨床の場で栄養管理業務を行うにあたり，医師や看護師を中心とした多職種による記録の集合体である診療録（カルテ）から，多くの貴重な情報を得ることができます．一方で，他の職種は管理栄養士により作成されたカルテ内の栄養ケア記録から栄養に関する情報を得ることになりますが，「必要な情報が記載されていない」，「意味のない情報が記載されている」，「内容に一貫性がない」など，記載内容が不十分であると，管理栄養士の記載により治療を混乱に陥れる可能性もあります．
　この章では，患者の問題点に対して，論理的に考えながら栄養ケアの記録を作成するために必要なプロセスを学びます．

1）栄養ケア記録の意義

　患者の栄養管理を実施するにあたり，栄養ケアの記録には，正確な情報収集，適切なアセスメント，効果的な計画の立案が求められる．昨今の診療現場では，電子カルテ内に診療情報の多くが集約されており，医師や看護師だけではなく管理栄養士を含むメディカルスタッフが閲覧と記録の権限を有するようになった．入院カルテの様式例を巻末の付録3-1, 3-2, 3-3, 3-4に示した．栄養ケアの記録を担当する管理栄養士は，治療の一端を担っている責任感を常に持ち，記載者や限られた職種だけが理解できる内容ではなく，多くの職種が閲覧することを意識した記載を心がける．

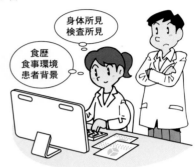

2）問題志向型システム（POS）の活用

（1）POS の概要

*1 POS
(problem oriented system)

　POS[*1]とは，1968年にL.Weedが提唱した思考形式で，このシステムで採用しているカルテ記述記載方法がSOAP形式（**図3-1**）である．SOAPは，「S：subjective date（主観的情報）」，「O：objective date（客観的所見）」，「A：assessment（評価）」，「P：plan（計画）」の要素から構成されている．患者の抱える問題ごとにSOAP形式に沿って記述することで，栄養ケアにおける論理的な推論や計画立案を行える．

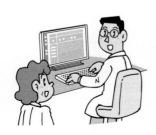

　　プロブレムの解決の方法
S：面談などで得られた情報のうち，問題点としてあげることができる患者の主観的な情報．
O：この問題と関連する検査値などの客観的な情報．
A：主観的な情報および客観的な情報から患者の現状を評価した内容．
P：疾病の治療あるいは病状進行阻止のための具体的な計画．
　① Tx）Therapeutic Plans
　　治療計画：具体的な栄養・食事療法の実施方法
　② Dx）Diagnostic Plans
　　診断計画：現状の栄養状態を観察・診断する．
　③ Ex）Educational Plans
　　教育計画：栄養・食事療法の実践に必要な知識や技術の教育

図3-1　プロブレムの解決の方法（SOAP形式）

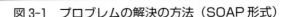

POSの展開（**図3-2**）にあたって，例えば栄養食事指導の場面では，患者との面接によって必要な情報（S）を聞き出すとともに，医師や看護師などからの情報と検査結果（O）の整理・分類，さらに，得られた情報から評価（A）することが必須である．その評価を受けて次回までに何を行うことが必要か，あるいはどの程度の知識・技術を習得させるかについて計画（P）する．

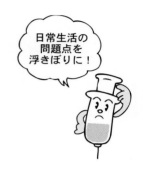
日常生活の問題点を浮きぼりに！

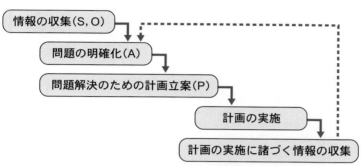

図3-2　問題志向型（POS）診療録の作成手順

（2）基礎データ

栄養管理における基礎データとしては，患者背景（職業，家族構成，生活習慣など），食歴，食事環境（食事担当者，食事の時間と場所，間食の有無，摂食嚥下機能の状態，義歯の有無など），身体所見，検査所見などである．

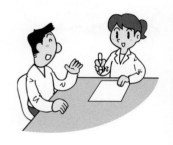

SOAP形式では，患者背景，食歴，食事環境など患者から直接的に得られる情報はS，身体所見や検査所見など現時点での状態はOに記載する．

（3）栄養アセスメント

SOAP形式では，Aに当たる部分である．SとOで集めた情報を元に導き出す管理栄養士による「判断」であり，栄養管理上とても重要な内容を記載する．「判断」の根拠や結論が曖昧であると，栄養管理の遅延や間違いに繋がる可能性があるため，正確かつ必要な情報から適切な栄養アセスメントを行う．

（4）栄養ケア計画

SOAP形式では，Pに当たる部分である．（3）の栄養アセスメントを根拠として，栄養に関する問題に対して適切なケア計画を立案する．一般的には，治療計画（Tx），診断計画（Dx），教育計画（Ex）の3つに分けて記載するが，1つの問題で治療計画，診断計画，教育計画の全てが必ず必要な訳ではない．

（5）栄養ケア実施記録

（4）で立案した栄養ケア計画は，ケアの実施状況を必ず評価して記録を行う必要があり，経過の状況によって，計画の続行，変更，追加，中止となる場合がある．栄養ケアの実施状況を記載するにあたり，経過記録として SOAP 形式を用いる場合が多い（**図 3-3**）．

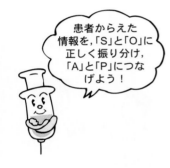

患者からえた情報を，「S」と「O」に正しく振り分け，「A」と「P」につなげよう！

#	食事摂取量
S	● 義歯が合わないとの訴えがあり，食事摂取に時間を要している．
O	● 現体重：51.2 kg（2019/7/2） ● 前回介入時体重：53.2 kg（2019/6/19） ● 入院時体重：59.3 kg（2019/4/25） ● 昨日より経口摂取開始，軟菜食（1,500 kcal／日，タンパク質：60 g／日，嚥下調整分類 4）を約 6 割摂取→経口から約 900 kcal／日，タンパク質：36 g／日の栄養摂取 ● PPN：ビーフリード 500 mL（210 kcal／日，アミノ酸：15 g／日）
A	● 入院後の体重減少により歯茎も痩せたため，入院前に使用していた義歯の不適合を起こしている可能性あり． ● 現在の食形態では十分な食事量の摂取は困難と思われ，食形態の変更を考慮する． ● 必要栄養量は前回介入時に 1,500 kcal／日，タンパク質：60 g／日と設定（2019/6/19，栄養ケア実施記録参照），現状の摂取栄養量は経口とPPN を合わせて約 1,100 kcal／日，タンパク質：約 50 g/ 日であり，摂取栄養量は不足している．
P	● 主科担当医師と相談し，下記内容の計画を立案 Dx）義歯調整については口腔外科へコンサルト予定 食形態は現状の咀嚼状況を考慮して，もう少し軟らかい形態のソフト食（1,500 kcal/ 日，タンパク質：60 g／日，嚥下調整分類 3）に変更へ Tx）食形態変更後の食事摂取状況を確認し，摂取不良であれば栄養補助食品の追加，経口より必要栄養量が充足できれば PPN 中止を検討する

※ PPN…末梢静脈栄養法

図 3-3　SOAP 形式で記載された経過記録の例

第 3 章　栄養ケアの記録に関連する Question

① POS の概要について説明しなさい．

② SOAP 形式について説明しなさい．

③ 栄養ケアの実施記録について SOAP に分けて説明しなさい．

④ 入院カルテの中から，管理栄養士が行う臨床診査項目を抜き出し，説明しなさい．

第4章　疾患・病態別栄養ケア・マネジメント

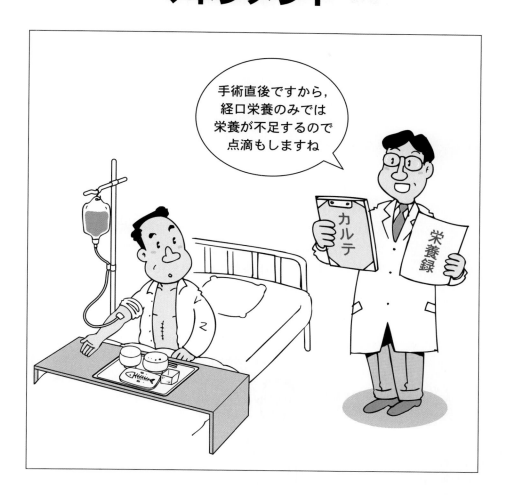

　高血圧症，脂質異常症，糖尿病，肝臓病，腎臓病…とても多種類の病気があります．それぞれの病気にかかった患者は，どのような訴え（主訴）で病院にこられたのでしょうか．患者の日常生活やこれまでの病歴，あるいは親・兄弟など家族の病歴に特殊なものがあったのでしょうか．さらにそれぞれの患者の血液検査値はどのような数値に，そして，確定診断後の薬物や食事療法にはどのような特色があったのでしょうか．

　この章には，28種類の疾患のカルテをできるだけ忠実に収録してあります．各疾患の成り立ちや罹患時の臨床検査値，さらに各疾患に対する栄養療法の特徴など，まさに臨床における栄養管理の実際を学びます．

　では詳しく説明することにしましょう．

4.1　栄養障害の栄養アセスメントと栄養ケア

1）タンパク・エネルギー栄養障害

（1）疾病の解説

　　タンパク質やエネルギー摂取が長期にわたり不足してくると，**タンパ
ク質・エネルギー低栄養状態（PEM[*1]）に陥る**が，PEM は大きく 2 つ
のタイプに分類される．すなわち，①タンパク質とエネルギーがともに
欠乏（飢餓状態）して生ずるマラスムス[*2]と，②エネルギーは相対的
に保たれているが，タンパク質の欠乏が著しいクワシオルコル[*3]であ
る．また，いずれのタイプの PEM においても，ビタミンやミネラルな
どの欠乏が同時に生じていることが多い．

（2）疾病の成因

　　食糧難など不適切な食事摂取にもとづく一次性と，何らかの疾患にも
とづく二次性がある．二次性の PEM としては，例えば食道がんなどの
消化管疾患により，食事摂取量の低下，栄養素の吸収・利用の低下によ
るマラスムスと，術後の体タンパク質異化亢進によるタンパク質必要量
の増加や栄養素喪失の増加によるクワシオルコルがある（**図 4-1**）．

*1　PEM
　　（Protein-Energy Malnutrition）

*2　（marasmus）

*3　（kwashiorkor）

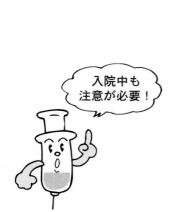

入院中も
注意が必要！

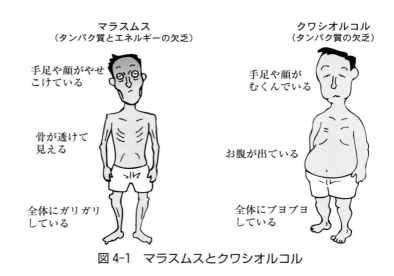

マラスムス
（タンパク質とエネルギーの欠乏）

クワシオルコル
（タンパク質の欠乏）

手足や顔がやせ
こけている

骨が透けて
見える

全体にガリガリ
している

手足や顔が
むくんでいる

お腹が出ている

全体にブヨブヨ
している

図 4-1　マラスムスとクワシオルコル

（3）疾病の症状および病態

　マラスムスは，長期間タンパク質とエネルギーの両方が不足するために，エネルギー源として体脂肪や体タンパク質が使用されるので，脂肪組織や骨格筋が著減して体重は減少する．

　クワシオルコルは，タンパク質摂取不足のため肝臓でのタンパク質合成が低下し，**血清アルブミン**[*1]の減少などをきたし浮腫[*2]や腹水をきたす．しかし，エネルギーが比較的保たれていることから，骨格筋からの**アミノ酸動員**[*3]は抑制されている（表4-1）．

表4-1　マラスムスとクワシオルコルの臨床的特徴

	マラスムス	クワシオルコル
所　見		
成長障害（小児の場合）	著　　明	**著　　明**
知能障害（小児の場合）	ま　れ	しばしば
浮腫・腹水	な　し	著　　明
肝腫大	な　し	著　　明
毛髪異常	ま　れ	著　　明
食　欲	増　加	低　下
血液検査		
血清タンパク質濃度	正常〜軽度低下	低　下
（血清アルブミン濃度）		
身体構成成分		
筋　肉	著　減	不　変
脂肪組織	著　減	不　変
体内総タンパク質量	減　少	減　少

２）神経性食欲不振症

（1）疾病の解説

　神経性食欲不振症（AN[*4]**）**は若年女性に多くみられるが，最近では小学校高学年や30歳以上での発症も目立つようになってきた．異常と思えるほど「やせる」ことに努力をし，また「やせる」ことに充実感を覚え，飢餓状態になっても，体重増加に対して恐怖を示す．また過食，拒食，隠れ食いなど，食行動の異常を繰り返すこともある．

＊1　アルブミン
　血しょう中にもっとも多く含まれているタンパク質．脂溶性の高い脂肪酸や薬物などを結合して体内輸送している．また血液膠質浸透圧の維持にも大きく関わっている．

＊2　浮　腫
　浸透圧は溶解している分子数やイオン数に比例する．アルブミンは分子の表面に多くの荷電を有しており，浸透圧を高くする性質がある．血中のアルブミン濃度が低下すると血液浸透圧が低下し，血液中の水が浸透圧の高い組織へ流出する．これが浮腫の原因と考えられる．

＊3　アミノ酸動員
　摂取エネルギーが著しく不足している場合，筋タンパク質を分解してアミノ酸を遊離させ，そのアミノ酸からグルコースを産生したり，エネルギー（ATP）を産生する．

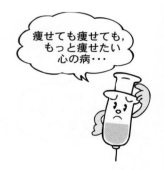

痩せても痩せても，もっと痩せたい心の病…

＊4　（Anorexia Nervosa）

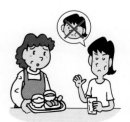

(2) 疾病の成因

　人生の挫折や大きな不安などがきっかけとなり，**食欲調節中枢**[*1]の働きが正常に機能しなくなると考えられている．以下の症状があれば**神経性食欲不振症**が疑われる．

> ① 標準体重の−20％以上のやせが3ヶ月以上継続
> ② 食行動の異常
> ③ 無月経
> ④ 体重や体型についてのゆがんだ認識
> ⑤ やせの原因と考えられる病気がない
> ⑥ 病型は制限型とむちゃ食い／排出型
> （むちゃ食いした後，自ら指を突っ込むなどして嘔吐する）

(3) 疾病の症状および病態

　栄養障害による様々な身体症状が出現する．皮膚は乾燥して黄色みを帯び，うぶ毛が生える．脈が遅く，体温が低くなり，低血圧となる．便秘や腹痛，耐寒性低下を訴え，貧血や白血球減少をきたす．耳下腺が肥大し一見すると顔は丸く，また，痩せにもかかわらず乳房の大きさは比較的保たれている．血中エストロゲン[*2]値が低値で，多くの場合，無月経が見られる（図4-2）．

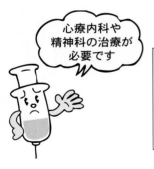
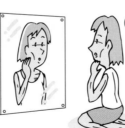

> 体重が30kg → 28kg → 25kgと異常に減少していっても，本人はいたって元気そうな「装い」をする．運動だってこんなにできるのよ！と活発そうに見せるが，皮膚は透明に近い蒼白で，弾力のない骨だけの腕や足．カサカサした肌と茶色の枝毛髪に変わり果てている．生理は止まり，骨粗しょう症になることが多い．

図 4-2　神経性食欲不振症患者の様相と特徴

（4）神経性食欲不振症の症例

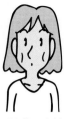

28歳　女性
身長：160 cm
体重：32 kg

患者プロフィール
● 家事手伝い．銀行員の父と事務職の母，23歳と20歳の妹2人の5人家族．
● 大学卒業までは1人暮らし，4月から，商社に就職し都会で再び1人暮らしが始まった．
● 負けず嫌いで同期の仲間ではトップの成績であった．
● 体重減少で体力的に出勤ができなくなり4年間勤めて退職した．
● 現在は読書と家事手伝いで家族の洗濯などしている．

患者の病歴と家族歴
● 大学受験を控えた高校2年終わり頃，体重50kgからダイエットが始まった．
● きっかけは部活がなくなり急に体重が3kg増えたことが気になり，受験勉強に集中できなくなった頃から食事で揚げ物が食べられなくなった．
● 食事量が減ったことで体重は45kgとなった．大学進学で，1人暮らしとなった．大学生活は順調だったが，就職活動を始めたころから食生活は不規則となり，外食が多くなり，体重が増え始めた頃から再びダイエットし始めた．
● しばらくは45kgの体重を維持できていたが，少し体重が増えると気になり栄養成分の内容を気にし始めた．
● 徐々に食事量が減少し，自分では食べているつもりでもご飯半杯もない量になっていた．痩せているのでちゃんと治して食べられるようになりたいと大学病院を受診した．
● 家庭での食事は母親が料理している．両親，妹は特に肥満・やせの体型ではない．

食事習慣	生活リズム
朝　食：ロールパン1個，ヨーグルト1個 昼　食：ご飯半分，生野菜サラダ，冷や奴 夕　食：ご飯半分，煮魚，青菜ときのこの和え物 間　食：アイスクリーム，プリン，スナック菓子 ※　肉類，脂ののった魚，胡麻，マヨネーズなど脂質を含む食品が食べられなくなった．	起床時間：　9:00 朝食時間：10:00 昼食時間：15:00 夕食時間：22:00 就寝時間：　3:00頃

運動習慣
● 体を動かすことは好きで，洗濯などで積極的に体を動かすことが多い．

検査結果とその評価

				検査結果とその評価
TC	145	AST	40	● BMI=12.5 kg/m^2（標準体重の57%）と痩せ，摂取エネルギー600～800 kcal，現体重を維持できない栄養不足であり，摂取不足による栄養失調で生命の危険があることから入院治療とした．
TG	56	ALT	132	
HDL-C	42	Alb	3.4	
LDL-C	84	RBC	260	

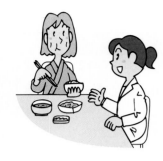

(5) 疾病の治療法

① 食事療法

摂食障害患者には，栄養療法が中心的役割をなすが，心理療法を併用して行う必要がある．特に入院による行動制限は有効である．

患者が納得でき，実際に摂取可能な量の食事を出すことから始めるが，食べられないようであれば経鼻栄養とする．具体的には，入院当初は 1,000 kcal 程度から始め，1〜2 週間をめどに患者と十分に話し合い 200 kcal くらいずつ食事量を増やし，必要栄養量を経口摂取できるようにする．

体重増加により目標体重に近づくにしたがい，行動制限を徐々に解除し，面会自由，外出訓練，外泊訓練へと広げていく．これらによっても体重維持が可能であることが確認できれば退院，外来治療に移行する．

② 薬物療法

向精神薬[*1] は時として有効であるが，通常はあまり用いない．

＊1　向精神薬
中枢神経に作用して心のはたらきやうつ状態，不安を和らげる効果が期待される薬．
抗うつ薬，抗不安薬，睡眠導入剤などがある．

栄養障害に関連する Question

① PEM の症例を，それぞれ特徴を含めて説明しなさい．

② 神経性食欲不振症の症例に掲げた女性（28 歳，身長 160 ㎝）の身体活動レベルを 1.75 とした場合，1 日に必要とされる総エネルギー量はどれだけか．

③ 栄養障害者の栄養ケア・マネジメントをする場合，アセスメント項目としてふさわしいものは何か．

4.2　肥満と代謝疾患の栄養アセスメントと栄養ケア

1）肥満・メタボリックシンドローム

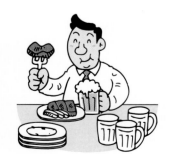

(1) 疾病の解説

高血圧，脂質異常，耐糖能異常および肥満は一個人に集まる．これを**メタボリックシンドローム**と呼ぶようになった．

メタボリックシンドロームは心血管疾患発症のリスクとなることが認識され，わが国の健康施策の中心はメタボリックシンドローム予防へと移ってきた．メタボリックシンドロームを改善することで，心血管疾患発症の予防効果が期待できる．わが国では 2005 年に診断基準が作成され，治療の対象として考えられるようになってきた（図 4-3）．

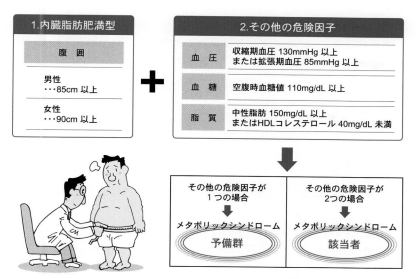

図4-3 メタボリックシンドロームの診断基準*1

*1 高血圧・糖尿病・脂質異常に対する薬物治療をうけている場合は、それぞれの危険因子があると判断する.

(2) 疾病の成因

　肥満は、内臓脂肪型肥満によるインスリン抵抗性が成因の最上流にあると考えられており、脂肪組織から分泌される生理活性物質（**アディポサイトカイン*2**）が重要な役割を担う（**図4-4**）.**レプチン*3**は肥満があると脂肪細胞からより多く分泌され、視床下部に作用して摂食を抑制する.また交感神経を刺激させ代謝を亢進させる血圧を上昇させる.しかし肥満が高度になるとレプチンの食欲抑制作用は利かなくなる（選択的レプチン抵抗性）ものの、交感神経刺激作用は存続して、動脈硬化促進に働く.一方、**アディポネクチン*4**はインスリン感受性を上昇させ、抗炎症、抗動脈硬化作用があるが、肥満すると脂肪細胞からの分泌量が低下する.

*2 アディポサイトカイン
　脂肪細胞から分泌される生理活性タンパク質を総称してアディポサイトカインという.以下のレプチン、アディポネクチンなどがある.

*3 レプチン
　脂肪細胞から分泌され、食欲の抑制やエネルギー代謝の亢進を介して体脂肪量の調節、飢餓への適応をつかさどるホルモン（本文参照）.

*4 アディポネクチン
　脂肪細胞で産生され分泌されるアディポサイトカインの一種（本文参照）.

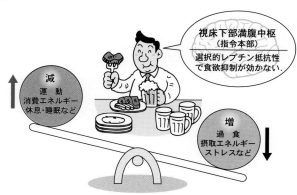

図4-4 肥満の原因

（3）疾病の症状および病態

慢性に経過し，患者本人は無自覚のこと多いが，突然起こる心血管疾患発症のリスクが高い．

（4）メタボリックシンドロームの症例

患者プロフィール
● 現在は，管理職でデスクワークである．
● 腹囲 95.3 cm，BMI＝28.5 kg /m²，体脂肪率 32.8 %．
● 20 歳の体重は 62 kg と普通であった．
● 結婚（33 歳）してから体重が徐々に増えたが，だいたい 70 kg を維持してきた．血圧 138 /86 mmHg．
● たばこは吸わない．
● 柔和な性格であるが，飲むと気が大きくなるタイプである．
● 同僚や部下との人間関係は良好であり，お腹が出て恰幅がよいことを美徳と思っている．

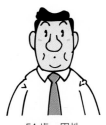

54 歳　男性
身長： 168 ㎝
体重： 80.5 kg

患者の病歴と家族歴
● 妻（48 歳，小学校教員）と子ども（大学 3 年 20 歳男と高校 2 年 17 歳女）．
● 妻は職業柄業務拘束が多く，帰宅時間が遅い．また，妻は食に関する知識があり，家族の健康には気を配っている．
● もともと高血圧はなく，いままでの健診では特に異常を指摘されたことがなかった．
● 祖父は高血圧と診断されていた．

食事習慣	生活リズム
朝　食：パン 6 枚切り 2 枚程度（何もつけない）． 　　　　具沢山の野菜スープ． 昼　食：手作り弁当（妻調理）だが揚げ物が多い． 夕　食：ご飯なし，味噌汁，副食は魚より肉が多く，卵は 8〜9 個 / 週．野菜は普通程度の量で煮物が多い． 　　　　果物は少なめ（アルコールを飲まない日は，ご飯を 1 膳食べる）． 間　食：ほとんどしない． 飲　酒：ビール 350 mL を 1 本＋ウイスキー 2〜3 杯（3 倍希釈） 　　　　週 3〜4 日． その他：外での飲酒は 1 回 / 週．そのときは飲酒量が多く， 大ジョッキ 2 杯，つまみは焼き鳥 5 本程度と枝豆． ● 妻と一緒に飲みに行くことが多く，家に帰ってから飲み直す．	起床時間： 6：30 頃 勤務時間： 8：30〜20：00 （管理職でデスクワーク主体） 帰宅時間：21：00 以降 夕食時間：21：00 以降 就寝時間：24：00 以降

運動習慣
● 犬の散歩 20 分×5〜7 日 / 週（朝の通勤前）
● 車通勤で，休日はゴロゴロして過ごす．

検査結果とその評価					
	初診時		初診時		初診時
身　長	168	Hb	13.3	AST	40
体　重	80.5	TP	7.8	ALT	50
腹　囲	95.3	Alb	3.8	γ-GTP	70
BMI	28.5	TG	178	FBS	115
体脂肪率	32.8	LDL-C	141	HbA1c	5.8
血　圧	138／86	HDL-C	37.5		

診断基準との比較によるリスクの数
① 腹囲 95.3 cm と男性の基準値である 85 cm を超えている.
② a．血圧：収縮期血圧 138 mmHg と基準である 130 mmHg を超えている.
　　　　　また，拡張期血圧 86 mmHg と基準である 85 mmHg を超えている.
　　b．血糖：空腹時血糖値 115 mg /dL と基準値である 110 mg /dL を超えている. また HbA1c は 6.5 % からは糖尿病と診断できるが，健診などでは正常上限を 5.5 % としている.
　　　　　従って本症例の HbA1c　5.8 % も耐糖能異常を示している.
　　c．脂質：中性脂肪（TG）が 178 mg /dL と基準値である 150 mg /dL を超えている.
　　　　　また，HDL-C が 37.5 mg /dL と基準値である 40 mg /dL 未満である.
　　d．肝機能：AST，ALT，γ-GTP（U /L）は 40，50，70（U /L）とそれぞれの正常上限である 35，45，50 U /L を軽度超えている. 軽度脂肪肝の合併を疑う.
　　e．喫煙歴：もともとたばこは吸っていない.

診断基準から典型的なメタボリックシンドロームと診断される.

（5）疾病の治療法

　メタボリックシンドロームは体重を減少させることが最も重要であり，特に内臓脂肪を減少させることにより，将来の高血圧症，脂質異常症，糖尿病，動脈硬化症などの発症予防の効果が期待できる. 日常生活習慣の改善のため，過栄養の是正や運動習慣の定着化を図ることにより，内臓脂肪を減少させるような働きかけが必要である.

　食事療法については，標準体重を維持するために必要な適正エネルギー量を確保し，肥満の是正を図ることが治療の根幹である. 糖質（炭水化物）制限食は耐糖能改善，体重減量に有効であるが，極度の糖質制限は生命にとって危険である可能性がある[*1]. しかし糖質を総エネルギーの 50 % 程度に減量することの安全性は日本人を含めて疫学的エビデンスがある[*2].

　2008（平 20）年度からの医療制度改革において，メタボリックシンドロームに対する特定検診，特定保健指導が開始された.

① 食事療法
- 食塩は 8 g / 日以下とし薄味にする.
- 肥満があるので，標準体重まで減量するが，当面の体重減少量として 1～3 kg 減らすことを提案する. 体重 1 kg= 約 7,200 kcal と

*1　糖質制限食には注意が必要
　糖質摂取が総摂取エネルギーの 60 % を超えても，40 % 以下になっても総死亡率が増えることを多くの観察研究が示している.

*2　資料：Seidelmann SB, et al. Dietary carbohydrate intake and mortality: a prospective cohort study and meta-analysis. Lancet Public Health 2018;3:e419–28]

*1 P：タンパク質（%）
F：脂質（%）
C：炭水化物（%）
　栄養素摂取比率については「明確なエビデンスはない」として，患者がもつ多彩な条件に基づいて個別に図る必要がある（糖尿病診断ガイドライン 2019）．
　食事療法を長く継続するためには，個々の食習慣を尊重しながら，柔和な対応が必要である．

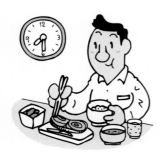

して1日当たり減らすエネルギー量を算出する．

● エネルギー量は 25〜30 kcal /kg 標準体重 / 日，
P：F：C＝15〜20：20〜30：50〜60 とする*1．BMI ＝28.5 kg /m²，
IBW＝62.0 kg であり，1,550〜1,860 kcal の範囲で設定する．
脂質はできるだけ多価不飽和脂肪酸を多くし，飽和脂肪酸を少なくする．

● 節酒（エタノール1日 20 mL 未満），禁煙を守り，糖分を含む炭酸飲料を控える．

● 食事時間は規則正しく，ゆっくり食べる．働き方を改革し，帰宅を早め，夕食を 20：00 までには終えるようにする．

② 運動療法

● 疲労を感じない程度の運動，特に有酸素運動は TG ↓，HDL-C ↑ を改善させ，脂肪肝を解消させるのに効果的である．

● 1日の運動は 30〜60 分とし，3回 / 週（1週間に約 150 分）以上行う．

　生活習慣改善指導に忠実に従った本症例は体重減少とともにメタボリックシンドロームから脱することに成功した．耐糖能異常，肝機能障害も正常化した（**表 4-2**）．

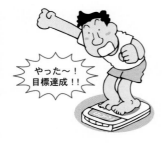

表 4-2　生活習慣改善指導 6 ヶ月後の検査値

	6 ヶ月後		6 ヶ月後		6 ヶ月後
身　長	168	Hb	14.1	AST	28
体　重	65	TP	7.8	ALT	32
腹　囲	84.2	Alb	4.1	γ-GTP	40
BMI	23.0	TG	80	FBS	100
体脂肪率	25.0	LDL-C	115	HbA1c	5.3
血　圧	128/75	HDL-C	48.1		

肥満・メタボリックシンドロームに関連する Question

① メタボリックシンドロームの診断基準を，それぞれ特徴を含めて説明しなさい．

② 症例に掲げた男性（54 歳，身長 168 cm）の食習慣から1日の摂取栄養量を算出しなさい．

③ 症例に掲げた男性（54 歳，身長 168 cm）の身体活動レベルを 1.3 とした場合，1日に必要とされる総エネルギー量はどれだけか．

④ メタボリックシンドローム患者の運動療法について説明しなさい．

2）糖尿病

（1）疾病の解説

　糖尿病はインスリン作用不足，臓器のインスリン感受性低下に伴う糖代謝異常であり，放置すると種々の重篤な合併症を誘発する（図 4-5）.

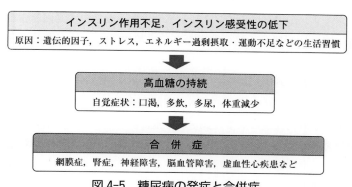

```
┌─────────────────────────────────────┐
│ インスリン作用不足，インスリン感受性の低下 │
│ 原因：遺伝的因子，ストレス，エネルギー過剰摂取・運動不足などの生活習慣 │
└─────────────────────────────────────┘
              ↓
┌─────────────────────────────────────┐
│ 高血糖の持続 │
│ 自覚症状：口渇，多飲，多尿，体重減少 │
└─────────────────────────────────────┘
              ↓
┌─────────────────────────────────────┐
│ 合　併　症 │
│ 網膜症，腎症，神経障害，脳血管障害，虚血性心疾患など │
└─────────────────────────────────────┘
```

わずかなインスリンでは応答しなくなってしまうんだね

図 4-5　糖尿病の発症と合併症

　糖尿病は，1 型糖尿病，2 型糖尿病，その他の特定の機序・疾患によるもの，および**妊娠糖尿病**に分類される（**表 4-3**）.

表 4-3　糖尿病の分類

	特　徴
1 型糖尿病	膵臓ランゲルハンス島 β 細胞が壊滅するためインスリン分泌が消失する．突然，若年者にも発症し，2 型糖尿病に比べて遺伝の関与が少ない．主な発症機序として自己免疫が関係すると想定される．肥満とは関連がない．治療にインスリン注射が必要.
2 型糖尿病	インスリン分泌低下と感受性低下の 2 つを原因とする．生活習慣（肥満，運動不足，過食など）と遺伝が相互作用して発症．中年以降に発症することが多く，糖尿病全体の 90 ％を占める.
その他の特定の機序・疾患によるもの	クッシング症候群，原発性アルドステロン症，グルカゴン産生腫瘍，褐色細胞腫，成長ホルモン産生腫瘍，ステロイド薬の副作用など.
妊娠糖尿病	妊娠時に初めて発見される糖尿病．エストロゲン，プロゲステロンなどの妊娠中に増加するホルモンにより，耐糖能が悪化しがちであることによる．出産後時期を経て糖尿病を発症する可能性が高いので，注意深く経過観察して発症予防することが必要.

（資料：日本糖尿病学会編著「糖尿病治療ガイド 2018-2019」文光堂，2018 より）

　遺伝的因子に加齢，ストレス，生活習慣などの環境因子の他，過食や運動不足による肥満が誘因とされている.

　厚生労働省の調査によると，わが国の糖尿病患者は推定 1,000 万人，その予備軍を合わせると約 2,000 万人と推定されており，そのほとんど（90 ％以上）は 2 型糖尿病である．若年者にも発症するが，多くは 40

<u>歳以上の発症である.</u> 糖尿病は慢性疾患であり，その治療は一生続けていかなければならない．糖尿病治療の基本は食事療法と運動療法である．同時に血圧と脂質のコントロールも重要である．

(2) 疾病の成因

1型糖尿病は**膵臓β細胞**[*1]の破壊・消失により起こる．詳細な成因は不明であるが自己免疫が関与することが想定されている．2型糖尿病はインスリン作用不足やインスリン感受性低下をきたす素因を含む複数の遺伝因子に，運動不足，肥満などの環境因子と加齢が加わり発症する．

(3) 疾病の症状および病態

初期には自覚症状が乏しい．高血糖が持続すると，口渇，多飲，多尿を来す．さらに高度になると顕かに体重が減少する．長期的には**大血管病変**[*2]や**微小血管障害**を合併する．先進諸国において糖尿病腎症は新規透析導入原因の第1位，糖尿病網膜症は成人の失明原因の第2位を占める[*3]（図4-6）．

*1 **膵臓β細胞**
膵臓ランゲルハンス島のβ細胞はインスリンを分泌する．α細胞は血糖を上昇させるグルカゴンを分泌する．

*2 **大血管病変**
心筋梗塞，脳血管障害（脳梗塞，脳出血，くも膜下出血）など

*3 **糖尿病の3大合併症**
糖尿病腎症，糖尿病網膜症，糖尿病神経障害

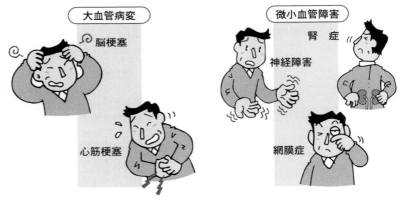

図4-6 糖尿病による合併症

（4）2型糖尿病の症例

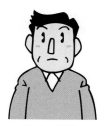

44 歳　男性
身長：160 cm
体重：66.0 kg

患者プロフィール
● 会社員．妻と 12 歳の娘の 3 人暮らし．
● アルコールは飲まない．
● たばこは 20 本 / 日×10 年，15 年前より禁煙．
● 42 歳で工場における製造現場から管理業務に配置換えになった．
● 几帳面な性格であり，同僚や部下との人間関係は良好で，酒は飲めないが，つき合いでよく会食する．
● 生活指導などに対する理解力は良好で疾病に対する受け入れもよい．

患者の病歴と家族歴

- 小学生の時に急性腎炎．中学生の時に虫垂炎の手術．
- 2～3 年前，社内検診で高血糖，脂質異常症を指摘され，病院を受診，境界型糖尿病と診断された．
- 栄養指導を 2 回受けたが，そのまま放置していた．
- 43 歳時の検診でも高血糖を指摘され，近医受診したところ FBS 280 mg/dL，HbA1c 11.9 % であった．入院を勧められるが，仕事の都合もあり断る．
- 44 歳時に大学病院を受診し，糖尿病合併症の精査および教育を目的として入院する．
- 口渇，全身倦怠感はともになし．
- 体重は，20 歳代 65 kg，35 歳頃 73 kg，現在 66 kg である．
- 父親は急性心筋梗塞で死亡．母親も糖尿病でインスリン療法を行っている．
- 兄弟 3 人とも脂質異常症といわれたことがある．

食事習慣	生活リズム
朝食：食パン 5 枚切り 1.5 枚（何もつけない），牛乳 200 mL， 　　　具たくさんの野菜スープ，コーヒー（砂糖 3 g とミルク）． 昼食：社員食堂で定食． 　　　カツ丼や天丼などの単品物は食べないようにしている． 夕食：茶碗に 2 杯のご飯，味噌汁 1 杯，副食は魚より肉が多く，卵や豆腐も併せて食べている．野菜も 2 品くらい， 　　　和え物や煮物を定番としている．その他果物を食べる． 間食：職場で 2～3 日 / 週，和菓子やケーキなどをつき合いで食べている．	起床時間：6:30 勤務時間：8:30～18:30 （デスクワーク主体） 帰宅時間：19:00 夕食時間：19:30～20:00 就寝時間：24:00

運動習慣

- 帰宅後，犬と散歩 20 分×5 日 / 週
- 職場では，昼休みにウォーキングを 20 分していた．

検査結果とその許可

TC	223
HDL-C	34
HbA1c	10.4
尿 糖	2+
TG	144
LDL-C	160
FBS	215

- 臨床経過および血液検査所見から 2 型糖尿病と考えられる（図 4-7）．
- 本例のように空腹時血糖および HbA1c から糖尿病が明確なとき，糖負荷試験は不要であるし，実施することに危険を伴う．
- 罹病年数が短いことから合併症は無いか，あってもごく軽度であることが予想される．

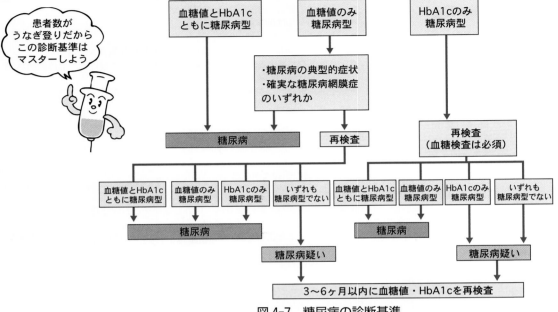

糖尿病型:血糖値(空腹時≧126/dL, OGTT2時間≧200mg/dL, 随時≧200mg/dLのいずれか)
HbA1c[*1](国際標準値)≧6.5％(HbA1c(JDS値)≧6.1％)

図 4-7　糖尿病の診断基準

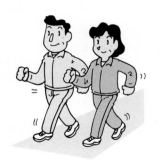

*1　資料:Williams SR: Nutrition and Diet Therapy, 6th ed. St. Louis: Times Mirror/Mosby, 1989. より改変

(5) 疾病の治療法

食事療法と運動療法を併用して,著しい高血糖や低血糖を防止しつつ,安定した血糖値を維持し,糖尿病特有の合併症の発症を防止する.

適正エネルギー量の算出式および血糖コントロールの指標と評価は,**表 4-4**,**表 4-5** のとおりである.

表 4-4　適正エネルギー量の算出式[*1]

1. 指示された栄養量(BMI = 22 により標準体重を計算する)
① 生活活動量が低い場合 … 25〜30 kcal / kg IBW
② 生活活動量がふつう　　… 30〜35 kcal / kg IBW
③ 生活活動量が多い場合 … 35 kcal / kg IBW 〜
ただし,肥満度が高い場合には,20〜25 kcal / kg IBW とすることもある.

2. 個人に応じた運動
1分間に① 60 m の速歩,② 80 m の速歩,③ 100 m の速歩

表 4-5　血糖コントロールの指標と評価

目　標	コントロール目標値		
	血糖正常化を目指す際の目標	合併症予防のための目標	治療強化が困難な際の目標
HbA1c（%）	6.0 未満	7.0 未満	8.0 未満
注 （※いずれも成人に対する目標値である．ただし妊娠例は除く）	適切な食事療法や運動療法だけで達成可能な場合．または，薬物療法中でも低血糖などの副作用なく達成可能な場合の目標とする．	対応する血糖値としては，空腹時血糖値 130 mg / dL 未満，食後 2 時間血糖値 180 mg / dL 未満をおおよその目標とする．	低血糖などの副作用，その他の理由で治療の強化が難しい場合の目標とする．

（日本糖尿病学会編・著「糖尿病治療ガイド 2018-2019」文光堂，2018 より）

① 食事療法

- BMI を算出する．（BMI $= 66$ kg $\div 1.6$ m $\div 1.6$ m $= 25.8$ kg/m^2）
- 標準体重を算出する．（IBW $= 22$ kg/m$^2 \times 1.6$ m $\times 1.6$ m $= 56.3$ kg）
- 標準体重 1 kg 当たりの必要エネルギー量を上記の身体活動量に合わせて決める．
  （56.3 kg $\times$ 30 kcal/kg　IBW $= 1,689$ kcal ➡ 1,680 kcal：21 単位）．
- エネルギー比率は，P：F：C $= 15 \sim 20 ： 20 \sim 30 ： 50 \sim 60$ とする．
  （タンパク質量の算出は 1,680 kcal $\times 0.15 \sim 0.20 \div 4$ kcal $= 63 \sim 84$ g）
  脂質はできるだけ多価不飽和脂肪酸を多くし，飽和脂肪酸を少なくする．
- 食塩（8 g/ 日未満）やコレステロール量（300 mg/ 日未満）を抑えるとともに食物繊維を多くする．
- 規則正しい食事時間を習慣づけることにより，血糖値の変動を少なくする．

② 運動療法

- 筋肉組織におけるインスリンの感受性が改善され，糖代謝も改善される．
- 脂質代謝，高血圧，心肺機能も改善され，ストレスの解消にもなる．
- 過度の運動は逆効果になることもあり，患者に応じた運動処方が必要．

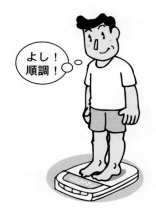

よし！順調！

③　薬物療法

（Ａ）経口血糖降下薬

　2型糖尿病において血糖値を正常化させる目的で処方される経口血糖降下薬は現在多種多様のものが認可され処方されている（表 4-6）.

表 4-6　経口血糖降下薬の特徴

主な作用臓器と作用		種　類	薬品名	主な副作用
膵 島	インスリン分泌の促進	① スルホニル尿素薬	・グリメピリド ・グリベンクラミド ・グリクラジド ・トルブタミドなど	低血糖
	より速やかなインスリン分泌の促進・食後高血糖の改善	② グリニド系薬（速効型インスリン分泌促進薬）	・ナテグリニド ・ミチグリニド	
	血糖依存性のインスリン分泌促進とグルカゴン分泌抑制	③ DPP-4 阻害薬	・シタグリプチンリン酸塩水和物 ・ビルダグリプチン ・アログリプチン安息香酸塩	
小 腸	炭水化物の吸収遅延・食後高血糖の改善	④ α - グルコシターゼ阻害薬	・ボグリボース ・アカルボース	肝障害, 消化器症状, 低血糖増強
肝 臓	インスリン抵抗性の改善	⑤ ビグアナイド薬	・メトホルミン ・ブホルミン	乳酸アシドーシス, 胃腸障害, 低血糖増強
脂肪組織	インスリン抵抗性の改善	⑥ チアゾリジン薬	・ピオグリタゾン	浮腫, 心不全, 肝障害, 低血糖増強
腎 臓	食後高血糖の改善尿糖排泄促進	⑦ SGLT2 阻害薬	・イプラグリフロジンL - プロリン ・ダパグリフロジンプロピレングリコール水和物 ・ルセオグリフロジン水和物 ・トホグリフロジン水和物	尿路感染症, 頻尿, 多尿

a）スルホニル尿素薬（SU 薬）

　2型糖尿病治療薬の中で最も血糖降下作用が強い. インスリン分泌を促し, 血糖低下に働く. 食事摂取が多ければ肥満を助長する. **グリメピリド**[*1]は, インスリン分泌促進に頼らず血糖を降下させる膵外作用があり, **高インスリン血症**をきたすことは少ない.

b）速効性インスリン分泌促進薬：グリニド系薬（フェニルアラニン誘導体）

　SU 薬と同じく SU 受容体に結合するが, 服用からインスリン分泌発現までの時間が極めて短く, インスリン分泌を促進している時間が短い. 食直前投与[*2]が最も高い血中濃度が得られ, **食後高血糖**を改善する.

＊1　グリメピリド
　新しい SU 薬で, インスリン分泌促進に頼らず血糖を降下させる膵外作用があり, 高インスリン血症をきたすことは少ない.

＊2　食前 5 分以内に内服する.

c）DPP-4（DipeptidylPeptidase-4）阻害薬

インクレチンは小腸粘膜に局在する細胞から栄養素の刺激によって分泌されるホルモンで，膵 β 細胞からのインスリン分泌を促進する．現在小腸上部から分泌される **GIP**[*1] と，小腸下部から分泌される **GLP-1**[*2] の 2 つが知られている．

DPP-4 とは，腸管ホルモンであるインクレチンの不活性化を行う酵素（セリンプロテアーゼ）であり，細胞膜上をはじめ可溶性タンパク質として血液中にも存在している．DPP-4 阻害薬は内因性 GIP および GLP-1 の血中における濃度を上昇させ，インスリン分泌を促す[*3]．

d）α-グルコシダーゼ阻害薬[*4]

腸管での糖の吸収を抑制して吸収を遅らせることによって，食後高血糖・高インスリン血症を抑える．他の薬剤と併用して使用されることが多い．

e）ビグアナイド薬

肝臓からの糖放出を抑制し，筋肉を中心とした末梢組織でのインスリン感受性を高める．体重増加があまり起こらず，TG や LDL-C を下げる．肥満のある糖尿病患者に有用．

f）チアゾリジン誘導体

末梢組織でのインスリン感受性を高め，肝臓からの糖放出を抑制する．血糖改善効果は SU 薬に次いで大きく，TG を下げ，HDL-C を上昇させる．

g）SGLT2 阻害薬

腎臓の近位尿細管におけるブドウ糖の再吸収を阻害することにより，尿中への糖排泄を促進する[*5]．

[*1]（glucose-dependent insulinotropic polypeptide）

[*2]（glucagon-likepeptide）

[*3] 経口糖尿病薬の副作用として低血糖が挙げられるが，インクレチンは食事後の血糖値上昇に伴い分泌されるため，血糖値が低い状態ではインクレチンの分泌量は少なく，したがって DPP-4 阻害薬により低血糖が生じる頻度は低い．

[*4] α-グリコシダーゼ阻害薬
単独使用では低血糖を来すことがほぼ無い緩徐に作用する薬物であるが，おなかの張り，おなら，下痢などの消化器副作用がやや多い．

[*5] SGLT2 阻害薬は，尿糖を増やせば血糖が減るので，血糖が正常化すれば，膵でのインスリン分泌の負担が軽くなり，糖毒性が取れるのではないかというコンセプトで開発された．ただし，腎機能低下患者では効果は減弱する．臨床研究成果が集まりつつあり，最近 2 型糖尿病患者における心不全による入院または心血管死のリスクを低下させることが示された．

（B）インスリン注射薬

　重篤な急性合併症，感染症，手術前後，妊娠時などで使用する（図4-8）.

1.速効型または超速効型インスリンを毎食前3回，就寝前に中間型または持効型溶解インスリンを注射（強化インスリン療法*1の1例）

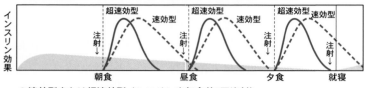

2.速効型または超速効型インスリンを毎食前3回注射）

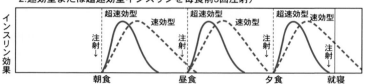

3.混合型インスリンを1日2回注射

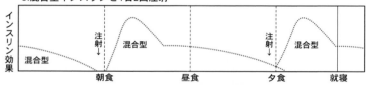

4.混合型インスリンを1日2回注射，昼食前に速効型または超速効型インスリンを追加

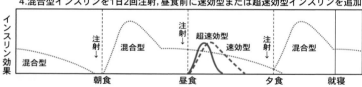

注：超速効型インスリンまたは超速効型を含む混合型インスリンでは，注射は食直前に行う.
（資料：日本糖尿病学会編「糖尿病治療ガイド2006-2007」，文光堂，2006 より作図）

図 4-8　インスリン注射回数と製剤の選び方の例
（資料：日本糖尿病学会編「糖尿病治療ガイド 2006-2007」，文光堂，2006 より）

糖尿病に関連する Question

① 糖尿病の分類について，それぞれ特徴を説明しなさい.

② 症例に掲げた男性（44歳，身長160 cm）の食習慣から１日の摂取栄養量を算出しなさい.

③ 症例に掲げた男性（44歳，身長160 食事療法を行うに当たっての適正エネルギー量を算出しなさい.

④ 血糖コントロールの指標と評価について説明しなさい.

⑤ 経口血糖降下薬の特徴を説明しなさい.

⑥ 強化インスリン療法について説明しなさい.

3）脂質異常症

(1) 疾病の解説

血清脂質に異常が生じた病態を**脂質異常症**という（**表4-7**）.

表4-7　脂質異常症の診断基準（空腹時採血）[*1]

LDL-C	140 mg / dL 以上	高 LDL- C 血症
	120〜139 mg / dL	境界域高 LDL- C 血症[*2]
HDL-C	40 mg / dL 未満	低 HDL- C 血症
トリグリセリド	150 mg / dL 以上	高トリグリセリド血症
non-HDL-C	170 mg / dL 以上	高 non-HDL- C 血症
	150〜169 mg / dL	境界域高 non-HDL- C 血症[*2]

● LDL-C は Friedewald 式（TC-HDL-C-TG ／ 5）または直接法で求める.
● TG が400 mg/dL や食後採血の場合は non-HDL-C）か LDL-C 直説法を使用する. ただし栄養スクリーニング時に高 TG 血症を伴わない場合は LDL-C との差が＋30 mg / dL より小さくなる可能性を念頭に置いてリスクを評価する.

（資料：日本動脈硬化学会編「動脈硬化性予防ガイドライン2017年版」より）

(2) 疾病の成因

遊離脂肪酸以外の脂質は，すべて**リポタンパク質**[*3] の成分として存在している．リポタンパク質は，キロミクロン（CM[*4]），超低比重リポタンパク質（VLDL[*5]），低比重リポタンパク質（LDL[*6]）および高比重リポタンパク質（HDL[*7]）に大きく分類され，各々のリポタンパク質の脂質組成は異なっている．また，各リポタンパク質の機能も異なることから，血中脂質の増加をリポタンパク質の増加とする方が脂質代謝を考える上で都合がよい（**表4-8**）.

表4-8　脂質異常症の分類と増加するリポタンパク質[*8]

脂質異常症タイプ	増加するリポタンパク質	LDL-C ≧ 140	TG ≧ 150	HDL-C ≦ 40	アポタンパク質[*9]の変化
Ⅰ 型	CM		+		アポ C- Ⅲ 増加
Ⅱa 型	LDL	+			アポ B 増加
Ⅱb 型	VLDL+LDL	+	+	±	アポ B, C- Ⅲ 増加
Ⅲ 型	β -VLDL[*10]	+	+	±	アポ E 欠損または増加
Ⅳ 型	VLDL	±	+	+	アポ C- Ⅱ，Ⅲ，E 増加
Ⅴ 型	CM+VLDL	±	+	+	アポ C- Ⅲ 増加

*1　10時間以上の絶食を「空腹時」とする．ただし水やお茶などカロリーのない水分の摂取は可とする.

*2　栄養スクリーニングで境界域 高 ID-C 血症，境界域 non-HDL-C 血症を示した場合は，高リスク病態が無いか検討し，治療の必要性を考慮する.

*3　リポタンパク質
脂質とタンパク質の複合体．中心にコレステロールエステルやトリグリセリドが存在し，その表面を遊離コレステロールやリン脂質，タンパク質（アポタンパク質という）が取り囲み，水に不溶な脂質を運搬する.

*4　CM
（Chylomicron.）
*5　VLDL
（Very Low Density Lipoprotein.）
*6　LDL
（Low Density Lipoprotein.）
*7　HDL
（High Density Lipoprotein.）

*8　資料：Fredrickson DS, Lees RS (March 1965). "A system for phenotyping hyperlipoproteinemia" (PDF). Circulation. 31 (3): 321-7.

*9　リポタンパク質を構成するタンパク質成分．リポタンパク質の構造を維持するのみでなく，組織細胞に存在するリポタンパク質の受容体と結合し，リポタンパク質の代謝を促進する酵素を活性化する働きももっている.

*10　β -VLDL
通常の血液中には認められない特殊なリポタンパク質で，コレステロール，トリグリセリドの両方とも高値である．電気泳動法では broad β リポタンパク質という.

*1　FH
（familial
　hypercholesterolemia）

*2　ヘテロ接合体
　日本では約30万人（約500名
に１人）の患者がいると推定され
ている．本疾患の成因を解明した
のは米国の Goldstein と Brown
で，1985年ノーベル医学生理学
賞を受賞した．

　この中で**家族性高コレステロール血症（FH）**[*1]**は高 LDL-C 血症，早発性冠動脈疾患，腱・皮膚結節性黄色腫**の３つの症状を特徴とし，LDL 受容体やその関連遺伝子の異常によって発症する常染色体優性遺伝子疾患で，単遺伝子異常疾患の代表である[*2]．

(3) 疾病の症状および病態

　LDL-C，HDL-C や TG が異常値を持続した場合，動脈硬化を生じることが多い．特に，LDL-C は肝臓から末梢組織へ，逆に HDL-C は末梢から肝臓へコレステロールを運搬することから，前者の血中濃度が高くなり，後者の濃度が低くなると動脈硬化を発症しやすい．したがって，LDL-C を「悪玉」，HDL-C を「善玉」ということがある．

(4) 脂質異常症の症例

患者プロフィール		
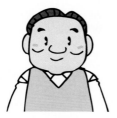 64歳　男性 身長：165 cm 体重：68 kg	● 無職，４年前会社退職，母親，妻と３人暮らし． ● 好きな囲碁クラブへ通う． ● 会社勤務時代は出張が多く，接待での酒量は多かった． ● 当時の体重は 72 kg で恰幅がよく商談を成立するには最適と自慢の体格だと思っていた． ● 喫煙歴：50歳まで30本／日，50歳より禁煙．	

患者の病歴と家族歴

● 会社勤務時代は健康診断で高血圧（160／90 mmHg）を指摘された．
● その他に異常なく降圧剤を服用していたが，退職後は通院を中断した．
● 朝の町内会の掃除に参加した後，自宅で胸痛に襲われ，しばらくして治まったが，妻にすすめられ大学病院を受診し，検査入院となった．
● 父親は脳梗塞で死亡，母親（85歳）は骨粗しょう症で歩行困難であり，介護要支援でデイサービス[*3]を受けている．

*3　デイサービス：介護保険制度を利用する施設に行き，会話，音楽，運動，入浴，食事などのサービスを受けること．

食事習慣

朝　食：パン１枚（バター付き）コーヒー１杯（砂糖，ミルクなし）．
昼　食：コンビニ弁当，缶コーヒー．
夕　食：缶ビール 500 mL／日，揚げ物，餃子など脂っこい物が多い．ご飯と漬け物．
夜　食：風呂上がりにみかん，すいかが好物．なければオレンジジュース，アイスクリーム．

検査結果とその評価							
Hb	13.0	LDL-C	160	TC	250	尿糖	(−)
TP	7.6	AST	16	TG	280	尿タンパク	(−)
Alb	4.7	ALT	13	HDL-C	34	血圧	170/100
FBS	105	γ-GTP	14				

運動負荷心電図 [*1]

〈安静時〉	〈最高負荷時〉	〈回復時〉	〈負荷終了〉
BASELINE EXERCISE 00：00 HR：73bpm BP：158/103	PEAX EXERCISE PEAK EX 06：50 HR：118bpm	MAX ST RECOVERY 01：33 HR：98bpm BP：157/91	TEST END RECOVERY 08：32 HR：81bpm BP：163/91

Lead [*2] ST Slope

Lead	〈安静時〉	〈最高負荷時〉	〈回復時〉	〈負荷終了〉
V1	0.9 / 0.1	2.1 / 0.6	1.5 / 0.4	1.0 / 0.1
I1	0.3 / 0.1	−2.6 / −0.5	−2.6 / −0.9	−1.1 / −1.0
V5	0.1 / 0.3	−3.2 / −0.3	−3.2 / −1.0	−1.6 / −1.0
aVF	0.2 / 0.0	−2.2 / −0.2	−2.4 / −0.8	−0.8 / −0.8
V4	0.1 / 0.4	−2.9 / −0.4	−3.6 / −1.0	−2.5 / −2.0
V6	0.3 / 0.2	−2.4 / −1.1	−2.4 / −0.5	−1.0 / −0.6

*1　HR：心拍数, BP：血圧, bpm：脈拍数 / 分

*2　Lead：心電図誘導, ST：ST レベル (mm), 低下は−で表す. Slope：ST 傾斜.

- 心電図　安静時心電図は正常.
- トレッドミル運動負荷試験*1 で Bruce プロトコール第2ステージ後半になると胸部不快感とともに広範な虚血性所見（ST 低下）出現.
- 安静時心電図に虚血所見はないが, 運動負荷により胸部症状が誘発され, Ⅱ, aVF, V4 ～ V6 に著明な ST 低下を認めた. 運動終了後の回復期の長期にわたって虚血性心電図変化が持続した.
- 冠動脈有意狭窄を示唆した.
- 冠動脈リスクファクターのうち喫煙, 高血圧, 脂質異常（LDL-C 高値, HDL-C 低値）があり, 典型的な労作性狭心症の症状と心電図変化があるため, 心筋梗塞への進展を防ぐため迅速な確定診断とそれに基づく治療が必要である.

（5）冠動脈疾患を合併する脂質異常症の診断と治療

① 冠動脈造影所見および経皮的冠動脈形成術（PCI*2）

　冠動脈造影を行うと左前下行枝近位部に 90 % の有意狭窄あり, ニトログリセリン静注後も狭窄は不変であった. 同部位のバルーンによる拡張とともに薬剤溶出型ステント*3 留置術を行った（図 4-9）. 再狭窄予防に直ちに抗血小板薬投与が開始された. 経過は順調で狭心症は消失した.

＊1　トレッドミル運動負荷試験
　胸に心電図を, 腕に血圧計を取りつけた状態で, 回転するベルトの上を歩き続けて検査する. Bruce プロトコールでは3分ごとのステージにおいて回転速度と傾斜を増加させる. 各ステージの速度と傾斜は,
【ステージ1】2.7 km /h 10.0 %,
【ステージ2】4.0 km /h 12.0 %,
【ステージ3】5.5 km /h 14.0 %,
【ステージ4】6.8 km /h 16.0 %と続く.
【ステージ3】が完了できれば心肺機能は良好である.

＊2　PCI
　（percutaneous coronary intervention）

＊3　風船（バルーン）による PTCA ではその後の再狭窄率が高く（3ヶ月後に30～40 %）, ステント導入により完全が期待されたが, 再狭窄率の低下は起こらなかった. 再狭窄予防のための薬剤を局所に溶出する薬剤溶出型ステント開発により再狭窄率は著しく低下した.

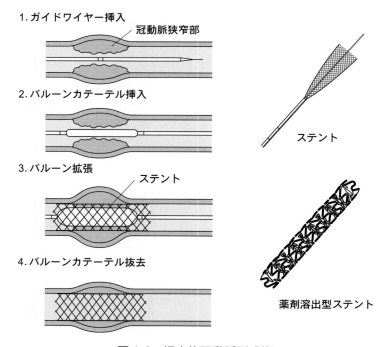

1. ガイドワイヤー挿入
冠動脈狭窄部
2. バルーンカテーテル挿入
3. バルーン拡張
ステント
4. バルーンカテーテル抜去

ステント

薬剤溶出型ステント

図 4-9　経皮的冠動脈形成術

② 食事療法

- 生活活動量に見合ったエネルギー量を摂取し，夕食に偏ったエネルギー配分をしない．

- 肥満をともなう場合はエネルギー量を制限し，BMI＝22.0 kg /m² を目標とする．

- 食事バランスは P：F：C＝15〜20：20〜30：50〜60 が望ましい．

- 血清総コレステロール値は Ancel Keys の公式に従うことを念頭に脂質の選択を行う．

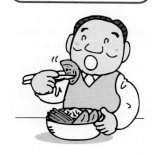

Ancel Keys の公式

Keys 公式：$\Delta y = 1.35 (2 \Delta S - \Delta P) + 1.5 \Delta Z$

Δy：血清コレステロール値の変化 mg /dL

ΔP, ΔS：PUFA（多価不飽和脂肪酸）および
SFA（飽和脂肪酸）の摂取変化を％カロリー摂取率で表す．

$\Delta Z = x2^{0.5} - x1^{0.5}$

x1（変化前の食事コレステロール量），x2（変化後の食事コレステロール量）
：食事コレステロールを mg /1,000 kcal エネルギー摂取で示す．

- 基本的に飽和脂肪酸とコレステロールの食事摂取を控え，多価（単）不飽和脂肪酸の摂取を増やす．魚類の n-3 系脂肪酸を十分に摂り入れ，n-6 /n-3 が 4 以下を目安とする．ただし，魚油は酸化が進みやすいため，新鮮な食材を摂取するとともに，抗酸化食品*1 を積極的に摂取する．

- リノール酸は n-6 系脂肪酸であり，体内で代謝されて血栓形成を促進するエイコサノイドを産生するのでとりすぎに注意する．

- 食品から摂取するコレステロールを 300 mg / 日以下にする．

③ 運動療法

運動療法を行う前にその安全性を担保するため，PCI 後の安定期に運動負荷心電図検査が必要である．症状・心電図に虚血性変化がないことと，不整脈が出現しないことを確認する．

- 適度な有酸素運動（最大酸素摂取量の 50〜60 ％強度）は，結果として HDL-C を増加させる．

- 運動不足は筋細胞を萎縮させ，LDL-C の利用を低下させる．その結果，血液中の LDL-C が高く維持され，動脈硬化が進展する．

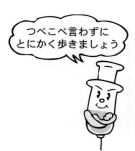

つべこべ言わずにとにかく歩きましょう

*1　抗酸化食品
　ストレスや紫外線，喫煙などの要因によって体内に活性酸素が増加して，動脈硬化・老化が進む．一方，野菜や果物などの食品には，この活性酸素を消去する抗酸化機能を持った多数の抗酸化物質が含まれており，健康の維持・増進に役立つ．抗酸化ビタミンとしてビタミン C やビタミン E があり，他の抗酸化物質としてポリフェノール（カテキン，アントシアニン，イソフラボン），カロテノイド（リコピン，β カロテン）などがあり，これらを多く含む食品を抗酸化食品という．

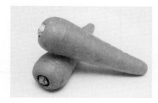

β カロテン

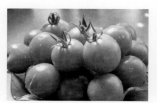

リコピン

*1　HMG-CoA 還元酵素
（Hydroxymethyl glutaryl-CoA：HMG-CoA）を還元してメバロン酸を合成する酵素で、コレステロール合成の律速酵素.

*2　資料：Zhong VW, et al. Associations of Dietary Cholesterol or Egg Consumption With Incident Cardiovascular Disease and Mortality. JAMA. 2019 Mar 19;321 (11):1081-1095.; Eckel RH. Reconsidering the Importance of the Association of Egg Consumption and Dietary Cholesterol With Cardiovascular Disease Risk. JAMA. 2019 Mar 19;321 (11):1055-1056.

④　薬物療法

　冠動脈疾患の一次予防、二次予防の目的で脂質異常症を治療するときは食事療法を実施し、改善がみられない場合は薬剤を用いるが、本症例のように有意な冠動脈狭窄があり、PCI が実施された場合は三次予防のため当初から薬物療法を行う。そのため食事療法は同時進行が望ましい。

a）抗血小板療法

　ステント血栓予防目的でアスピリンとチエノピリジン系抗血小板薬による治療を直ちに開始する。

b）LDL-C 低下治療

　コレステロール合成を抑制する **HMG-CoA 還元酵素**[*1] 阻害薬：プラバスタチンナトリウム、シンバスタチン、プロブコールなどを使用する。

コラム　食事性コレステロール摂取量について

　無責任な週刊誌はともかく、米国政府が発表した『米国食事ガイドライン 2015 年初期発表版 (The 2015 Dietary Guidelines for Americans)』では、それまでのガイドラインに示されていたコレステロール摂取上限を1日300 mg までとしていた基準を撤廃した。これに盲従した形で発表された日本人の食事摂取基準（2015 年版）でもコレステロール摂取目標値の算定を控えた。しかし米国食事ガイドライン 2015～2020 年最新版ではコレステロール摂取はやはり制限すべきと説いていて、情報が錯綜している。ごく最近報告された米国の大規模疫学研究の結果によるとやはり食事性コレステロール、特に鶏卵摂取が増加すると心血管死および総死亡が増加することを明確に示している[*2]。米国の食事ガイドライン作成に参加していた雑誌の編集者が同ガイドラインの訂正の必要性を述べている。

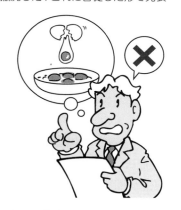

脂質異常症に関連する Question

①　脂質異常症の分類について、それぞれ特徴を説明しなさい。

②　症例に掲げた男性（64 歳、身長 165 cm）の食習慣からどのような食事内容であったか、その特徴を考えなさい。

③　症例に掲げた男性（64 歳、身長 165 cm）の食事療法を行うに当たっての適正エネルギー量を算出しなさい。

④　n-6 系、n-3 系の脂肪酸は何か、その名称と特徴を説明しなさい。

4）高尿酸血症・痛風

（1）疾病の解説

　痛風は，血液中に増加した尿酸が関節に蓄積する疾患である．40〜50歳代に多く，男性に圧倒的に多い（男性：女性＝95：5）．女性では閉経後に増加する．

（2）疾病の成因

　尿酸は，アデニン，グアニンなどの**プリン体**[*1]が主に肝臓で異化されて生じる最終産物で，腎臓または消化管から排泄される．したがって，肝臓における尿酸産生の亢進あるいは腎臓から尿酸排泄の減少があると血中尿酸濃度は上昇する．

　一方，プリン体は核酸の構成成分で，獣肉やビールなどの醸造酒に多く含まれる（外因性）ため，これらを多量に摂取するとプリン体過剰が生じる．また，生体内で前駆物質（グリシンなど）からの合成や細胞の崩壊（内因性）によっても過剰が生じる（**図4-10**）．非飲酒者で高尿酸血症の場合はプリン体含有が多い食品を極力控える．飲酒により腎臓からの尿酸排泄は阻害されることから飲酒による尿酸値上昇の影響は食物のプリン体由来のものより遙かに大きい．

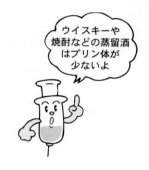

ウイスキーや焼酎などの蒸留酒はプリン体が少ないよ

*1 プリン体
　プリン骨格をもつ核酸，ヌクレオシド，ヌクレオチド，塩基の総称である．鰹節に含まれるイノシン酸や椎茸のグアニル酸がよく知られている．

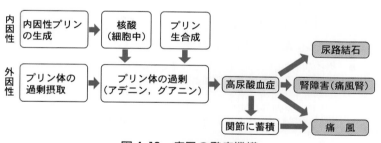

図4-10　痛風の発症機構

（3）疾病の症状および病態

　尿酸は水に溶けにくく血中飽和濃度は約7 mg/dLとされ，尿酸値がこれ以上になると**高尿酸血症**という．高尿酸血症が長期に続くと関節中で尿酸が結晶化し，これを白血球が貪食することにより激烈な関節炎が生じる．これを痛風発作という．発作は，夜間に突然起こることが多く，片側性の第一中足趾節関節（足の親指の付け根）にもっとも多く，足背部，足関節や膝関節にも生じる．また，高尿酸血症が持続すると**痛風結節**[*2]や尿路結石，腎障害（痛風腎）などを引き起こす．

*2 痛風結節
　痛風発作後も高尿酸血症に対する有効な治療を行わないで長期間放置すると，関節や軟骨の周辺，腱や皮下組織などに沈着し，コブ状の隆起をつくる．これを痛風結節といい，発作を何度も起こした足の親指や耳介，肘や膝の伸側などによくみられる．尿酸塩結晶を中心に形成された肉芽組織である．

（4）痛風の症例

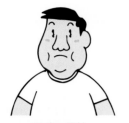

65 歳　男性
身長：172 ㎝
体重：77 kg

患者プロフィール・病歴・家族歴

- BMI＝26.0 kg /m² (肥満１度，下の表を参照)
- 無職，盆栽が趣味で 200 鉢の手入れで１日が過ぎてしまう.
- 妻と子どもの４人暮らし.

- ５年前から高尿酸血症を指摘される.
- 特に自覚症状がなく，医師から飲酒を控えるよう指摘されていたが守られていなかった.
- 最近起床時に左足の親指付け根に激痛が走り歩行困難となったため大学病院を受診した.
- 父親も酒好きで毎晩１升空けてしまう酒豪であったが 70 歳で脳梗塞，右半身マヒで車いす生活を余儀なくされている.

食事習慣

朝　食：妻とともに食事，和食
昼　食：うどん，寿司など簡単な物で済ませる.
夕　食：ビール大ビン２〜３本／日．好き嫌いが多く酒の肴としてピーナッツ，肉料理が多く，野菜はめったに手をつけない．最後に漬け物とごはん１杯.
間　食：お茶１杯のみ，好きなビールがまずくなると言い，15 時以降は水分も控えめ.

生活リズム

起床時間：5:00
夕食時間：18:00
就寝時間：22:00
日　　課：犬の散歩後朝食，盆栽の手入れは午前午後で５時間は費やす.
その他：友人宅へ盆栽談義，週２日は車で外出する.

運動習慣

- 朝は早起きして犬の散歩に 30 分出かけるが，それ以外は自宅にいることが多い.

検査結果とその評価

UA	9.0	ALT	12
TG	186	γ -GTP	132
TC	242	BUN[*1]	21.7
HDL-C	35	Cr	1.29
LDL-C	180	血 圧	124/80
AST	18		

- 男性の血清尿酸値は女性よりも高く，基準値は 3.0〜7.0 mg /dL である.
- 患者の尿酸値が 9.0 mg /dL と高値であること，左第一中足趾節関節に激痛があることなどから痛風と診断された.

＊１　BUN　腎機能障害の指標として利用されるほか，嘔吐，下痢，脱水時などにも利用される．利尿薬使用時は，BUN の上昇に注意する.

【参　考】新しい肥満分類

BMI	判　定
18.5 以下	低体重
18.5〜25 未満	普通体重
25〜30 未満	肥満（１度）
30〜35 未満	肥満（２度）
35〜40 未満＊	肥満（３度）
40 以上＊	肥満（４度）

＊ BMI 35 以上を「高度肥満」と定義
（資料：一般社団法人 日本肥満学会 HP より）

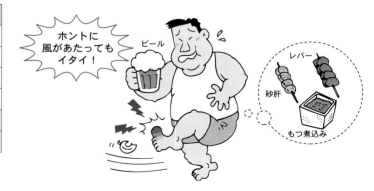

(5) 疾病の治療法

① 食事療法

● プリン体を多く含む食品（**表 4-9**）は避ける[*1].

表 4-9 プリン体を多く含む食品（mg /100 g）

牛レバー	101.8	枝豆	53.2
豚肉ひれ	52.5	えのきだけ	24.5
鶏肉ささみ	67.1	ビール	4.5
かつお	90.3	日本酒	16.5
まぐろ	67.2	赤ワイン	12.0
大正えび	112.3		

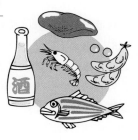

*1 以前はプリン体含有量の高い食品を制限する食事療法が勧められたが，プリン体のほとんどは体内で合成されるので，最近はそれほど厳密なプリン制限食は行われなくなった．むしろ高尿酸血症に対しては，薬物療法が主流である．

● アルコールは腎臓での尿酸排泄を阻害し，血中尿酸値を増加させるため控える．

● 尿酸排泄を促すよう水分を十分摂り，尿量 2,000 mL 以上を目安とする．

● エネルギー過剰摂取に注意して，標準体重を維持する．

② 運動療法

● 有酸素運動は推奨されるが，激しい運動（無酸素運動）は禁止する[*2].

③ 薬物療法

● 痛風性関節炎発作時：前兆期，初期にはコルヒチンが使用される．疼痛に対して非ステロイド性消炎薬（ボルタレンなど）を使用する．

● 間欠期の高尿酸血症
  尿酸排泄促進薬：ベンズブロマロンなど．
  尿酸産生阻害薬：アロプリノールなど．

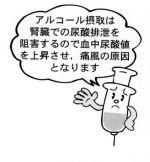

アルコール摂取は腎臓での尿酸排泄を阻害するので血中尿酸値を上昇させ，痛風の原因となります

*2 激しい無酸素運動は，血液中の尿酸，乳酸を上昇させ，さらに血液を酸性に傾け，尿酸を結晶化しやすくするためである．一方，有酸素運動では尿酸，乳酸は上昇しない．

高尿酸血症・痛風に関連する Question

① 痛風の発症機序について説明しなさい．

② 症例に掲げた男性の食習慣から疾病との関りを説明しなさい．

③ 無酸素運動が禁止される理由を述べなさい．

4.3　消化器疾患の栄養アセスメントと栄養ケア

１）胃食道逆流症（GERD）

（1）疾病の解説

　食道内に胃酸が逆流することは健常者でもみられるが，過剰になると胸やけやゲップなどの自覚症状，あるいは食道上皮粘膜に炎症を引き起こしてくる（逆流性食道炎）．逆流性食道炎の有無に関わらず，胃酸など胃の内容物が食道内に逆流することにより引き起こされる症状があれば**胃食道逆流症**という．

（2）疾病の要因

　食道と胃の境界部には下部食道括約筋（機構）があり，この働きにより食事摂食時以外は食道下部がしまることで胃の内容物が食道に逆流しない．健常者では，食事摂取時に嚥下運動とともに一過性に下部食道括約筋が弛緩して食べ物が胃の中に入るが，胃食道逆流症患者では下部食道括約筋のしまりが悪くなっているうえに，胃の伸展刺激や胃からの排泄遅延が加わることで，一過性の下部食道括約筋弛緩の頻度が多くなり，胃内容物の食道への逆流頻度が高くなり，様々な症状が出現する．

（3）疾病の症状および病態

　胸やけは最も一般的な症状であるが，軽い胸部不快感から心筋梗塞と間違えるような強い胸痛まである．嚥下困難，悪心・嘔吐などが見られる．

　これ以外にも症状は多彩で，喘息様症状，咽頭痛，嗄声，耳痛など，消化器症状とは考えにくい症状を訴えることも珍しくない（**図4-11**）．

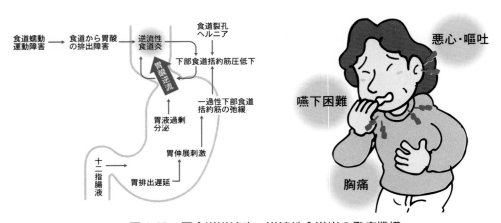

図4-11　胃食道逆流症・逆流性食道炎の発症機構

（4）胃食道逆流症の症例

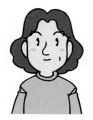

48歳　女性
身長：156 cm
体重：48.5kg

患者プロフィール

- 夫，子供と4人暮らし．
- 高齢の両親が同じ敷地に住んでおり，家族のことは大きなストレスとなっている．
- 製造会社パート勤務．
- たばこは約10本／日（以前は15～20本／日）．
  アルコールは胸痛が出現するまで缶ビール1缶（350 mL）ほど．
  胸やけや胸痛を自覚してからはビールを止めている．
  以前から胃が悪いことを自覚しており市販の胃腸薬を服用していた．ほかに特記することはない．

患者の病歴と家族歴

- 46歳時，胸部不快感と嘔吐があり近医を受診したところ胃炎と診断され内服治療を受けた．
- 47歳時4月頃より胸痛も出現し，食後に悪心，嘔吐することがたびたびあり，酒を控えなければと思うようになったが，家族関係の板挟みになりつい飲んでしまうことが多かった．
- 48歳時3月下旬ころ，就寝後しばらくしてから強い胸痛があり，咽頭痛，嗄声，耳痛もあったため救急搬送にて病院救急部を受診した．内視鏡所見では食道下部から胃の上部にかけて白っぽく変色し，進行した潰瘍やびらんがみられた．
- 父は胃潰瘍，母は高血圧症である．

食事習慣

朝食：食パン1枚（6枚切り）とジャム，卵1個の料理，果物少々，
　　　紅茶1杯（砂糖3 g）．
昼食：社員食堂で定食，魚＞肉，煮物，和え物などを選んで食べていたが，最近は麺類にしている．
夕食：ご飯は茶碗1杯，味噌汁1杯，豆腐や卵が多く，焼き魚や煮魚も多い．野菜は葉物が多く生野菜はあまり食べない．
　　　ビール350 mL缶1本，肴は豆腐や焼き魚をつまむ．
間食：休憩時間にクッキー・ビスケットと缶コーヒー（微糖，ミルク入り）を摂っている．

生活リズム

起床時間：6:00
勤務時間：9:15～16:00
帰宅時間：16:30
夕食時間：18:00～19:00
就寝時間：24:00

運動習慣

- 帰宅後，散歩20分×3日／週

検査結果とその評価

WBC	10200	ALT	11
RBC	4.30	γ-GTP	18
Hb	11.2	CRP	2.3
TP	6.8	TC	185
Alb	3.7	TG	67
AST	13	AMY	64

- ストレス：5年ほど前に実家に戻り両親の面倒をみることになった．兄弟は兄と妹であるが，兄は遠隔地に赴任しており，妹も転勤が多く親の面倒がみられないことから，責任を負ったことがかなりの負担となっている．
- 食事内容：もともと胃弱であり食が細く脂っこい料理や食品は避けているが，気を紛らわすための飲酒が習慣的になってしまったことをいつも気に病んでいる．
- 嗜好：現在たばこは1日10本（以前は15～20本），アルコールはビール350 mLを1缶．
- 薬物：市販の胃腸薬を常用．

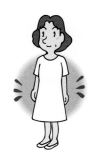

(5) 疾病の治療法

　胸やけの頻度が多い人は１度の食事で食べ過ぎないこと．大食すれば胃酸も大量分泌されるので，暴飲暴食は避け腹８分目を目安とする．特に脂肪含量の多い食品や揚げ物は胃の負担が増すので避けるとともに甘みや酸味の強い食品，炭酸飲料，過度の香辛料は控えるとともに，たばこは胃酸の分泌を増やすため禁煙する．食べた後すぐに横にならないで，しばらくは座位で過ごす．また，就寝した後に症状が強くなる場合には上体を高くしておく．ベルト，帯，ガードルなど腹部を締めつけると腹圧が上昇するので服装にも注意する．また，前かがみの体勢や作業は胃液の食道への逆流を起こしやすいので，できるだけ避ける．

① 食事療法

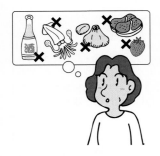

- 繊維の多い難消化性の食品や脂っこいものを避け，豆腐，白身魚，ささ身，粥，雑炊，バナナ，リンゴなど胃に優しい食品を選ぶ．
- 脂肪の多い食品や調理法は，胃での停滞時間が長くなり，排出するまでに時間を必要とするので控える．
- 胃酸分泌をうながすアルコール，コーヒー，香辛料，酸味の強いものなどの摂りすぎに注意する．消化の悪い魚介類（いか，たこや貝類，塩漬けの魚），繊維の多い野菜（たけのこ，セロリ，ごぼう），刺激の多い野菜（タマネギ，にら，にんにく），果物（レモン，みかん，イチゴ，梨），刺激の強い香辛料，脂肪分の多い肉（ベーコン，牛，ブタの脂肉）は控える．
- 標準体重１kg当たりの必要エネルギー量は25～30kcalとする．この症例はBMI=19.9 kg/m^2とやせ型で標準体重53.5kgであるが，短期間での体重増加は困難であることから現在の体重を維持することを前提にしてエネルギー量は1,450 kcal（30 kcal/kg通常時体重）で現体重を維持し，その後症状の改善を観ながら1,600 kcal（標準体重あたり30 kcal/日）と増量する．
- エネルギー比率は，P：F：C＝15～20：20～30：50～60とするが，本症例ではタンパク質は標準体重当たり1.0～1.2gとする．

② 心身医学療法

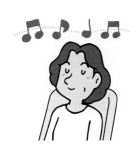

- 心身の安静を保つため，物事を突き詰めて考えないようにする．
- 音楽やアロマテラピーなどリラックスできるよう配慮する．
- 適度な運動により気分転換を図る．

③ 薬物療法

- 基本は酸分泌抑制剤を用いる．酸分泌抑制剤は**プロトンポンプ阻害剤**[*1]が最も効果的であるが，ヒスタミン H_2 受容体拮抗薬（H_2

＊1　プロトンポンプ阻害剤
　胃粘膜壁細胞の段階で胃酸の分泌をブロックする．極めて強力な酸分泌抑制作用を有しており，胸やけなどの症状が解消する．

ブロッカー）も用いられる.

● 食道や胃の運動を調節する消化管運動賦括剤を酸分泌抑制剤と併せて用いる.

胃食道逆流症に関連する Question

① 胃食道逆流症の症状について説明しなさい.
② 胃食道逆流症の食事療法について説明しなさい.

２）炎症性腸疾患（クローン病、潰瘍性大腸炎）

（1）疾病の解説

クローン病[*1]や**潰瘍性大腸炎**は若年者に好発する原因不明，難治性の**炎症性腸疾患**（**IBD**[*2]）である．炎症性腸疾患の中には，細菌やウイルスによる**感染性腸炎**，薬剤性腸炎や虚血性腸炎など原因の明らかなものがあり**特異性腸炎**と呼ぶのに対し，クローン病と潰瘍性大腸炎は原因が明らかでないため**非特異性腸炎**と呼んでいる．原因が明らかでない腸炎の代表が潰瘍性大腸炎とクローン病で，一般には，この２つの疾患を炎症性腸疾患と呼んでいる．

（2）疾病の要因

成因は不明であるが，いずれの疾患も遺伝因子と環境因子が絡み合って，異常な免疫反応を引き起こしていると考えられている．両者は症状もよく似ているが，相違も少なくない（**図4-12**）.

*1 クローン病は喫煙者がタバコを中止して発症することがあり，ニコチン酸と因果関係があるとされている.

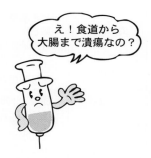

*2 IBD
(Inflammatory Bowel Disease)

┌─────────────────────────────────┐
│ **潰瘍性大腸炎** │
│ 主症状 ：粘血便（下血），腹痛，発熱，下痢 │
│ 発症部位：大腸にびらんと潰瘍 │
└─────────────────────────────────┘

原因不明の炎症性腸疾患

┌─────────────────────────────────┐
│ **クローン病** │
│ 主症状 ：下痢，腹痛，発熱，体重減少 │
│ 　　　　　肛門病変（痔瘻など） │
│ 発症部位：口腔，食道，胃，小腸，大腸などの │
│ 　　　　　すべての消化管粘膜にびらんと潰瘍 │
└─────────────────────────────────┘

図4-12　クローン病と潰瘍性大腸炎の鑑別

（3）疾病の症状および病態

　クローン病は，10歳代後半から20歳代にかけて好発しており，病変の好発部位は回腸末端から右側結腸に集中している．肉眼所見では縦走潰瘍，敷石状，非連続性の病変が認められる．炎症は消化管壁全層に及び肉芽腫がみられ，腹痛，下痢，発熱，体重減少がみられ，腸管を安静に保つ栄養療法が主体となる．一方，潰瘍性大腸炎は，20歳代に好発し，病変は大腸のみに限定される．症状は，粘血便，腹痛，発熱がみられるが、肛門病変や瘻孔形成はみられない．薬物療法が主体である（**表4-10**）．

表4-10　クローン病と潰瘍性大腸炎の症状と病態

	クローン病	潰瘍性大腸炎
好発年齢	・10歳代後半〜20歳代	・20歳代に好発 ・50〜70歳にも小さなピーク
病変の分布	・好発部位は回腸末端．回盲部〜右側結腸 ・ただし，すべての消化管に発症	・直腸から連続して上部腸管（口側）へ進展 ・大腸のみに発症
肉眼所見	・縦走潰瘍 ・敷石状（cobblestone appearance） ・非連続性病変（skip lesion）	・鉛管状（lead pipe） ・ハウストラの消失 ・連続性病変
病理所見	・炎症は消化管壁全層におよぶ ・肉芽腫がみられる	・炎症は粘膜と粘膜下層に限局
臨床症状	・腹痛，下痢，発熱，体重減少など	・血性下痢（粘血便），腹痛，発熱
その他	・肛門病変（痔瘻，肛門周囲膿瘍など）が多い ・瘻孔形成（腸管膀胱瘻，腸管皮膚瘻など）がみられる ・消化管以外の合併症（皮膚病変，関節病変など）をきたす	・肛門病変は少ない ・瘻孔形成はない ・消化管以外の合併症（皮膚病変，眼病変，関節病変など）をきたす
治療	・栄養療法（成分栄養剤）が主体	・薬物療法が主体

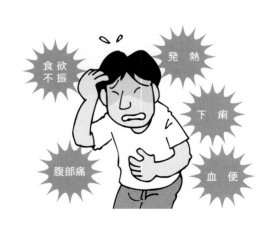

（4）クローン病の症例

	患者プロフィール
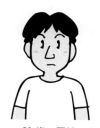　21歳　男性 身長：170 cm 体重：65 kg	● 学生で単身アパート生活. ● 両親と兄は大阪在住. ● 飲酒は友人と飲む機会があるときのみ. ● たばこは吸わない.

患者の病歴と家族歴

● 18歳時，大学病院にて痔瘻[*1]の手術を行い，市立病院にて外来フォロー中であった.
● 21歳1月頃より血便が2〜3回/週あり，発熱，下痢もあったため市立病院にて検査したところ，痔瘻と肛門周囲膿瘍を指摘された.
● 大腸内視鏡検査を行った結果，クローン病と診断された.　その後，右下腹部痛，体重減少，食欲不振があり，クローン病の精査加療のため大学病院に入院した.
● 家族歴については特になし.

[*1] 直腸粘膜，肛門管，または肛門周囲皮膚に瘻孔[*2]を有する疾患.
[*2] 組織深部の潰瘍形成が原因で連続性に皮膚の表面に通じている穴をいう.

食事習慣 / 生活リズム

食事習慣	生活リズム
朝食：菓子パンとコーヒー（フレッシュミルク5 mL）マグカップ1杯. 昼食：学食でご飯茶碗軽く1杯，肉や魚を揚げた物，味噌汁1杯，野菜はあまり食べない.　また，カレーライスやラーメンライスなどお腹一杯食べていた. 夕食：学食にてご飯茶碗軽く1杯，肉＞魚が多く，たいていは焼き肉か牛丼，カツ丼などを選んでいた.　また，時にはコンビニで焼き肉弁当や唐揚げ弁当を買っていた. 間食：空腹を感じたときに菓子パンと缶コーヒーを摂っている.	起床時間：8:00〜10:00（不定期） 学業時間：9:00〜18:10の間 　　　　　曜日によって異なる. 帰宅時間：23:30〜24:00の間 　　　　　バイトのないときは18:30 夕食時間：18:00〜22:30（不定期） 就寝時間：24:00〜2:00の間

運動習慣

● 特にない

検査結果とその評価

WBC	13500	BUN	14
RBC	3.68	Cr	0.83
Hb	9.8	TC	87
AMY	117	TG	68
TP	6.8	Na	142
Alb	3.2	K	4.0
AST	11	Cl	107
ALT	9		

● 内視鏡検査にて回腸（ileum）末端から右側結腸（colon）まで敷石状の潰瘍が非連続性病変として認められた.
● 炎症は，消化管壁全層に及んでいる.
● 小腸大腸型，中等症と診断される.　入院時より炎症を抑えるため5-アミノサリチル酸製剤[*3]治療を開始し経過観察する.
● 鉄欠乏性貧血に対しては鉄製剤を注射した.
● 治療により徐々に便回数は減り，腹痛（abdominal pain）も軽快した.

[*3] 5-アミノサリチル酸製剤　炎症性細胞から放出される活性酸素や炎症反応などに関わるロイコトリエンの生成を抑制し，炎症性腸疾患の諸症状を改善する.

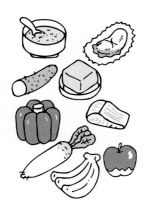

(5) 疾病の治療法

　根治することはなく，緩解と再燃を繰り返す．活動期には静脈栄養または経腸栄養（成分栄養剤）が主体となる．腸管の安静を維持しながら十分な栄養素の摂取を行う．経腸栄養や静脈栄養により腸管内の創傷の治癒を図るが，経口的に食事を開始すると再燃することが多い．成分栄養剤と経口摂取する食事の量，質など患者個々に応じた配慮が欠かせない．

① 食事療法

- 標準体重１kg 当たりの必要エネルギー量は 30〜35 kcal とする．
- 食事は腸管の創傷部位を刺激しないよう低残渣の消化しやすいもの[*1]とし，１日の脂質は 20 g までとする．
- 脂質は魚貝類の n-3 系多価不飽和脂肪酸を主にし，獣肉，牛乳など動物性脂肪は極力避ける．
- 症状により，成分栄養剤と食事の摂取比率を３：０から２：１にまで徐々に増やしていく．

> 本症例の１食の栄養量の算出は，
> エネルギー量は標準体重
> 63.6 kg×30〜35 kcal＝1,908〜2,226 kcal /4×1.5[*2]
> （朝：昼：夕＝1：1.5：1.5）＝716〜835 kcal の範囲で設定する．

- 食物繊維は水溶性のペクチンとし，不溶性のものは避ける．
- 刺激の強い酸味，辛味，食塩など味の濃いものは避ける．
- 規則正しい食事時間を設定し習慣づけることにより，創傷部の安静を保つ．

② 薬物療法

　腸管の炎症を抑えるため，5-アミノサリチル酸製剤であるサラゾスルファピリジン（サラゾピリン）やメサラジン（ペンタサ）を使う．副腎皮質ステロイド薬（プレドニゾロン），あるいは免疫抑制剤，最近では抗 TNF-α 抗体（レミケード）が用いられる．

*1　低残渣の消化しやすいもの

　お粥，くず湯，くたくたに煮たうどん，じゃがいも，長いも，半熟卵，卵豆腐，白身魚，牡蠣，はんぺん，ヒレ肉，鶏ささみ，カブ，大根，キャベツ，かぼちゃ，にんじん，りんご，バナナなど．

*2　１日の栄養素量の配分

　朝：昼：夜＝1：1.5：1.5

（6）潰瘍性大腸炎の症例

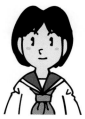

16歳　女性
身長：153 cm
体重：39 kg

患者プロフィール・病歴・家族歴

- 高校1年生．両親と祖母の4人暮らし．
- 16歳時，3月中旬より3〜4回/日は水様便あるいは泥状便があり，微熱と腹痛も同時に出現したため市民病院受診．
- 4月7日より38℃以上の発熱，腹痛，30分ごとの血性下痢便*1を認めたため同病院に入院．
- 潰瘍性大腸炎と診断されたが，重症型であったため4月12日，大学病院に紹介受診，即日入院となった．
- 既往歴は4歳喘息，アトピー性皮膚炎．
- 家族歴については特になし．

＊1　血性下痢便　血液の混じった下痢便．

食事習慣

朝食：食パン6枚切り1枚とトマト，コーヒー（フレッシュミルク5 mL）1杯．
昼食：弁当持参．ご飯茶碗軽く1杯，既製品のおかずで主に肉や魚を揚げた物，レタスとプチトマト，果物．
夕食：ご飯茶碗軽く1杯，肉＞魚が多く，野菜も炒めた物か生野菜が多い．果物は必ず食べる．
間食：スナック菓子やクッキーとパック飲料を摂っている．

生活リズム

起床時間：7:00
学業時間：8:50〜15:30
　　　　　曜日によって異なる．
帰宅時間：16:00〜18:00の間
夕食時間：18:00〜18:30
就寝時間：24:00

運動習慣

- 体育の授業の他特にない．通学は自転車で20分．

検査結果とその評価

WBC	13,500	Fe	12
RBC	3.46	UIBC	216
Hb	9.0	CRP	1.8
TP	5.4	BUN	6
Alb	3.3	Cr	0.82
AST	13	TC	124
ALT	8	TG	73
γ-GTP	10		

- 内視鏡検査にて直腸（Rectum）〜盲腸（Cecum）まで連続性に粘膜変化が認められた．
- 易出血性であり，粘液，膿（pus）が付着，浮腫状の変化が認められた．
- 全大腸炎型，重症と診断される．入院時より炎症を抑えるためアミノサリチル酸製剤，副腎皮質ステロイド薬治療を開始し経過観察する．
- 鉄欠乏性貧血に対しては鉄の注射製剤を用いた．
- 治療により徐々に便回数は激減，腹痛（abdominal pain）も軽快した．

（7）疾病の治療法

　治療の主体は薬物療法である．食事療法は補助的である．

① 食事療法

　クローン病の治療を参照（p.76）のこと．

② 薬物療法

腸管の炎症を抑えるため，5-アミノサリチル酸製剤であるサラゾスルファピリジン（サラゾピリン）やメサラジン（ペンタサ）を使う．副腎皮質ステロイド薬（プレドニゾロン），あるいは免疫抑制剤が用いられる．

その他，重症例には体外循環を用いて血液中から白血球を除去する白血球除去療法が行われることがある．

炎症性腸疾患に関連する Question

① クローン病と潰瘍性大腸炎の違いを説明しなさい．
② クローン病患者に対する栄養療法について説明しなさい．
③ 潰瘍性大腸炎の女性の１日の食事摂取量を算出しなさい．

３）肝硬変（LC）

（1）疾病の解説

*1 LC
(Liver Cirrhosis)

肝硬変（LC*1） は，肝細胞が慢性炎症を繰り返すために繊維化が生じ，びまん性に繊維性の隔壁に囲まれた再生結節（偽小葉）が形成された状態をいう．したがって，肝硬変はさまざまな原因によって生じる肝疾患の終末像といえる．

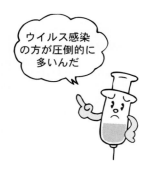

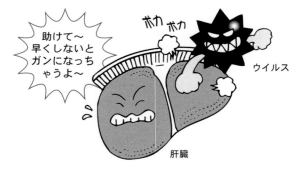

（2）疾病の要因

わが国の肝硬変の成因は，肝炎ウイルスが大半を占める．最近の報告では，C型肝炎ウイルスが約65％，B型肝炎ウイルスが約12％と，成因のほぼ80％は肝炎ウイルスが占め，アルコールは10％程度である．慢性肝炎から20～30年を経て肝硬変に進展する．

(3) 疾病の症状および病態

　肝硬変は，慢性進行性の疾患である．肝機能の悪化にともない，本来の肝機能が十分に発揮できなくなると，腹水，黄疸および肝性脳症といった症状が認められるが，こうした状態を**肝不全**という．一般に，肝硬変はこれらの肝不全症状が認められる**非代償期**と，症状はほとんど認められない**代償期**[*1]に分けられる．

　血液生化学検査では，脾機能亢進にともない末梢血では**汎血球減少**[*2]が見られる．血小板が $10 \times 10^4/mm^3$ 以下となることが多い．また，タンパク合成能は低下しており，血清アルブミン濃度や血液凝固因子（プロトロンビンなど）も低下している．AST（GOT），ALT（GPT）は軽度に上昇していることが多いが診断的価値は小さい．血液生化学検査に加え，腹部超音波検査，CT検査などで肝表面の不整，辺縁鈍化，肝右葉の萎縮，脾腫などが確認されれば肝硬変と診断する．腹水，黄疸，あるいは肝性脳症を認めれば非代償性期である（**図4-13**）．

＊1　代償期
　肝臓は代償機能をもっており，肝臓の一部に障害がおこった場合でも残りの部分がそれを補って働いている．肝硬変になっても，初期には自覚症状もない状態が続いており，この時期を代償性肝硬変という．

＊2　汎血球減少
　血液中の赤血球，白血球，血小板のすべての細胞成分が減少すること．

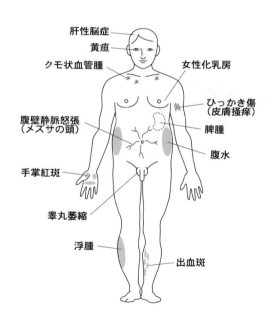

肝細胞機能不全
　1．合成障害
　　① 低アルブミン血症―浮腫，胸水，腹水
　　② 低プロトロンビン血症―出血傾向
　　③ 低コレステロール血症
　2．異化・代謝障害
　　① 高アンモニア血症―肝性脳症
　　② 高エストロゲン血症―クモ状血管腫，
　　　手掌紅斑，女性化乳房
　3．その他
　　① 遺伝子障害―肝細胞ガン
門脈圧亢進
　1．側副血行路―食道静脈瘤，痔静脈瘤，
　　腹壁静脈怒張（メズサの頭）
　2．脾腫―脾臓の機能亢進―血小板減少
　　―出血傾向
　3．腹　水

図4-13　肝硬変の症状

*1 BCAA
　(Branched-Chain Amino Acids)

*2 AAA
　(Aromatic Amino Acid)
　芳香族アミノ酸. チロシン, フェニールアラニン, トリプトファンなど側鎖に芳香環をもつアミノ酸.

低アルブミン血症は腹水の原因となるが, 低アルブミン血症の原因として肝硬変にみられる特徴的な血漿アミノ酸異常が考えられている. 血漿分枝アミノ酸（BCAA*1）の低下, 芳香族アミノ酸（AAA*2）の上昇, その結果としてみられる Fischer 比（BCAA /AAA モル比）の著明な低下である. また, 肝性脳症の代表的な原因には, 血中アンモニア濃度の上昇と Fischer 比の低下が挙げられる（表4-11）.

表4-11　肝硬変の Stage 分類

判定基準 / スコア	1	2	3
脳　症	なし	1〜2	3〜4
腹　水	なし	軽度	中等度
ビリルビン（mg/dL）	＜ 2	2〜3	3 ＜
アルブミン（g/dL）	3.5 ＜	2.8〜3.5	＜ 2.8
プロトロンビン時間（秒延長）	1〜4	4〜6	6 ＜
活性値＊（%）	80 ％＜	50〜80 ％	＜ 50 ％
原発性胆汁性　肝硬変ではビリルビン（mg/dL）	1〜4	4〜10	10 ＜

GradeA：5-6点　　GradeB：7-9点　　GradeC：10-15点
＊『原発性肝癌取り扱い規約（肝癌研究会発刊）』の値を用いた.
　Child-Pugh と肝硬変の予後との関係：スコアが 8-9 点の場合には 1 年以内に死亡する例が多く, 10 点以上になるとその予後はおよそ 6 ヶ月（肝移植適応研究会による他施設での肝硬変死亡例からの検討による）である.

(4) 肝硬変の症例

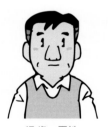

47歳　男性
身長：164 ㎝
体重：　58 ㎏

患者プロフィール
● 無職, 以前は飲食店の調理師.
● 母と妻と息子の 4 人暮らし.
● ビール：1,000 mL / 日×27 年
● たばこ：20 本 / 日×27 年.
● 性格は, 遠慮がちであり, 何事も我慢してしまう.
● 自主性に乏しく依存心が強い.

患者の病歴と家族歴

- 主訴は腹部膨満感・食思不振・倦怠感・腹痛である.
- 44 歳時に倦怠感・微熱・腹部膨満感・腹水・浮腫が出現し，近医受診にてアルコール性肝硬変と診断される（当時，2,000 mL のビールを毎日摂取しており，数十年同じ生活を送ってきている）.
- 腹水や浮腫は内服治療にて軽減していたが，受診は内服薬がなくなったときのみで，自己判断により不定期であった.
- 45 歳時に，同様の症状が出現し再度近医に入院となり，点滴治療・内服治療を 1 週間続け，症状の改善を認めたため退院となった.
- 今年の 7 月頃より，体重増加・食思不振・倦怠感・腹部膨満感（腹水のため）・浮腫が増悪した．また，疼痛・腫脹はなく，損傷も認められないが臍部が突出して戻らず．腹水コントロール・肝硬変の評価目的にて大学病院に入院となった．体重歴：2 ヶ月で 7〜8 kg 増加した.

食事習慣	生活リズム
朝食：コーヒー（フレッシュミルク 5 mL）1 杯，野菜ジュース. 昼食：ご飯茶碗軽く 1 杯，卵焼きや鶏肉の焼いた物，刺身などを少量，野菜は煮物や生，果物を 1/2 個ほど. 夕食：ビール 250 mL 4 缶，ご飯茶碗軽く 1 杯，脂をおとした肉や焼き魚，野菜は和え物，味噌汁など. 間食：10 時にはカステラと紅茶．風呂上がりに果物 1/2 個ほどと牛乳 200 mL.	起床時間：8:00 朝食時間：8:30 昼食時間：12:00 〜 12:30 夕食時間：18:00 〜 18:45 就寝時間：24:00

運動習慣

- 散歩 15〜20 分ほど（ゆっくりした歩行）.

検査結果とその評価

TP	7.0	ChE	79
Alb	2.8	ALP	539
AST	247	T-bil	0.84
ALT	81	UN	11
γ-GTP	200	Cr	0.67
LDH	211		

- MRI：肝腫瘍（肝細胞がんと診断）を認める.
- PIVKA-2：165（上昇）[*1].
- 間接カロリーメトリー結果（早朝空腹時に施行）

  09/25　RQ[*2]：0.85　基礎代謝量：1,396 kcal
  10/12　RQ[*2]：0.92　基礎代謝量：1,224 kcal

* 1　PIVKA-2　ビタミン K 依存性凝固因子．肝細胞がんで上昇を認めることがある.
* 2　RQ　呼吸商（p.138 参照）

（5）疾病の治療法

　この症例は，浮腫・腹水を認めており非代償性肝硬変である．入院後より塩分制限（5 g/ 日），水分 1,000mL 程度 / 日，安静，利尿剤（スピノロラクン，ラシックス）にて腹水をコントロールした．肝腫瘍に対しては，肝機能が悪く手術は不可能と判断し**肝動脈塞栓術**（TAE[*3]）を行う．タンパク質については，肝性脳症の発現に注意しつつ不足のないように投与した．また，一部は分枝アミノ酸製剤で補った．腹水は利尿剤により，良好なコントロールが行われている（体重は入院 2 週間で 8 kg 減少，腹囲 12 cm 減少）.

*3　TAE
（Trans-catheterArterial Embolization）
　肝がんなどに対する経カテーテル動脈塞栓術.

分枝アミノ酸（BCAA）製剤を内服していることもありカロリーメトリーの数値は良好であり，現段階としては夜食（LES*1）の必要はない．

治療は，代償期には病状の進行を防ぐことが主で，過労，飲酒を避け肝臓に負担をかけないようにするとともに**肝庇護薬**を与える．

非代償期には合併症の予防が第一であり，意識障害，消化管出血などの出現に注意する．肝性脳症に陥った場合には，BCAA製剤を輸液で投与する．肝性脳症から覚醒すれば，**BCAA製剤**は経管あるいは経口から投与する．

① 食事療法

- 標準体重１kg当たりの必要エネルギー量は30〜35 kcalとする．この症例では標準体重59.2 kgであり，エネルギー量は1,776〜2,072 kcalとなる．

- タンパク質は肝臓の機能を維持するため1.0〜1.2 g/kg/日とする．この症例では標準体重59.2 kgであり，肝性脳症は見られないためタンパク質量は59.2〜71.0 gとなる．しかし，今回は肝性脳症の予防を考慮して，一部をBCAA製剤で補った．

- 非代償期で高アンモニア血症や肝性昏睡のおそれがある場合には，タンパク質は0.5〜0.8 g/kg/日とし，BCAA製剤を併せて投与する．

- 浮腫，腹水のある場合には食塩を5〜7 gに制限する．

- 便秘は肝性脳症を惹起するため，野菜など食物繊維の多い食品を十分に摂り防止する．また，**ラクツロース*2**の投与により便秘を予防する．

② 薬物療法

- 特殊組成アミノ酸製剤によりフィッシャー比（BCAA/AAAモル比）を高める．

- 肝庇護薬は，血清AST，ALTの検査値を参考に用いる．

- 浮腫，腹水が高度な場合には利尿薬を用いる．アルブミン製剤の輸血を行うこともあり，肝性脳症の場合には，症状が軽減するまで**特殊組成アミノ酸輸液*3**の点滴を行う．

*1 LES
(Late Evening Snack)
肝硬変では，肝におけるグリコーゲンの貯蔵量が減少するため空腹時，特に早朝空腹時には糖質エネルギーの欠乏状態に陥っており，このため，眠前に200 kcal程度の糖質を主体とした夜食を与える．

*2 ラクツロース
高アンモニア血症治療薬である．肝機能の低下により血液中のアンモニアが増加し，脳などへ移行することで意識障害や運動障害などがおこる．ラクツロースは腸内において酸性度を高め腸管でのアンモニア産生や吸収を低下させ，血液中のアンモニアを低下させる．

*3 特殊組成アミノ酸輸液
分枝アミノ酸を多く含み，芳香族アミノ酸を減らした輸液製剤．肝性脳症改善のために用いられる．現在は，アミノレバンとモリヘパミンがある．

肝硬変に関連する Question

① 肝硬変の非代償期に出現する腹水について説明しなさい．

② 肝性昏睡に至る経緯を説明しなさい．

③ フィッシャー比を高く保つ必要性を説明しなさい．

④ 門脈圧亢進症の出現する理由を説明しなさい．

4）脂肪肝

（1）疾病の解説

　脂肪肝は肝臓の脂肪量が増加し，中性脂肪が肝重量の10％以上を占めた状態をいう．しかし，臨床的に肝臓に貯留した脂肪量を定量することは困難であり，実際には腹部超音波や腹部 CT 検査により診断されている．確定診断は，肝生検組織の病理学的検査により，顕微鏡的視野内の肝細胞の30％以上に脂肪の貯留が観察されるものを**脂肪肝**[*1]と診断する（**図4-14**）.

　脂肪肝患者の中には飲酒習慣がない人や1日1合（ビール大瓶1本）以下しか飲まない人でも肥満や糖尿病などが原因で脂肪肝（**NAFLD**[*2]）になる．

　脂肪肝自体は，組織変化も可逆的で予後は一般に良好とされてきたが，中には（約10％程度）飲酒歴の無い肥満患者にアルコール性肝炎と類似した肝病変を有し，高度の繊維化を伴う脂肪肝炎から短期間に肝硬変に進行する疾患が観察され，**非アルコール性脂肪肝炎**（**NASH**[*3]）として別に診断されるようになった．

[*1]　（Fatty Liver）

[*2]　NAFLD
（nonalcoholic fatty liver disease）非アルコール性脂肪性肝疾患

[*3]　NASH
（Non-alcoholic Steatohepatitis）

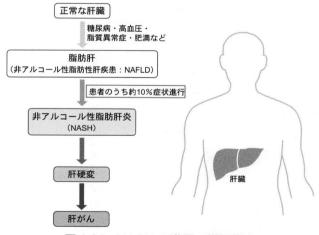

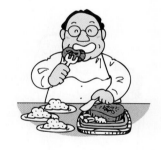

図4-14　NASH の進展・増悪機序

（2）疾病の成因

　栄養，環境要因として高エネルギー食，高脂肪食，生活習慣，ストレスなどが関与する．肥満，糖尿病，アルコールの長期大量摂取によるものが多いが，こうした原因が肝細胞における中性脂肪合成の亢進，脂肪酸の酸化障害，血中への分泌・輸送障害に繋がる．また，非肥満者にお

いても急激な体重の増加は脂肪肝につながり，女性では閉経後に発症することが多い．特殊なものとして，クワシオルコルタイプ（**p.44 参照**）の低栄養に合併して脂肪肝が見られるが，この場合はタンパク質の補給による栄養状態の改善が治療に繋がる．

一方，NASH の発症機序については十分に解明されていない．しかし，NASH への移行においても，その始まりは脂肪肝であることから，NASH であっても脂肪肝の治療が基本となる．

(3) 疾病の症状および病態

自覚症状は認めず，健康診断などで指摘される場合がほとんどである．AST（GOT），ALT（GPT）の中等度の上昇（多くは 200 単位以下）を認める．過栄養性脂肪肝では ALT 優位の上昇（ALT > AST）を認めるが，アルコール性脂肪肝では AST の上昇が優位（ALT < AST）となることが特徴的である．過栄養性脂肪肝では血清アルブミン濃度，コリンエステラーゼ，中性脂肪，コレステロールの上昇をみる．また，γ-GTP の上昇を認めることも多く，特にアルコール性脂肪肝では γ-GTP は著明に上昇する（**表 4-12**）．

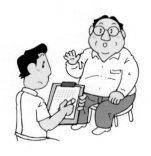

表 4-12　脂肪肝による数値の変動

	通常の数値	脂肪肝の数値
AST	11〜33 IU/L	87 IU/L
ALT	6〜43 IU/L	98 IU/L
γ-GTP	M：10〜50 IU/L F：9〜32 IU/L	146 IU/L

（資料：高久史麿監修「臨床検査データブック 2017-2018」，医学書院，2017 より）

(4) 脂肪肝の症例

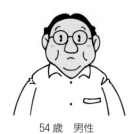

54 歳　男性
身長：168 cm
体重：83.2 kg

患者プロフィール
● 事務管理職，妻と子ども 2 人の 4 人暮らし．
● ビール：350 mL 缶を 1 缶 /2 日
● たばこ：20 本 / 日．
● 性格は，心配性で自らに負担をかけやすく世話好きである．

患者の病歴と家族歴

- 社内検診にて，腹囲 92 cm，肥満度（BMI=29.5 kg /m²）が高いこと，AST，ALT，コレステロール，中性脂肪が高く，HDL-C が低いので要医療と判定され近医を受診した．
- 最近太っていることは分かっていたが，体調的には何も自覚することはなかった．
- 体重は 20 歳頃 62 kg と普通であった．
- 結婚（29 歳）してから体重は増えたが，ほぼ 72 kg を維持してきた．
- 食事は好き嫌いなく，何でも美味しく食べられる．
- 学生時代にはスポーツを好んで身体を動かしていたので，食べる量も多かった．
- 家族歴は特になし．

食事習慣	生活リズム
朝食：ご飯男茶碗に 1 杯，味噌汁 1 杯，納豆か温泉卵，漬物，野菜ジュース． 昼食：社員食堂でご飯中盛 1 杯，肉や魚の揚げた物，野菜は煮物や和え物を選んで食べている． 夕食：ご飯男茶碗に 1 杯，肉や魚の焼いた物か揚げた物，芋や野菜の煮物，和え物など． 間食：15 時には焼き菓子とコーヒー．風呂上がりに果物 1 個ほどと牛乳 200 mL かヨーグルト，ジュースなど．	起床時間： 6:30 勤務時間： 8:30〜19:00 帰宅時間：20:00〜20:30 夕食時間：20:30〜21:00 就寝時間：24:00

運動習慣

- 駅から会社まで 10 分ほど歩く．家では何もしないでゴロゴロしている．

検査結果とその評価

TP	7.6	ChE	219
Alb	3.8	TC	234
AST	87	LDL-C	164
ALT	98	HDL-C	38.5
γ-GTP	146	TG	188
LDH	243	FBS	98
		HbA1c	5.6

- 腹囲 92cm，BMI=29.5 kg /m² と肥満度 1 度（p.68 表参照），脂質異常症が疑われる．
- ALT 98 > AST 87 と ALT が優位に上昇していることや TG，LDL-C，γ-GTP も上昇している．
- 過栄養性脂肪肝

（5）疾病の治療法

① 食事療法

- 標準体重 1 kg 当たりの必要エネルギー量は 25〜30 kcal とする．この症例では標準体重 62.1 kg であり，エネルギー量は 1,553〜1,863 kcal となる．

- タンパク質は肝臓の機能を維持するため 1.0〜1.2 g /kg / 日とする．この症例では標準体重 62.1 kg であり，タンパク質量は 62.1〜74.5 g となる．

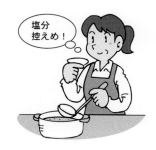

- 脂肪はエネルギー比 20 ％以下を目標とする．また，動物性脂肪は飽和脂肪酸の含量が多いので制限する．

- 血圧が高い場合には食塩を 5〜7 g に制限する．また，血圧が正常な場合でも 10 g / 日以下にして薄味に慣れるようにする．

- 食物繊維は 10 g 以上 /1,000 kcal，20〜25 g / 日と十分に摂る．

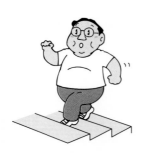

② 運動療法

● ストレッチ体操や歩行，ゆっくりしたジョギングなどの有酸素運動を心掛ける．有酸素運動の強度は，次の式により求める．

> 目標心拍数＝（最大心拍数−安静時心拍数）×0.6＋安静時心拍数

一般的に 40 歳代で 130 拍 / 分，50 歳代で 125 拍 / 分，60 歳代で 120 拍 / 分が目安である．

● 運動は歩行を基本とし，いつでもどこでも気楽にできることが継続の鍵である．

● 駅まで歩く，階段を利用するなど日常生活の場に取り入れる．

③ 薬物療法

● 非肥満症例や生活習慣を改善しても肝機能の改善がみられない場合や生活習慣の改善が難しい場合には薬物投与を考える．

● 肝庇護薬は，血清 AST，ALT の検査値を参考に用いる．

● 抗酸化薬（ビタミン C，ビタミン E など）は，酸化ストレスに対して投与する．

● 抗高脂血症薬（抗脂質異常症薬），抗糖尿病薬，降圧薬はそれぞれの状況に応じて投与する．

脂肪肝に関連する Question
---

① 脂肪肝の症例について，1 日の食事摂取量を算出し，適正な摂取栄養量と比較しなさい．

② 過栄養性脂肪肝とアルコール性脂肪肝の特徴を述べなさい．

③ 脂肪肝の発症を予防するための食生活・運動習慣について説明しなさい．

5) 急性膵炎

(1) 疾病の解説

通常は十二指腸に分泌されてから活性化される膵酵素が, 何らかの原因により膵内で活性化され, 膵臓が自己消化を起こした状態である. **急性膵炎**の10～20 %は重症化することがあり, 重症化すると多臓器不全へと進展し, 死亡する場合も認められる.

(2) 疾病の成因

アルコールの多飲がもっとも多く約30 %, 胆石が24 %, 原因不明 (特発性) が23 %と続く (**図4-15**)

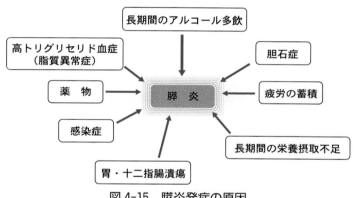

図4-15　膵炎発症の原因

(3) 疾病の症状および病態

アルコールや高脂肪食の摂取後24時間以内に生じる激しい腹痛が特徴で, 痛みは背部に放散する (**図4-16**). 前屈姿勢により痛みは軽減する. 検査値では血清アミラーゼ値, 血中リパーゼ値が上昇する. 血清アミラーゼ値の上昇に2～3日遅れて尿中アミラーゼが増加する.

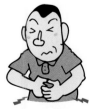
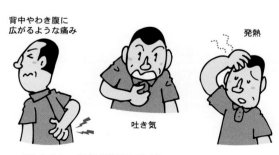

図4-16　急性膵炎の症状

(4) 急性膵炎の症例

	患者プロフィール
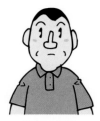 46 歳　男性 身長：164 ㎝ 体重：58 ㎏	● 妻と 2 人暮らし. ● 焼肉店経営. ● たばこは 20 本 / 日. ● アルコールはビール中ジョッキ 1〜2 杯 / 日. ● 性格は明るく行動的である.

患者の病歴と家族歴

- 主訴は上腹部痛. 夜，ビール中ジョッキ 3 杯とチャンコ鍋を食べたところ，翌日の 10 時頃より心窩部，背部の疼痛に見舞われ救急外来を受診，アミラーゼが著明に上昇していた.
- 腹部エコー，CT の結果，急性膵炎と診断され精査加療目的にて即日入院となる.
- 入院時には心窩部痛は軽度となっていたが，絶飲食とし輸液を開始，2 週間後にはアミラーゼ 152 IU /L まで低下した.
- 3 週間後には経鼻チューブ（ED チューブ）よりエレンタールを投与されたが下痢，腹痛などの消化器症状は認められなかった.
- その後エレンタールの注入量を増量していったが，ED チューブによる不快感もあり，4 週間後には 3 分粥が開始された.
- その翌日に内視鏡的逆行性胆道膵管造影（ERCP[*1]）を施行されたが一時的なアミラーゼの上昇が見られたものの不快症状は認められなかった.
- ERCP では特に異常な所見は認められず急性症状の原因特定はできなかった.
- 6 週間後には輸液を中止し，食事形態を七分粥，全粥，常飯と順次移行していったが症状の出現は認められなかった.
- その間アミラーゼ値も特に上昇することなく横這いの状態で 8 週間後退院となった.
- 既往歴：5 歳ヘルニア，12 歳虫垂炎手術，28 歳胃潰瘍.
- 家族歴：なし.

＊1　ERCP　(Endoscopic Retrograde Cholangio-pancreaticography)

食事習慣	生活リズム
朝食：コーヒー（砂糖 3 g，フレッシュミルク 5 mL）. 昼食：自分の店で食べる. ご飯茶碗 1 杯，肉のソテーやチャンコ鍋の残り，キャベツ，トマトなど余り物. 特に嫌いな物はない. 夕食：夜の部がはじまる前. ご飯男茶碗 1 杯，肉＞魚が多く，焼き肉，串カツ，照り焼きなど. 野菜は付け出しとなるようなもの，漬物. 夜間食：ビール中ジョッキ 3 杯，店の余り物，肉＞魚が多く，また，豆腐も冷や奴や湯豆腐などで食べる. 風呂上がりには冷たいスポーツドリンクを飲む.	起床時間：9:30 勤務時間：12:00〜24:00 帰宅時間：0:30〜2:30 食事時間：11:00〜11:30 　　　　　16:15〜16:45 　　　　　0:30〜2:30 就寝時間：2:30〜3:00

運動習慣

- 住居兼用にしているので階段を 3 階まで昇降するほかほとんど歩かない.

検査結果とその評価				
WBC	14500	T-bil	0.4	● 大量のアルコール摂取と脂肪過多の食事摂取後の上部腹痛.
Hb	14.3	AMY	434	● その後の心窩部, 背部の疼痛.
Ht	44.6	CPK	129	● アミラーゼ (434) の著名な上昇.
AST	44	CPR	2.3	● 腹部エコー, CT の結果, 急性膵炎.
ALT	48	Cr	0.91	
γ -GTP	63	FBS	99	
LDH	177	TP	7.3	

(5) 疾病の治療法

　疼痛や消化器症状は膵酵素の分泌を刺激することにより起こるので, 分泌を抑えて炎症を鎮めるため, 発作直後は絶飲食として輸液等で栄養補給する. 飲食を開始しても突然に激しい疼痛が襲ってくることがあり, その痛みのため食欲の低下をきたし, 低栄養状態となることも少なくない.

① 食事療法

- 急性症状が激しい場合は絶飲食 (**p.7 参照**) とする.
- 急性症状が治まれば重湯, 3分粥など糖質を中心に与え, 徐々に増量する.
- 栄養補給を急ぐあまり食事の移行を早期に行うと, 疼痛発作の出現を恐れて患者自身が厳しい食事制限を行い, 逆に低栄養状態に陥る結果となる.
- タンパク質や脂質は, 症状を確認しながら極少量から与えていく.
- アルコールやコーヒーなどの摂取は避ける.

② 薬物療法

- 膵酵素の活性化防止のためタンパク分解酵素阻害薬や胃酸分泌を抑制するためヒスタミン H_2 受容体拮抗薬を用いる.
- 疼痛を軽減するため鎮痛薬, 鎮痙薬を用いる.

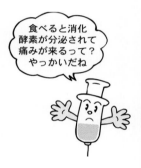

食べると消化酵素が分泌されて痛みが来るって？やっかいだね

6）慢性膵炎

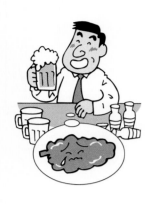

（1）疾病の解説

　6ヶ月以上にわたり，膵において進行性の炎症が持続し，膵実質細胞の脱落と繊維化をきたし，内外分泌機能の低下を来たす疾患である．分泌機能障害の程度により代償期と非代償期に分けられる．男性が女性の3〜4倍多く，好発年齢は50歳代である．

（2）疾病の成因

　アルコールの過飲がもっとも多く約60％で胆石，原因不明（特発性）と続く．

（3）疾病の症状および病態

　代償期には，膵分泌機能はほぼ保たれているため，飲酒や高脂肪食により上腹部痛や背部痛を認める（**図4-17**）．その際には急性膵炎と同様に血清アミラーゼ値，血中リパーゼ値が上昇する．一方，非代償期は膵が荒廃した末期的状態で，膵分泌機能不全状態にあるため，むしろ腹痛は軽減あるいは消失し，血清アミラーゼ値，血中リパーゼ値も低下する．膵分泌機能不全の症状として消化吸収障害をきたし，体重減少，脂肪便などがみられる．内分泌のインスリン分泌障害をきたせば糖尿病（膵性糖尿病）を発症する．

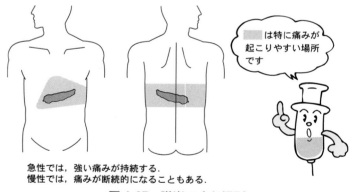

　は特に痛みが起こりやすい場所です

急性では，強い痛みが持続する．
慢性では，痛みが断続的になることもある．

図4-17　膵炎で痛む場所

（4）慢性膵炎の症例

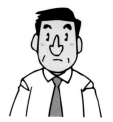

50歳　男性
身長：167.2 cm
体重：58.6 kg

患者プロフィール
● 会社員，妻と娘，息子の4人暮らし．
● たばこは20本／日×20年間．
● アルコールは日本酒5合／日，30年．
● 48歳時，仕事が忙しく深夜の帰宅がたびたびあった．夜遅く食事をするせいか食べた後に心窩部痛，嘔気が出現し食欲不振となり，2ヶ月間で約6 kgの体重減少もみられた．
● がんが心配となり近医を受診したところ，膵炎といわれ点滴と内服薬により痛みはなくなった．
● 1ヶ月後，超音波検査をしたところ主膵管の拡張を指摘され，CT検査では膵石を認めた．
● 2ヶ月後，精査加療目的で約2週間入院し，CT，ERCP（内視鏡的逆行性胆道膵管造影）を行ったところ主膵管の拡張と不整を指摘された．
● 既往歴，家族歴は特になし．

食事習慣	生活リズム
朝食：食パン5枚切り1枚，マーガリン5 g，ポタージュスープ1杯，トマト，ブラックコーヒー． 昼食：外食で定食が多い．ご飯は少な目，肉のソテーや焼き魚，えびフライなど和食，洋食を問わず食べる．芋や野菜の煮物や酢の物を好んで食べる． 夕食：日本酒2合，肉＞魚が多く，焼き物か揚げ物，生野菜にはマヨネーズかドレッシングをかける．飲んだ後は食べないことが多いが，ご飯男茶碗0.5杯を食べることもある． 間食：15時にはコーヒー，風呂上がりには冷たいジュースを飲む．	起床時間：7:00 朝食時間：7:30 勤務時間：9:00〜20:00 帰宅時間：21:00〜21:30 夕食時間：21:30〜22:00 就寝時間：24:00

運動習慣
● 車通勤でほとんど歩かない．休みは家でゴロゴロしている．

検査結果とその評価				
TP	6.7	AMY	101	● 過労．
Alb	3.4	リパーゼ	23	● 多量の飲酒（毎日5合の日本酒）．
AST	17	CPK	148	● 夜間の心窩部痛，嘔気，食欲不振．
ALT	20	CRP	0.0	● 血清アミラーゼ及び血中リパーゼは基準値の範囲内．
γ-GTP	59	エステラーゼI	160	● TP，Albなどタンパク栄養状態の低下．
ChE	217	CA-19-9	4.0	● 主膵管の拡張および不整．
TG	52	DU-PAN-2[*1]	25以下	
HDL-C	79			＊1　DU-PAN-2　膵がん関連糖タンパク抗原．腫瘍マーカー．

（5）疾病の治療法

　疼痛や消化器症状など原因の除去を第一とし，アルコールが原因であれば禁酒させる．腹痛などの炎症を鎮めることや，再発の防止，膵外・内分泌機能の改善などのため，急性期症状がみられる場合には絶飲食として輸液などで栄養補給する．腹痛は，過食や脂肪過多の食事摂取，疲労などにより増悪するので，適正な食事量とするとともに疲れをためないことも必要である．

　慢性再発性膵炎および慢性膵炎の増悪期にも激しい疼痛が出現し，急

性膵炎時に類似した症状がみられる．慢性膵炎に起因する糖代謝異常は重要な合併症であり，糖尿病を合併した場合には，糖尿病の食事療法を優先して行う*1．

栄養障害は特に長期にわたっての低タンパク状態によって発症する膵臓疾患にクワシオルコル（p.44 参照）が知られている．

① 食事療法
- 急性期症状が激しい場合は絶飲食とし，急性膵炎に準じた治療を行う．
- 急性期の症状が治まれば五分粥など糖質を中心に与え徐々に増量する．
- 不規則な食事や過食，香辛料の多用を避ける．
- 脂質の摂取量は，症状が出現しているときは 20 g／日以下に抑え，症状が安定してきたら 30〜40 g／日まで増量する．
- タンパク質は，標準体重当たり 1.0〜1.2 g／kg／日とし，消化のよい良質なものを十分に摂る．
- アルコールやコーヒーなどの摂取は避ける．

② 薬物療法

（A）代償期の急性増悪時
- 膵酵素の活性化防止のため分解酵素阻害薬，胃酸分泌を抑制するため H₂ 受容体拮抗薬を用いる．
- 疼痛を軽減するため鎮痛薬，鎮痙薬を用いる．

（B）非代償期で，消化吸収障害が見られる場合*2
- 消化酵素を通常量の 3〜10 倍量を食事とともに投与する．
- 消化・吸収障害が著明な場合は，消化態栄養剤または成分栄養剤を投与する．

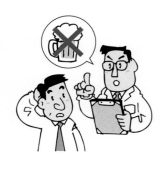

*1　本症例は，摂取エネルギー量はほぼ充足しているが，タンパク質の摂取が非常に少ない食事により発症していることから，日々のアルコールの過飲から何も食べないという場合や，長期にわたって食事タンパク摂取量の不足している場合などが考えられる．

*2　膵性糖尿病では，通常の糖尿病と同様の管理を行うが，インスリン分泌障害と同時にグルカゴンの分泌障害もみられるため，血糖の変動が大きいことに注意する．

急性膵炎・慢性膵炎に関連する Question

① 急性膵炎発症後の栄養管理について説明しなさい．
② 慢性膵炎再発後の食事療法について説明しなさい．
③ 再発や増悪を予防するための食生活および生活習慣について説明しなさい．
④ 急性膵炎発症後の中心静脈栄養について説明しなさい．

4.4　循環器疾患の栄養アセスメントと栄養ケア

1）高血圧症

（1）疾病の解説

　高血圧症は，わが国に最も多い疾患であり（第1章参照），特に65歳以上の高齢者では50％以上の人が医療機関等で高血圧症と指摘されている．脳卒中，心筋梗塞などをおこす**サイレントキラー**[*1]第一因子と考えられている．

（2）疾病の成因

　血圧は**一次性（本態性）高血圧**と**二次性高血圧**に分類される．一次性高血圧症の原因は不明であるが，遺伝因子，加齢，肥満，ストレス，飲酒など生活習慣と関連が深いと考えられている．

　一方，明らかな原因疾患が存在し，それに起因して生じる二次性高血圧がある．二次性高血圧では**腎性高血圧**が最も多く，中でも**腎実質性高血圧症**[*2]が多い（**図4-18**）．血圧そのものは物理現象の1つであるが，生理的に神経性の調節と体液性の調節を受けている．

*1　サイレントキラー
　これといった自覚症状がないため，危険を自覚しないまま放置され，知らないうちに進行し，ある日突然命にかかわる状態となり，初めてことの重大性に気が付く病気のこと．高血圧がその代表．

*2　腎実質性高血圧症
　腎実質に何らかの障害が起きることによって，血圧が高くなっている状態．腎実質とは，尿を作る機能を担っている部分のことで，原尿という尿のもとを作る糸球体や，原尿から尿を作る尿細管などが含まれる．慢性糸球体腎炎，糖尿病腎症などがその例．

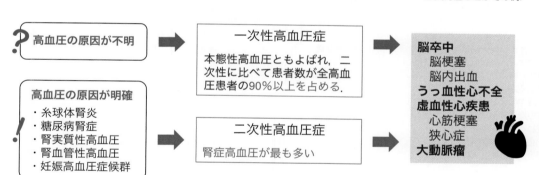

図4-18　高血圧の原因と合併症

① 物理的調節

　血圧は循環血液量と血管抵抗により規定される．したがって，体液量の増加あるいは心拍出量が増大して循環血液量が増加すると血圧は上昇する．または動脈硬化により血管内腔の容積が小さくなり，末梢血管抵抗が増大すると血圧は上昇する．

② 神経性の調節（自律神経による調節）

　心臓や血管は自律神経である交感神経と副交感神経による二重支配を受けている．交感神経が興奮するとカテコールアミン（アドレナリン，ノルアドレナリン）が放出され，心拍出量が増加し末梢血管が収縮[*1]して血圧を上昇させる．

③ 体液性の調節（ホルモンによる調節）

　レニン・アンジオテンシン・アルドステロン系は，循環血液量の増大と血管収縮により血圧の調整を行っている（図 4-19）．

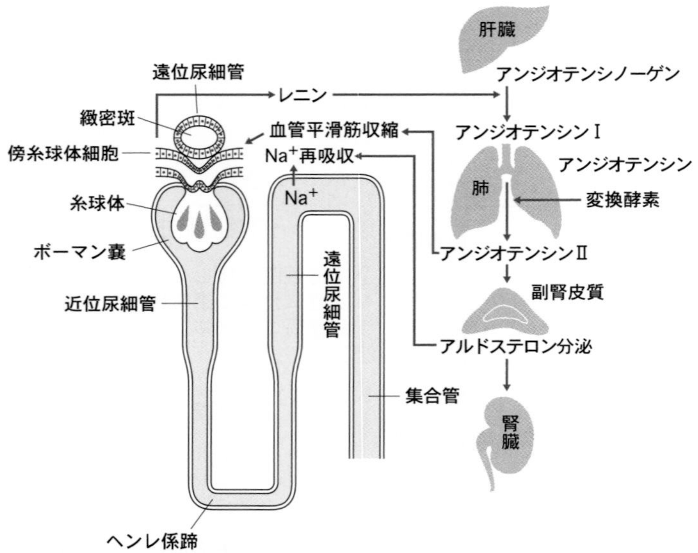

*1 交換神経末端から分泌されるノルアドレナリンは，末梢血管を収縮して血圧を上昇させるが，筋肉の血管を拡張させる．したがって，運動時にはカテコールアミンが分泌され血圧は上昇しているが，筋肉の血管は拡張しており筋肉に十分な血液が流れる仕組みになっている．

*2 レニンは血漿タンパクであるアンジオテンシノーゲン（肝臓で産生されるタンパク質 α_2- グロブリン）をアンジオテンシン I に変え，アンジオテンシン I は肺循環血液中のアンジオテンシン変換酵素の働きでアンジオテンシン II に変わる．アンジオテンシン II は強い血管収縮作用を示すので，血圧が上昇する．さらにアンジオテンシン II は副腎皮質に作用してアルドステロンの分泌を促進する．
　アルドステロンは遠位尿細管や集合管における Na^+ の再吸収を促進するため，上述の機序により水分の再吸収も増加して，循環血液量が増え，血圧は上昇する．

図 4-19　レニン・アンジオテンシン・アルドステロン系による血圧の調節[*2]

(3) 疾病の症状および病態

　一次性（本態性）高血圧では，明らかな自覚症状を認めないことが多いが，肩こり，頭痛，めまいなどを訴えることもある．一方，二次性高血圧では，高血圧をきたす原因による症状が見られることが少なくない．高血圧は，収縮期血圧が 140 mmHg 以上，または拡張期血圧が 90 mmHg 以上と定義されている（**表 4-13**）．

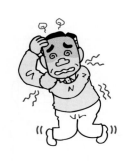

　日本高血圧学会の「高血圧治療ガイドライン 2019」は，次の点に留意して策定されている（**表 4-14**）．

表 4-13　成人における血圧値の分類（mmHg）

分　類	診察室血圧		家庭内血圧	
	収縮期血圧 （最高血圧）	拡張期血圧 （最低血圧）	収縮期血圧 （最高血圧）	拡張期血圧 （最低血圧）
正常血圧	＜ 120 かつ ＜ 80		＜ 115 かつ ＜ 75	
正常高値血圧	120〜129 かつ ＜ 80		115〜124 ＜ 75	
高値血圧	130〜139 かつ / または 80〜89		125〜134 かつ / または 75〜84	
Ⅰ度高血圧	140〜159 かつ / または 90〜99		135〜144 かつ / または 85〜89	
Ⅱ度高血圧	160〜179 かつ / または 100〜109		145〜159 かつ / または 90〜99	
Ⅲ度高血圧	≧ 180 かつ / または ≧ 110		≧ 160 かつ / または ≧ 100	
（孤立性） 収縮期高血圧	≧ 140 かつ ＜ 90		≧ 135 かつ ＜ 85	

※赤字部分が一般的にいう高血圧

（資料：日本高血圧学会「高血圧治療ガイドライン 2019」日本高血圧学会発行，2019 より）

表 4-14　降圧目標（診察室血圧）

75 歳未満の成人	130/80 mmHg 未満
糖尿病患者	130/80 mmHg 未満
CKD 患者 （タンパク尿陽性）	130/80 mmHg 未満
75 歳以上の高齢者	140/90 mmHg 未満

- 降圧目標を（75 歳未満の成人および脳血管障害，冠動脈疾患，CKD，糖尿病合併患者；抗血栓薬服用中患者：130/80 mmHg 未満，75 歳以上の高齢者：140/90 mmHg 未満）に変更した．
- 75 歳以上の高齢者でも併存疾患などによって一般に降圧目標が 130/80 mmHg 未満とされる場合，認容性があれば個別に判断して 130/80 mmHg 未満を目指すとした．
- 家庭血圧の目標値は収縮期血圧，拡張期血圧ともそれぞれ 5 mmHg 減じる．

（資料：日本高血圧学会「高血圧治療ガイドライン 2019」日本高血圧学会発行，2019 より改変）

（4）高血圧症の症例

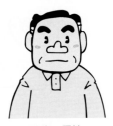

患者プロフィール

55 歳　男性
身長：165.4 ㎝
体重：67.3 kg

- 無職，妻と息子，娘の 4 人暮らし．
- BMI＝24.6 kg /m²
- アルコールは 20 歳から現在までビール 1～2 本（大瓶）/ 日．
- たばこも 20 歳から現在まで 20 本 / 日を続けている．
- 排便 1 回 /3 日，排尿 10 回 / 日．
- 比較的味の濃いものを好む．
- 建前を重視し，何事も自分の思い通りに事が進まないと気がすまない性格である．

患者の病歴と家族歴

- 45 歳時，社内検診で 145 /90 mmHg と高血圧を指摘され，以来毎年高い状態（145～155 /90～105 mmHg）が続いており，塩分を摂りすぎないよう注意されていた．
- 52 歳時，心電図にて心肥大の所見が顕著となり，積極的な降圧治療が必要となり，大学病院外来を紹介された．自覚症状なし，浮腫なし．

食事習慣

朝食：ご飯は男茶碗 1 杯，味噌汁 1 杯，干物 1 切れ，卵焼き，漬物に醤油をかける．
昼食：ラーメンか天ぷらそばをよく食べる．めん類の汁を残さず飲みほす．
夕食：ビール 1～2 本（大瓶），肴はハムやソーセージ，刺身やイカの薫製，チーズなどが多い．ご飯は男茶碗 0．5 杯で茶漬け，漬物．野菜は和え物や煮物．
間食：和菓子を 1～2 日 / 週，果物も食べる．

生活リズム

起床時間：6:30
朝食時間：7:00～7:30
昼食時間：12:00～12:30
夕食時間：17:30～18:30
就寝時間：23:00

運動習慣

- 朝食後，散歩 20 分×5 日 / 週
- 1～2 回 / 週はグランドゴルフかゲートボールに参加する．

検査結果とその評価

Hb	13.3	Cl	103
TP	7.1	K	5.1
Alb	4.0	BUN	19
AST	22	Cr	1.18
ALT	24	TC	188
γ-GTP	28	TG	106
Na	141	HDL-C	39

- 臨床経過より本態性高血圧症と診断され，合併症（心肥大）が進行している．
- 生活習慣としての比較的大量飲酒と塩分過剰摂取（ラーメン，ハム，チーズ，イカの燻製，漬け物が高血圧発症に関与している．
- 血清脂質，肝機能に異常はない．

(5) 疾病の治療法

　塩分制限と総エネルギー量を抑えた食事療法を行い，運動は有酸素運動を適度に行う（1日1時間週3日程度）．

　また表 4-15 のように，リスクの階層化を行い，それに従って治療計画初診時血圧レベル別高血圧管理計画）を決定する（図 4-20）．

表 4-15　診療室血圧に基づいた脳血管病リスク層別化

リスク層 ＼ 血圧分類	高値血圧 130-139/80-89 mmHG	I度高血圧 140-159/90-99 mmHG	II度高血圧 160-179/100-109 mmHG	III度高血圧 ≧ 180/ ≧ 110 mmHG
リスク第一層 予後影響因子がない	低リスク	低リスク	中等リスク	高リスク
リスク第二層 年齢（65歳以上），男性，脂質異常症，喫煙のいずれかがある	中等リスク	中等リスク	高リスク	高リスク
リスク第三層 脳心血管病既往，非弁膜症性心房細動，糖尿病，蛋白尿のある CKD のいずれか，または，リスク第二層の危険因子が3つ以上ある	高リスク	高リスク	高リスク	高リスク

（資料：日本高血圧学会「高血圧治療ガイドライン 2019」日本高血圧学会発行，2019 より）

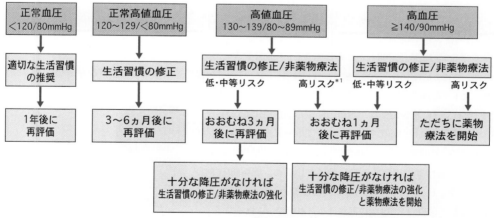

＊高値血圧レベルでは，後期高齢者（75歳以上），両側頸動脈狭窄や脳主幹動脈閉塞がある，または未評価の脳血管障害，タンパク尿のない CKD，非弁膜症性心房細動の場合は，高リスクであっても中等リスクと同様に対応する．その後の経過で症例ごとに薬物療法の必要性を検討する．

図 4-20　初診時血圧レベル別高血圧管理計画

（資料：日本高血圧学会「高血圧治療ガイドライン 2019」日本高血圧学会発行，2019 より）

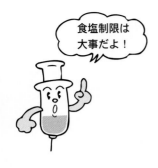

食塩制限は
大事だよ！

① 食事療法

● 標準体重1 kg当たりの必要エネルギー量は25～30 kcalとする.

● BMI=24.6 kg /m^2, IBW=60.2 kgであり, 1,505～1,806 kcalから中間の値をとり1,650 kcalとする.

● 塩分は6 g以下とする（表4-16）.

表4-16 食塩摂取の制限基準

軽 症・・・8～10 g 中等症・・・5～7 g 重 症・・・3～4 g	・利尿薬, 降圧薬を使用している場合は8 g/日, 使用していない場合は5 g/日を目安とする.

● エネルギー比率はP：F：C＝15～20：20～30：50～60とする.

● タンパク質は, 1,650×0.20 /4＝82.5 g

● 飽和脂肪酸, コレステロールを抑え, 食物繊維, ビタミン, ミネラルを多く摂取する.

● 規則正しい食事時間を設定し, 適正な食事量とするよう習慣づける.

コラム　DASH食

　無米国立保健研究所 (NIH) などが提唱する, 高血圧患者のための食事療法が「ＤＡＳＨ (Dietary Approaches to Stop Hypertension)」食という. ＤＡＳＨ食の基本はカリウム摂取を増やし, 糖質と飽和脂肪酸摂取を減らすことにある. 具体的には① 野菜・果物・低脂肪の乳製品を十分摂る. ② 肉類および砂糖を減らす. 緑黄色野菜と淡色野菜を毎食摂り入れ, 果物はカリウムの多いバナナ, プルーン, リンゴなど, また鶏肉以外の肉を減らして魚を増やす, 肉の調理は皮や脂を取り除き, 揚げずに網焼きしたり茹でたりする, 低脂肪の牛乳・ヨーグルト・チーズ等でカルシウムを補い, ナッツ類や豆類も意識して摂り, パンは全粒粉を使ったものがいいとされる.

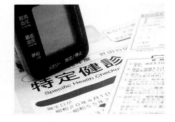

②　生活習慣の修正項目（下記に示す生活習慣の複合的な修正はより効果的である）

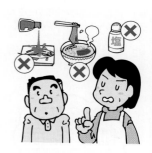

- 食塩制限6 g／日未満．めん類など食塩含有の多い食品を避ける．醤油も避ける．
- 野菜・果実の積極的摂取．コレステロールや飽和脂肪酸の摂取を控える．
- 適正体重の維持：BMI（体重（kg）÷［身長（m）×身長（m）]）で25 kg／m² を越えない．
- 運動療法：心血管病のない高血圧患者が対象で，有酸素運動毎日30分以上を目標に定期的に行う．
- アルコール制限：エタノールで男性は20〜30 mL／日以下，女性は10〜20 mL／日以下．
- 禁　煙

③　運動療法

- 運動は，運動負荷心電図検査を行い，狭心症・不整脈などが起こらない最大心拍数を確認することが望ましい．
- 高血圧が改善されれば疲労を感じない程度で上記検査で確認された安全最大心拍数未満の有酸素運動が効果的である．

④　薬物療法

- カルシウム拮抗薬，アンジオテンシン受容体拮抗薬（ARB），アンジオテンシン変換酵素阻害薬（ACE），利尿薬，β遮断薬を主要降圧薬とし，積極的な適応や禁忌もしくは慎重使用となる病態や合併症の有無に応じて，適切な降圧薬を選択する．
- 積極的適応（表4-17）がない場合の第一選択降圧薬はカルシウム拮抗薬，ARB，ACE，利尿薬の中から選択する（図4-21）.

*1　サイアザイド系利尿薬
　遠位尿細管において Na+ と Cl ー の再吸収を阻害する．医療や医療政策において重要な研究のシステマティックレビューを作成する Cochrane では高血圧の最も良い第一選択薬であるとしている．

表4-17　主要降圧薬の積極的適応

	Ca 拮抗薬	ARB/ACE 阻害薬	サイアザイド系利尿薬*1	β遮断薬
左室肥大	●	●		
LVEF の低下した心不全		●*2	●	●*2
頻　脈	●*3			●
狭心症	●			●*4
心筋梗塞後		●		●
タンパク尿／微尿アルブミン尿を有する CKD		●		

＊2　少量から開始し，注意深く漸増する．　＊3　非ジヒドロビリジン系　＊4　冠れん縮（p.102 参照）には注意
（資料：日本高血圧学会「高血圧治療ガイドライン 2019」日本高血圧学会発行，2019 より）

＊1　高齢者では常用量の 1/2 か
ら開始．1〜3 ヶ月の間隔で増量．

＊2　配合剤の使用が可能な場
合，配合剤の使用を推奨．

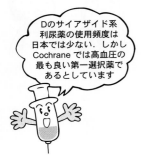

Dのサイアザイド系
利尿薬の使用頻度は
日本では少ない．しかし
Cochrane では高血圧の
最も良い第一選択薬で
あるとしています

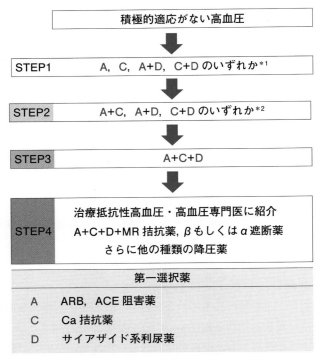

図 4-21　積極的適応がない場合の降圧治療の進め方

（資料：日本高血圧学会「高血圧治療ガイドライン 2019」日本高血圧学会発行，
2019 より）

- 生活習慣是正，非薬物療法，1 剤降圧薬治療を行っても目標
血圧に達しないときは 2，3 剤の併用を行う．

高血圧症に関連する Question

① 高血圧を発症・増悪する生活因子は何か説明しなさい．
② 本態性高血圧に比べて二次性高血圧の臨床的特徴は何か説明しな
さい．
③ アンジオテシシン変換酵素阻害薬（ACE-1）の副作用は何か説明
しなさい．
④ β遮断薬の副作用が出やすい基礎疾患は何か説明しなさい．

2）虚血性心疾患

（1）疾病の解説

　虚血性心疾患は，心筋に酸素を運ぶ血液量が不足した病態であり，代

表的なものに**狭心症，心筋梗塞**[*1]がある．過激な運動によって一時的に酸素不足をきたしたときには狭心症，血管が閉塞することにより酸素不足が長時間に及んだときは心筋梗塞と呼んでいる．いずれも発端はアテローム性（粥状）動脈硬化症であり，共通する症状は胸の痛みである．狭心症では心筋は壊死[*2]することはなく，数分ののちに胸痛は収まるが，心筋梗塞では心筋の一部が壊死することから，胸痛は数時間にも及ぶ．合併症には不整脈，ショック，心不全，心臓破裂などがあるが，死亡原因としては不整脈が最も多い（図4-22）．

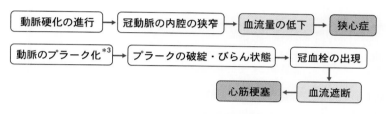

図4-22 狭心症・心筋梗塞の発症過程

（2）疾病の成因

近年のわが国の死亡原因として，脳血管疾患は低下している反面，心疾患は増加している．虚血性心疾患による死亡率は欧米諸国に比べて少ないが，以前に比べれば増えており，高齢者の増加と深い関係があることからその予防は急務である．

（3）疾病の症状および病態

狭心症と心筋梗塞の違いについては**表4-18**に示す．

*1 心筋梗塞
　動脈硬化症に起因する冠動脈の閉塞によってもたらされる心筋壊死．

*2 壊死
　組織の死．個々の細胞や細胞が集合した組織，あるいは身体の一部が非可逆的に傷害された状態．

*3 プラーク化
　血管内壁にコレステロールなどが歯垢のように付着する状態．

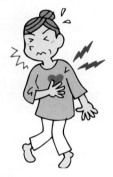

*4 PCI
（percutaneous coronary intervention）
　経皮的冠動脈形成術

表4-18 狭心症と心筋梗塞の違い

	狭心症	心筋梗塞
症状	・前胸部の絞扼感，圧迫感 ・発作は数分〜10分以内に消失する ・安静で改善することが多い	・前胸部の激痛，絞扼感，圧迫感 ・発作は30分以上継続する ・安静でも改善しない
病態	・冠動脈の狭窄，痙攣 ・一過性の心筋虚血 ・心筋細胞は壊死しない	・冠動脈の閉鎖 ・持続的な心筋虚血 ・心筋細胞は壊死する
診断	・心電図ではST低下（ただし，発作時のみで，発作が消失すれば心電図は異常なし） ・血液検査は異常なし	・心電図ではST上昇 ・血液検査では，早期に白血球とCK（CPK）が上昇，やや遅れてAST（GOT）とLDHが上昇
ニトログリセリン	・著しく有効 ・ニトログリセリンは特効薬	・無効 ・痛み止めに麻薬（モルヒネ）を使うことが多い
治療	・発作時はニトログリセリンまたは硝酸イソソルビド製剤の舌下 ・冠動脈インターベンション（PCI[*4]など） ・バイパス手術	・集中治療室での全身管理 ・血栓融解療法（ウロキナーゼ，組織プラスミノーゲン活性化因子の血管内投与） ・冠動脈インターベンション（PCI[*4]など）

（4）狭心症の症例

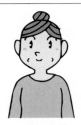

43 歳　女性
身長：156.0 cm
体重：47.0 kg

患者プロフィール
● BMI=19.3 kg /m²
● 絵画教室の講師，夫と子供３人の５人暮らし．
● たばこを１日 20 本吸う．アルコールは飲まない．

患者の病歴と家族歴

- 39 歳時，５月初め頃より朝方に胸が締め付けられる感じが時々あった．
- 40 歳時，昼頃より**心窩部痛**[*1]と嘔吐が出現し，救急車にて移動中，過換気症状および胸痛も出現してきたので大学病院救急部に搬送された．
- 心電図上 V2 〜 V5 で ST 波の低下がみられた．冠動脈造影にて左前下行枝に高度狭窄が見られたが，ニトログリセリン静脈内注入後冠動脈狭窄は消失した．
- **冠れん縮**[*2]性狭心症と診断され，治療のため入院した．
- 家族歴も特にない．

食事習慣	生活リズム
朝食：食パン６枚切り１枚，ハムエッグ，トマト，コーヒー（砂糖とミルク少量）． 昼食：ご飯茶碗１杯，漬物，前日の残り物や弁当の残ったおかず． 夕食：ご飯茶碗１杯，魚より肉が多く，揚げ物の頻度が多い．野菜は炒め，生で食べることが多い． 間食：絵画教室で毎日，クッキーやサブレなどの焼き菓子とブラックのコーヒー，紅茶を飲む．	起床時間：6:00 朝食時間：7:00〜7:30 昼食時間：12:00〜12:30 夕食時間：18:00〜21:30 （子ども達と夫の帰宅時間に合わせている．） 就寝時間：24:00

運動習慣

- 特にない．絵画教室までは徒歩 10 分ほど．

検査結果とその評価

WBC	8700	Na	136
Hb	12.8	Cl	99
TP	7.2	K	3.9
Alb	3.9	Cr	0.46
AST	24	CRP	0.6
ALT	28	TC	166
LDH	150	TG	60
CPK	96	HDL-C	69
		LDL-C	85

- 入院時の所見は，体温 36.8 ℃．
- 血圧 110 /68，脈拍 86 / 分（整）
- **頸静脈怒張**[*3]はみられず，甲状腺腫もなかった．その他に異常所見なし．

*1　心窩部痛（epigastric pain）　心窩部は，上腹部の中央で胸骨の剣状突起より下方の部位．両側季肋部に挟まれた剣状突起下の上腹部の痛み．胃，十二指腸，膵，ときに胆嚢，大腸，心疾患と関連することも少なくない．

*2　冠れん縮　冠状動脈が異常に強く収縮（れん縮）または痙攣すること．

*3　頸静脈怒張　頸部静脈の拡大，ふくれ上がった状態．右心不全の兆候

（5）疾病の治療法

　本症例は安静時の冠れん縮性狭心症を来たし，急性心筋梗塞への進展への危険性が高い不安定狭心症（**表 4-19**），ないし急性冠症候群と診断される．

表 4-19　不安定狭心症の分類（Braunwald，1989）

【重症度】
Class Ⅰ：新規発症の重症または増悪型狭心症
　　　　　・最近 2 ヶ月以内に発症した狭心症
　　　　　・1 日に 3 回以上発作が頻発するか，軽労作にても発作が起きる増悪型労作狭心症．安静狭心症は認めない
Class Ⅱ：亜急性安静狭心症
　　　　　・最近 1 ヶ月以内に 1 回以上の安静狭心症があるが，48 時間以内に発作を認めない
Class Ⅲ：急性安静狭心症
　　　　　・48 時間以内に 1 回以上の安静時発作を認める

【臨床状況】
Class A：二次性不安定狭心症（貧血，発熱，低血圧，頻脈などの心外因子により出現）
Class B：一次性不安定狭心症（Class A に示すような心外因子のないもの）
Class C：梗塞後不安定狭心症（心筋梗塞発症後 2 週間以内の不安定狭心症）

【治療状況】
1) 未治療もしくは最小限の狭心症治療中
2) 一般的な安定狭心症の治療中（通常の β 遮断薬，長時間持続硝酸薬，カルシウム拮抗薬）
3) ニトログリセリン静注を含む最大限の抗狭心症薬による治療中

（資料：日本循環器学会，日本冠疾患学会他「急性冠症候群の診療に関するガイドライン（2007 年改訂版）」，合同研究班報告，2006 より）

　したがって緊急入院と強力な薬物治療が必要である．急性期の治療は狭心症発作時のニトログリセリン舌下とカルシウム拮抗薬内服が中心となる．また本症例では喫煙が冠動脈疾患の唯一の危険因子である．直ちに禁煙とする．症状安定後高血圧症の治療に準じて塩分を抑えた食事療法を行い，心臓に負担をかけないように当初運動はなるべく控える．狭心症が起こらなくなれば徐々に有酸素運動を開始する．

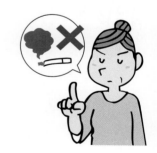

① 食事療法

● 標準体重 1 kg 当たりの必要エネルギー量は 25〜30 kcal とする．

● BMI=19.3 kg /m^2 とやせ型であり，BMI=20.0 を目標として投与エネルギー量を決める．BW=48 kg を目標とするので，1,200〜1,400 kcal の範囲から投与エネルギー量は 1,400 kcal とする．

● 食塩は中等度の 6 g / 日以下とする．

● エネルギー比率は P：F：C = 15〜20：20〜30：50〜60 とする．タンパク質は目標体重 kg 当たり 1.2〜1.5 g とし，1 日当たり 60〜70 g とする．脂質はできるだけ多価不飽和脂肪酸を多くし，飽和脂肪酸を少なくする．

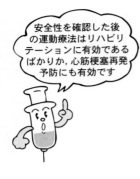
安全性を確認した後の運動療法はリハビリテーションに有効であるばかりか, 心筋梗塞再発予防にも有効です

- 摂取コレステロールは 300 mg／日以下に抑え，食物繊維は 20〜25 g／日，ビタミン，ミネラルなどを多く摂取する.
- 規則正しい食事時間を設定し，適正な食事量とするよう習慣づける.

② 運動療法
- 狭心症が消失したら運動負荷心電図検査を行い，狭心症・不整脈などが起こらない最大心拍数を確認した後開始する.

③ 薬物療法
- 狭心症発作時のニトログリセリン舌下とカルシウム拮抗薬内服
- さらに高血圧があれば高血圧治療ガイドラインに基づく治療を行う．すでにカルシウム拮抗薬内服が開始されているので降圧が不十分の場合には β 遮断薬以外の薬物を追加する.
- 冠れん縮を誘発するため β 遮断薬の投与を避ける.

3）うっ血性心不全

(1) 疾病の解説

　心臓は，全身にくまなく血液を送り続けている臓器で，1 日の心拍数は 10 万回以上におよんでいる．この血液を送り出す機能が障害され，組織の代謝に必要な血液を心臓が拍出できない病的状態を**うっ血性心不全**という．したがって，うっ血性心不全では，心拍出量が低下し，その結果，全身の血液が肺，腹部臓器，手足や顔面などに貯留する（**図4-23**）.

薬物療法は狭心症をコントロールするための治療だけではなく, 心筋梗塞再発予防のため, 脂質異常, 高血圧, 糖尿病があればそれらの治療も行います

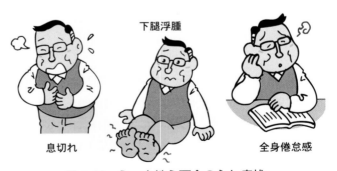

図 4-23　うっ血性心不全の主な症状

(2) 疾病の成因

わが国のうっ血性心不全の原因は，心筋梗塞などの虚血性心疾患と弁膜症が，それぞれ全体の約1/3を占め，その他の原因が約1/3である．一方，うっ血性心不全を増悪させる原因として，感染症，貧血，食塩や水分の摂りすぎ，肉体的・精神的疲労がある．

(3) 疾病の症状および病態

心不全には左心系の弱った左心不全と右心系の弱った右心不全があり，初期には左心不全と右心不全で全身症状は異なる（**図4-24**）．しかし，心不全が高度になると他側の心不全を併発するため，最終的には両側心不全の症状が出現する．

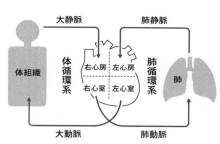

右心不全	左心不全
・下腿浮腫	・動悸・息切れ
・乏尿	・全身倦怠感
・悪心	・易疲労感
・嘔吐	・咳・血痰
・消化不良	・チアノーゼ
・肝臓大（うっ血肝）	・夜間の発作性呼吸困難
・腹水	・起坐呼吸
	・心臓喘息

図4-24　右心不全と左心不全

① 左心不全

左心室からの血液拍出量が減少し，血液は肺循環系にうっ血*2する（肺うっ血，肺水腫）．そのため，日中には動悸，息切れ，全身倦怠感，易疲労感が生じやすい．夜間は，寝る（からだを横たえる）ため，咳，痰（ピンク色の泡沫状喀痰が特徴）が増加し，夜間の発作性呼吸困難，起坐呼吸*3，心臓喘息をきたしやすい．

② 右心不全

右心室からの血液拍出量が減少し，血液は体循環系にうっ血する．腹部臓器のうっ血（うっ血肝，腹水，消化不良など）や末梢の著明な浮腫（特に下半身）が出現する．

（4）うっ血性心不全の症例

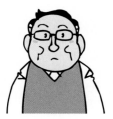

63 歳　男性
身長：165.0 cm
体重：72.2 kg

患者プロフィール

- 妻，息子との３人暮らし
- カーテンの製造販売を行う会社を経営している
- 仕事が忙しく深夜にまで及ぶことが多い
- たばこは吸わない
- アルコールは 30 歳頃から毎日日本酒 2〜3 合，ビール大びん１本，ウイスキー水割り２杯と多量に飲んでいた（15〜20 年間）
- しかし，50 歳頃より缶ビール１本／日に減らしている．
- 運動習慣は特にない．

患者の病歴

- 30 歳頃に頻脈症で入院．同時に高血圧も指摘され内服薬治療を開始した．
- 50 歳頃に飲酒量を減らし，降圧薬なしでも血圧が安定していたので，そのまま放置していた．
- 2〜3 年前より朝４時頃，入眠中に突然呼吸苦が出現し，受診したところ不整脈を指摘されたが，そのほかは特に異常はみられなかった．
- 今年１月頃より咳，発作性の呼吸苦があり，拡張型心筋症（DCM）の疑いにて入院を勧められたが仕事の関係で拒否．
- 7 月頃より再び咳そう，発作性の呼吸苦，痰の絡みが労作時にも出現するようになった．
- 8 月 9 日夜間，発作性呼吸困難を起こし病院を受診した．
- 2 日後，大学病院を紹介され 9 月 10 日精査加療目的で入院となった．

食事習慣

朝食：食パン５枚切り１枚，マーガリン５ g，目玉焼き，トマトジュース，牛乳 200 mL，ブラックコーヒー．
昼食：洋定食のほか天ぷらそばなどの麺類が多い．
夕食：ビール 500 mL を１缶，ご飯茶碗１杯，肉料理を好んで食べている．魚はたまに食べるくらい，青汁を飲んでいるが，トマト，胡瓜，レタスのほか野菜はほとんど食べない．
間食：仕事が深夜におよぶことがあるので，毎日，菓子パンや洋菓子など腹の足しになるものとブラックコーヒーを飲む．

生活リズム

起床時間：6:30
朝食時間：7:30〜8:00
昼食時間：12:00〜12:30
夕食時間：22:00〜24:00
就寝時間：24:30〜1:00

運動習慣

- 特にない．絵画教室までは徒歩 10 分ほど．

検査結果とその評価

TP	6.5	LDH	169
Alb	3.6	CPK	57
Hb	12.1	HbA1c	6.0
AST	22	TC	133
ALT	15	TG	60
γ−GTP	27	HDL-C	20
FB	105	BUN	22.0
Na	137	Cr	0.9
K	4.0	UA	5.0

尿　タンパク（−）・糖（−）

- BNP 1,060 pg/dL と BNP[1] の著名な上昇認めた
- 心エコー検査で左室拡張末期径[2] 60.0 mm，左房径[3] 45 mm，EF[4] 16 ％と左室左房拡大と収縮性の低下を認めた
- 臨床経過，心エコー検査，冠動脈造影検査（冠動脈に狭窄はなかった）より拡張型心筋症による心不全と診断された．

[1] BNP（brain natriuretic peptide）脳性ナトリウム利尿ペプチドの正常値は 18 pg /mL 以下が正常．心不全で上昇する．
[2] 左室拡張末期径　心エコーでの正常値は 52 mm 以下
[3] 左房径　心エコーでの正常値は 39 mm 以下
[4] EF（左室駆出率）50% 以上が正常．収縮期機能不全で低下する．

（5）疾病の治療法

　高血圧症の治療に準じて塩分制限と総エネルギーを抑えた食事療法を行い，心臓に負担をかけないように安静にするとともに**酸素療法**[*1] が用いられる.

- ① 食事療法[*2]
- ● 食塩の制限は 3～7 g/ 日とする.
- ● 過剰な水分摂取を避ける.
- ● 肥満がある場合には，標準体重まで減量するが，当面の体重減少量として 1～3 kg 減らすことを提案する．体重 1 kg= 約 7,200 kcal として 1 日当たり減らすエネルギー量を算出する.
- ● エネルギー量は 25～30 kcal /kg 標準体重 / 日，P：F：C＝15～20：20～30：50～60 とする．BMI=26.5 kg /m², IBW=60.0 kg であり，1,700 kcal とする.
- ● 禁酒（アルコールは拡張型心筋症の心機能を悪化させる可能性がある）.
- ● 禁煙.
- ● 食事時間は規則正しく，ゆっくり食べる.
- ② 薬物療法

　本症例は**左室駆出率（LVEF）**が低下した収縮機能障害による心不全で，非虚血性の拡張型心筋症である（**表 4-20**）.

表 4-20　左室駆出率（LVEF）による心不全の分類

定　義	LVEF	説　明
LVEF の低下した心不全	40 ％未満	収縮不全が主体．現在の多くの研究では標準的心不全治療下での LVEF 低下例が HFrEF[*3] として組み入れられている.
LVEF の保たれた心不全	50 ％以上	拡張不全が主体．診断は心不全と同様の症状をきたす他疾患の除外が必要である．有効な治療が十分には確立されていない.
LVEF が軽度低下した心不全	40 ％以上 50 ％未満	境界型心不全．臨床的特徴や予後は研究が不十分であり，治療選択は個々の病態に応じて判断する.
LVEF が改善した心不全	40 ％以上	LVEF が 40 ％未満であった患者が治療経過で改善した患者群，HFrEF とは予後が異なる可能性が示唆されているが，さらなる研究が必要である.

（資料：日本循環器学会・日本心不全学会編，「急性・慢性心不全診療ガイドライン（2017 年改訂版）」，日本心不全学会，2018 より）

＊1　酸素療法
　組織レベルの酸素が低下しているものを補償するべく吸入気に酸素を加えること.

＊2　心不全の食事療法の中で最も重要なのは減塩．「日本人の食事摂取基準（2020 年版）」では一般人の 1 日食塩摂取量目標を男女ともやっと 0.5 g/ 日下げて男性 7.5 g/ 日未満，女性 6.5 g/ 日未満とした．そして高血圧および慢性腎臓病（CKD）の重症化予防のための食塩相当量は男女とも 6.0 g/ 日未満としている．しかし世界保健機関（WHO）の減塩目標は 2012 年から健康な人でも 5.0 g/ 日未満としている．心不全患者には 1 日食塩摂取量を 2.0 g/ 日とすべきとの提唱もあるが，この有効性についてのエビデンスは現在乏しい.

＊3　HFrEF
（heart failure with reduced ejection fraction）
　収縮機能が低下した心不全のこと.
　逆に収縮機能が保たれた心不全を HFpEF
（heart failure with preserved ejection function）という.

＊1　ミネラルコルチコイド
**　　　受容体拮抗薬**

　ミネラルコルチコイド受容体拮抗薬（MRA）は従来アルドステロン拮抗薬と言われていた．MRA は，腎臓の遠位尿細管および接合集合管のミネラルコルチコイド受容体に作用してカリウムの喪失なくナトリウム排泄を促進し，降圧効果をもたらす．アルドステロンは心血管系に対して障害作用を有するため，MRA には臓器保護効果があり，心不全や心筋梗塞後において予後を改善することを示す大規模臨床試験が多く報告されてきている．

＊2　資料：2009 年度合同研究班報告「慢性心不全治療ガイドライン（2010 年改訂版）」，
　http://www.j-circ.or.jp/ guideline/pdf/JCS2010_ matsuzaki_h.pdf より

　拡張型心筋症の病因は不明であるが，少なくとも一部に非顕性ウイルス性心筋炎の可能性がある．またアルコール性心筋症との鑑別が重要である．交感神経系，レニン・アンジオテンシン・アルドステロン（RAA）系が賦活化され，進行性の左室拡大と収縮性の低下，すなわちリモデリングが生じ，死亡，心不全の悪化などのイベントに繋がると考えられている．

　薬物治療には ACE 阻害薬ないし ARB と少量の β 遮断薬および**ミネラルコルチコイド受容体拮抗薬（MRA）**[＊1]（スピロノラクトンが代表）を用いることの有用性を多くのエビデンスが示している．利尿薬はうっ血に基づく労作時呼吸困難，浮腫などの症状を軽減するために有効な薬剤である．従来使用されていた強心薬ジギタリスは予後をかえって悪化させることが示されているため，心房細動時の心拍数コントロール目的などごく限られた状況でなければ使用しない．

　その他重症の場合は両室ペーシングによる心臓再同期療法，補助人工心臓，心臓移植などの非薬物療法がある．

コラム　心不全治療に有効な少量の β 遮断薬

　β 遮断薬は一般的に陰性変力作用をもつので左室の収縮力を落としてしまう．スウェーデンの Waagstein らが 1975 年に β 遮断薬が心不全に著効を示した 7 例を報告したとき，米国ではかなりの批判が出ていた．以来，小規模試験が続けられ，ACE 阻害薬が心不全の標準療法となる中，1990 年代後半には，これに β 遮断薬を追加することでさらに心不全患者の予後が改善するという大規模試験の報告[＊2]が相次いだ．今日では少量の β 遮断薬を心不全の治療に用いることは世界中で広く行われている．慢性心不全では心臓の弱くなった機能を補うために，交感神経の働きが活発化している．しかし長期間このような状態が続くと，心不全はだんだんと悪化していく．β 遮断薬はこの神経の働きを抑えることで，無理をしている心臓の動きを少し休める作用がある[＊2]．

循環器系疾患に関連する Question

① 　成人における血圧値の分類について説明しなさい．
② 　主要降圧薬の適応と禁忌について説明しなさい．
③ 　狭心症と心筋梗塞の違いを説明しなさい．
④ 　うっ血性心不全における右心不全と左心不全のそれぞれの症状を説明しなさい．

4.5　腎・尿路疾患の栄養アセスメントと栄養ケア

　腎臓を機能から大きく分けると，血液をろ過して原尿をつくる**糸球体**と，原尿から身体に必要な物質を再度吸収する**尿細管**から構成されている（**図4-25**）．

　正常に機能している糸球体からはタンパク質のような高分子物質はろ液（原尿）に出てこない．一方，ブドウ糖やアミノ酸は糸球体をろ過し原尿には出てくるが尿細管で再吸収されるので，尿中にはほとんど含まれない．また，尿細管で水や電解質の再吸収を調節することにより体内の水分量や電解質量を一定に維持している．

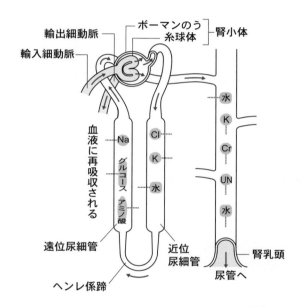

ネフロンは，脊椎動物の腎臓の腎小体とそれにつづく尿細管により構成されている腎の形態的，機能的単位である．1個の腎臓に約100万個あり，血液をろ過し尿の生成を行っている．

図 4-25　腎小体と尿細管（ネフロン，腎単位の構造）

1）急性糸球体腎炎（Acute Glomerulonephritis）

（1）疾病の解説

　腎疾患の既往歴がない人に，急に血尿（肉眼的），タンパク尿，糸球体機能の低下，高血圧，浮腫，乏尿などが認められる場合を総称して**急性糸球体腎炎症候群**という．特に学童期（5〜15歳）に多く，高齢者や3歳以下の乳幼児には少ない．

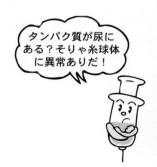

タンパク質が尿にある？そりゃ糸球体に異常ありだ！

（2）疾病の成因

多くが，**A群 β溶血性連鎖球菌**（溶連菌）感染に続発する．溶連菌の菌体成分が抗原となり血流中に形成された免疫複合体が糸球体を傷害する．

（3）疾病の症状および病態

溶連菌による上気道感染後の１〜３週間後に発症し，肉眼的血尿，浮腫，高血圧が見られる．**無尿**[*1]の場合もあるが，通常は１週間以内に自然緩解する．小児では慢性化することは少ないが，成人では20〜30％が慢性化する．

２）慢性糸球体腎炎（Chronic Glomerulonephritis）

（1）疾病の解説

血尿あるいはタンパク尿が長期（少なくとも１年以上）にわたって遷延し，持続するものを**慢性糸球体腎炎症候群**という．腎機能が正常で進行性に乏しいものから腎機能の低下が著しく，透析療法が必要なものまである．

（2）疾病の成因

この症候群を呈する疾患としては**IgA腎症，メサンギウム増殖性腎炎，巣状糸球体硬化症**[*2] および **ループス腎炎**[*3] などがある．

IgA腎症とは 糸球体腎炎の一型で，どの年齢層にも出現するが，若干男性に多く20〜30歳代にピークがある．約2/3は無症候性タンパク尿，血尿で発見され，残りは急性腎炎症状その他で発症する．尿所見は血尿が特徴であり，高頻度に肉眼的血尿をともなう．食事療法を**表4-21**に示す．

＊1 無 尿
尿量は，健康成人では男子1,500 mL，女子1,200 mLが１日の平均尿量である．この１日尿量が400 mL／日以下に減少した状態を乏尿という．また，100 mL／日以下になれば無尿という．
１日の水分の摂取量，下痢，嘔吐，発熱などによる水分喪失や気温，湿度などの環境条件によっても変化する．乏尿や無尿は，腎機能が低下した腎不全時に現れる．

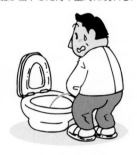

＊2 巣状糸球体硬化症
１歳以上のどの年齢層にも発症し，やや男性優位で90％以上がネフローゼ症候群を呈する．糸球体に巣状，分節状に硬化し，硝子化巣を示す．残りの部分は軽微変化にとどまるか，軽度のびまん性メサンギウム増殖を伴う．

＊3 ループス腎炎
全身性エリテマトーデスに合併する糸球体腎炎で，免疫複合体型腎炎の典型である．

表4-21　IgA腎症の食事療法

① エネルギー摂取量 　１日エネルギー摂取量は，「30 kcal×標準体重 kg」で算出する．
② タンパク質摂取量 　1）CKDステージ1〜2（eGFR：推算糸球体濾過量）60 mL／min以上で，0.8 g／kgIBW／日 　2）CKDステージ3（eGFR）30〜59 mL／minで，0.6〜0.8 g／kgIBW／日 　3）CKDステージ4〜5（eGFR）29 mL／min未満で，0.3〜0.6 g／kgIBW／日 　ただし，0.3〜0.6 g／kgIBW／日のタンパク質制限では，エネルギー不足によるタンパク質異化亢進の危険があるため，十分なエネルギー量の確保と必須アミノ酸欠乏に対する注意が必要である．
③ 食塩制限 　ネフローゼ状態でない患者は6 g／日，ネフローゼ患者では3 g／dayの食塩制限（全食品中の食塩量）とする．

(3) 疾病の症状および病態

　血尿とタンパク尿が主症状である．腎機能の低下が著明でない時期には自覚症状はほとんどない．腎機能障害が進行すれば，**高窒素血症，高カリウム血症，代謝性アシドーシス**などが見られる．

3) ネフローゼ症候群 （Nephrotic Syndrome）

(1) 疾病の解説

　ネフローゼ症候群は，高度のタンパク尿による**低タンパク血症，浮腫**（p.45 参照），**脂質異常症**（p.61 参照）などの症状を呈するもので，原因となっている疾患を問わない（**図 4-26**）．

浮腫　　　食欲不振　　　タンパク尿

図 4-26　ネフローゼ症候群の主な症状

(2) 疾病の成因

　タンパク尿の出現が腎障害によるものか，疾患によるものかによって一次性（原発性）と二次性（続発性）とに分類されている（**図 4-27**）．

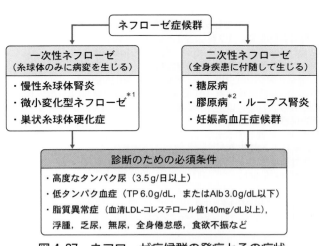

図 4-27　ネフローゼ症候群の発症とその症状

＊1　微小変化型ネフローゼ
　こどものネフローゼに圧倒的に多く，腎臓の組織を顕微鏡でみても糸球体にはほとんど変化がないので，微小変化と呼ばれる．ステロイド（プレドニゾロン）が有効な例が 80 % 以上である．

＊2　膠原病
（collagen disease）
　結合組織に病変を生じる一連の疾患．当初，全身性エリテマトーデスと強皮症について研究されたが，その後，リウマチ性関節炎，リウマチ熱，多発性筋炎および結節性多発性動脈炎などが追加された．

111

(3) 疾病の症状および病態

　成人ネフローゼ症候群の診断基準に示すとおり，1 日 3.5 g 以上のタンパク尿が持続する，または随時尿において尿タンパク / 尿クレアチニンの比が 3.5 g /gCr 以上を示した場合，血清アルブミン値 3.0 g /dL 以下，または血清総タンパク量 6.0 g /dL 以下の場合，浮腫および**高 LDL-C 血症**が認められる（**表 4-22**）．

表 4-22　ネフローゼ症候群の診断基準

成人ネフローゼ症候群の診断基準
　①　タンパク尿：3.5 g/ 日以上が持続する
　　　随時尿において尿タンパク / 尿クレアチニン比が 3.5 g/gCr 以上の場合もこれに準ずる
　②　低アルブミン血症：血清アルブミン値 3.0 g/dl 以下
　　　血清総タンパク量 6.0 g/dL 以下も参考になる．
　③　浮腫
　④　脂質異常症（高 LDL コレステロール血症）

注：1）上記の尿タンパク量，低アルブミン血症（低タンパク血症）の両所見を認めることが本症候群の診断の必須条件である．
　　 2）浮腫は本症候群の必須条件ではないが，重要な所見である．
　　 3）脂質異常症は本症候群の必須条件ではない．
　　 4）卵円形脂肪体は本症候群の診断の参考となる．
（資料：厚生労働科学研究費補助金難治性疾患等政策研究事業「エビデンスに基づくネフローゼ症候群診療ガイドライン 2017」より）

(4) ネフローゼ症候群の症例

	患者プロフィール・病歴・家族歴
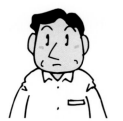 46 歳　男性 身長：170 ㎝ 体重：69 kg	● 妻と娘の 3 人暮らし． ● 経理部勤務，デスクワーク． ● 32 歳時，社内検診にてタンパク尿を指摘．近医に受診し，ペルサンチン[*1]投与により尿タンパク質は陰性となった（尿タンパク質 0.5〜1.0 g / 日）． ● 42 歳時再度タンパク尿が出現，高血圧も指摘されレニベース（アンジオテンシン変換酵素阻害薬）を投与される． ● 43 歳時，尿タンパク質 2.4〜3.6 g / 日と悪化を認めた． ● 45 歳時，5 月栄養指導（2,000 kcal，タンパク質 50 g，塩分 6 g）をはじめて受け入れる．以後，1 年ほど外来にて毎月 1 回栄養指導を受け，内服薬も増量していた． ● 46 歳時，腎機能の改善なく，内服薬調整，タンパク尿，高血圧の精査・加療目的にて入院する． ● 主訴は腹部膨満感，食思不振，倦怠感である． ● 家族歴は特になし． ＊1　ペルサンチンの主な効果と作用　尿にタンパク質が出てくるのをおさえる，冠動脈を拡げる，血液が固まるのを防ぐなどの働きがある．

食事習慣	生活リズム
朝食：飯茶碗1杯，薄い味噌汁1杯，納豆1パック，生野菜，焼きのり． 昼食：麺類が主で，たまに寿司，カツ丼，天丼などを食べることがある． 夕食：ご飯は男茶碗1杯，肉＞魚が多い．卵や豆腐なども併せて食べている． 　　　野菜は煮炊きした物と和え物．たまにビール350mLを1缶飲むことがある． 間食：風呂上がりに果物を1/2～1個食べる．	起床　6：30 朝食　7：00 昼食　12：00 夕食　19：30 就寝　22：00

運動習慣
● 特にない．1回/3ヶ月程度，付き合いでゴルフしていたが，現在はしていない． ● 通勤は車で30分ほど，デスクまではエレベータを利用するのであまり歩かない．

入院時の検査結果とその評価

RBC	470	Na	141
Hb	8.8↓	K	4.4
TP	6.6↓	Cl	108↑
Alb	2.8↓	LDL-C	182↑
BUN	58↑	TG	160↑
Cr	2.3↑	血圧	156/98↑

● 本症例は，エネルギー量2,000 kcal，タンパク質50 g，食塩量6 gと指示されている．
● 主訴は，腹部膨満感，食思不振，倦怠感であり，食事量が十分に摂取されていないと考えられる．そのため低タンパク栄養状態に陥っており，十分なエネルギー量を確保するとともに，良質なタンパク質を摂取させることが必要である．
● タンパク質は，アミノ酸価の高い肉，魚，卵などの動物性食品を用い，一方で主食については，低タンパク質の治療用特殊食品を用いて，エネルギー量の確保に努める．

治療の経過

● 45歳時，栄養食事指導（2,000 kcal，タンパク質50 g，塩分6 g）をはじめて受け入れ，以後，外来にて毎月1回受講し，内服薬も増量していた．
● 46歳時，腎機能の改善なく，内服薬調整．精査・加療目的にて入院，腎生検を施行する．ステロイドの効果はほとんど無く，降圧治療（125/75 mmHg以下目標，内服），減塩3～4 g/日，タンパク質の制限（0.8～1.0 g/kg標準体重/日）を中心に行っている．

1日尿量より求める摂取タンパク質量と塩分摂取量

摂取塩分（g/日）の求め方：U-Na × 尿量（L/日）×23×2.54/1,000

摂取タンパク質（g/日）の求め方：
　　　（UNmg/dL×尿量（L/日）/100 + 0.031×体重）×6.25

---

(5) 疾病の治療法

① 食事療法

● 低タンパク質状態を脱することを目的に十分なエネルギー量（35 kcal/kg標準体重/日）を確保し，体タンパク質の異化作用を抑える．

● タンパク質は，腎機能障害の程度に応じて0.8～1.0 g/kg標準体重/日に制限する．通常，低タンパク質にしたエネルギー量を

炭水化物や脂質で補い，エネルギー摂取不足に陥らないよう注意する．

- 浮腫，高血圧がある場合は食塩を 3 ～ 6 g / 日未満にする．注意する食品としては，漬物，つくだ煮，魚介加工食品，レトルト食品，インスタント食品などがある．
- K は，血清 K 値が 5.5 mEq /L 以上の場合には K 摂取を制限する．通常の食事摂取において，尿中に排泄される K 量は 60 mEq / 日（2,400 mg / 日）である．腎機能が低下し，尿中カリウム排泄量が低下していくと高カリウム血症を起こしやすく不整脈のリスクが増すことから K 制限を行う．
- 水分は，通常制限はしないが，著しい浮腫が認められる場合には体重の測定を行い，必要であれば水分制限を行う．また，K，Na など電解質のバランスに注意する．

② 運動療法

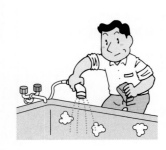

- 治療導入期は，安静にして療養に努める．
- タンパク尿 3.5 g / 日以上出現している時期は，30 分程度の通勤，軽作業，軽い家事，散歩（3～4 メッツ以下）などを行う．
- タンパク尿 1 g / 日未満になれば，1 時間程度の通勤，一般事務，速足散歩（4～5 メッツ以下）など中等度制限を行う．
- 運動の強度については，個々の患者の病状に応じて主治医と相談したうえで慎重に行う必要がある．

③ 薬物療法

- 一次性のネフローゼ症候群にはステロイド薬（プレドニゾロン）を使用することが多い．ステロイド薬の使用に当たっては治療の必要性と副作用を十分に説明し理解させる．
- 二次性のものについては，原因疾患の治療を優先して行う．浮腫や高血圧がみられる場合には利尿薬，降圧薬を用いる．
- 抗血小板凝固薬，抗凝固薬を服用している場合には，ビタミン K を多く含んでいる食品は避ける．
- フェロジピン，ニフェジピンなどのカルシウム拮抗薬やシクロスポリン（免疫抑制薬），トリアゾラム（睡眠調整薬），テルフェナジン（喘息・アレルギー薬）などの服用時には柑橘類およびその加工品（グレープフルーツジュース）を避ける．

4）急性腎不全（Acute Renal Failure：ARF）

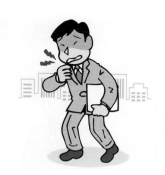

（1）疾病の解説

何らかの原因で急速に腎機能が著しく低下し，体液量，浸透圧，電解質，酸塩基平衡など体液の恒常性（ホメオスターシス）が維持できなくなった病態をいう．腎機能低下に伴い，急速な高窒素血症の進行，水・電解質異常および代謝性アシドーシスが認められる．

（2）疾病の成因

原因から腎前性（腎血流量の低下），腎性（腎そのものの障害），腎後性（尿の排泄障害）腎不全に分類される（表 4-23）．

表 4-23　急性腎不全の発症機構

区　分	発　症　機　構
腎前性腎不全	循環血漿量減少（出血，脱水，火傷），心拍出量低下など
腎性腎不全	急性尿細管壊死，急性間質性腎炎，急性糸球体疾患など
腎後性腎不全	尿路閉塞（尿管内凝血，尿管結石，膀胱腫瘍，前立腺肥大症など）

（資料：日本病態学会編「病態栄養ガイドブック」，南江堂，2019 より）

（3）疾病の症状および病態

急性腎不全は以下の経過を示す．

① 乏尿期・無尿期

尿量減少による体液過剰のため浮腫，高血圧，心不全が出現する．腎機能低下により高カリウム血症や代謝性アシドーシスをきたす．食欲不振，悪心・嘔吐などの消化器症状や痙攣，昏睡などの神経症状を生じることもある．

② 利尿期

乏尿期・無尿期が 1〜3 週間続いた後，腎機能の回復に伴い 1 日に数 L の尿量となる．ここまでを急性期といい，その後，回復期にはいる．

③ 回復期

尿量は正常化し始めるが，完全な正常化には数ヶ月かかる．

(4) 急性腎不全の症例

患者プロフィール

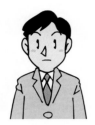

24歳　男性
身長：173 cm
体重：69.2 kg

- 会社員（営業），両親と弟の 4 人暮らし．
- たばこは吸わない．
- アルコールは自宅でビールをコップ 1 杯飲む程度．
- 趣味は読書と音楽鑑賞で野外活動は好まない．
- 食べることに興味がなく，親の作った食事で満足している．

患者の病歴と家族歴

- 喉の痛みがあり，咳，鼻水や発熱もあったので市販の風邪薬を服用して 2～3 日会社を休んでいた．
- 10 日後，発熱，頭痛，嘔吐があり，血尿もみられたので近医受診したところ高血圧，手足のむくみ，タンパク尿を指摘され急性腎不全と診断され，精密検査を受けるため入院した．
- 入院時血圧 168 /98 mmHg，脈拍 82 回 / 分・整．顔面はやや腫れぼったく，両下肢に軽度の浮腫を認めた．尿量は 320 mL / 日．
- 家族歴は特になし．

食事習慣

朝食：食べないことが多い．たまに食パン 5 枚切り 1 枚，ストレートコーヒー，果物を摂ることもある．
昼食：ファストフード店で日替わりメニューやラーメン定食．
夕食：ご飯は男茶碗 2 杯，魚よりも肉を食べることが多い．野菜はあまり食べない．たまにビールを飲むことがある．
間食：風呂上がりに野菜ジュース 1 パック（約 200 mL）を飲んでいる．

生活リズム

起 床	7：00	
朝 食	7：40	
勤務時間	9：00～20：00	
昼 食	12：00	
夕 食	22：00	
就 寝	23：30	

運動習慣

- 特にない．営業のため車で移動している．休みの日も音楽やテレビを楽しんでいる．

検査結果とその評価

WBC	6800	TG	82
RBC	465	BUN	56 ↑
Hb	13.1	Cr	2.4 ↑
AST	22	Ccr	44 ↓
ALT	18		
LDL-C	152 ↑		
HDL-C	48		
U-pro	1+ ↑		
尿潜血	3+ ↑		

- 腎機能の評価に用いられる臨床検査は BUN，Cr，Ccr の 3 項目である．BUN は 56 mg /dL と中等度の上昇が認められ，腎機能障害を顕している．
- Cr は 2.4 mg /dL と高値を示し，Ccr は 44 mL /min と腎機能が高度に低下していることを示している．
- 入院時には，血圧 168 /98 mmHg と Ⅱ 度の高血圧，両下肢に軽度の浮腫があり，尿量も 320 mL / 日と乏尿状態を認めている．このままでは，腎機能がますます悪化することが考えられる．
- 本症例は，普段朝食を食べないことが多く，エネルギー摂取量の不足が心配である．また，昼食は簡単に済まし，夕食もタンパク質食に偏っているので，適正な食事療法を教育する必要がある．

治療の経過
● 本症例は，溶連菌感染（咽頭炎）にひきつづき生じた急性腎不全である．治療は，安静を保つとともに利尿薬，抗血小板薬などを用い，また，溶連菌感染に対しては抗生物質を使用する． ● 尿量減少による体液過剰のため浮腫には利尿薬，高血圧には ACE-1 あるいは ARB を用いて 130 /85 mmHg 未満を目標に降圧する． ● エネルギーは 35 kcal /kgIBW / 日，タンパク質は 0 .5 g/kgIBW/ 日の食事とする． ● 水分は，乏尿期には前日の尿量＋500 mL 程度（不感蒸泄分）に制限し，脱水，電解質異常に注意する．塩分は，3 g/ 日以下とした．

（5）疾病の治療法

①　食事療法

- 急性期，回復期を通して，エネルギーは 35 kcal /kg / 日と十分に与え，タンパク質は 0.5 g /kg / 日以下に制限する．
- 水分は，乏尿期には前日の尿量＋500 mL 程度（不感蒸泄分）に制限する．利尿期には，脱水，電解質異常に注意する．
- 塩分を 3 g / 日以下とする．
- 急性期には，香辛料，野菜類，果実類を制限し，アルコールは禁止する．
- 回復期には，タンパク質は 1.0 〜 1.3 g /kg / 日，水分と食塩制限（3 〜 5 g / 日以下）を緩やかにする．

②　運動療法

- 治療導入期は，安静にして療養に努める．
- 運動の強度については，個々の患者の病状に応じて主治医と相談したうえで慎重に行う必要がある．

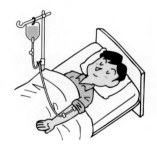

③　薬物療法

- 水分の貯留を抑えるための利尿薬を与える．
- 高血圧を改善するためにカルシウム拮抗薬を用いる．
- 感染の原因菌に対しては抗生物質を投与する．
- 利尿薬を用いるので，低カリウム血症，低ナトリウム血症など電解質に注意する．

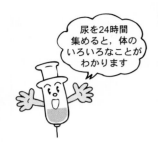

尿を24時間
集めると，体の
いろいろなことが
わかります

5）急性腎障害（Acute Kidney Injury：AKI）

　AKI患者では，高血糖，異化亢進に伴う筋タンパク質の分解，肝臓での脂肪分解の低下がみられる．AKIの定義は，①48時間以内に血清クレアチニン値が0.3 mg/dL以上上昇した場合，②血清クレアチニン値が基礎値の1.5倍以上の上昇を示した場合，③尿量が6時間以上継続して0.5 mL/kg/時未満であった場合である．

　AKI患者に必要なエネルギー量は，20〜30 kcal/kg標準体重であり，病態により調整する．タンパク質は保存的治療で0.6〜0.8 g/kg標準体重，透析療法では，1.0〜1.5 g/kg標準体重とする．

6）慢性腎不全（Chronic Renal Failure：CRF）

（1）疾病の解説

　腎機能が徐々に低下・進展して腎臓のネフロン数が減少し，体液の恒常性維持が困難となり，やがて末期腎不全（**尿毒症**[*1]）にいたる病態である（**図4-28**）．腎臓機能の低下には，高血圧，高尿酸血症，脂質異常症，心不全，感染症，脱水，高タンパク質食，喫煙などが関与していることから，これらの増悪因子を除去する必要がある．

*1　尿毒症の症状
　尿毒症は，腎機能が著しく低下してさまざまな老廃物や尿毒症毒素が体内に溜まることによる症候群のことである．
　尿毒症の自覚症状には，顔や下肢の浮腫，皮膚掻痒感，貧血，頭痛，めまい，倦怠感，眠気，動悸，息切れ，呼吸困難などの全身症状のほか，食欲不振，吐き気，下痢，腹痛などの消化器症状や視力の低下，血液凝固異常，易感染性，性機能障害，成長障害，甲状腺ホルモンの異常，肺水腫，尿毒症性心膜炎などを引き起こす（p.7，119参照）．

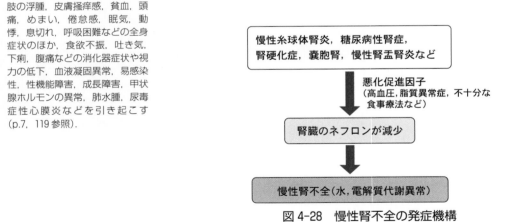

図4-28　慢性腎不全の発症機構

(2) 疾病の成因

すべての腎疾患が慢性腎不全の原因となるが，近年では糖尿病腎症の割合が増加している．

(3) 疾病の症状および病態

慢性腎不全の症状は，腎機能がある程度残っている場合には自覚症状に乏しく，腎機能が 20 ％以下に低下すると浮腫，疲労感，夜間多尿，食欲不振，吐き気，頭痛，皮膚のかゆみ，痙攣，高血圧，貧血などの症状が現れる．腎機能は不可逆的に障害された状態で，糸球体濾過量が減少し，体内の老廃物の排泄が不十分となった状態である．尿毒症は，慢性腎不全の末期にみられる重篤な病態であり，**図 4-29** に示す症状が現れる．

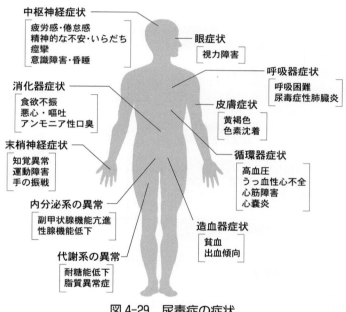

中枢神経症状
- 疲労感・倦怠感
- 精神的な不安・いらだち
- 痙攣
- 意識障害・昏睡

眼症状
- 視力障害

呼吸器症状
- 呼吸困難
- 尿毒症性肺臓炎

消化器症状
- 食欲不振
- 悪心・嘔吐
- アンモニア性口臭

皮膚症状
- 黄褐色
- 色素沈着

末梢神経症状
- 知覚異常
- 運動障害
- 手の振戦

循環器症状
- 高血圧
- うっ血性心不全
- 心筋障害
- 心嚢炎

内分泌系の異常
- 副甲状腺機能亢進
- 性腺機能低下

造血器症状
- 貧血
- 出血傾向

代謝系の異常
- 耐糖能低下
- 脂質異常症

図 4-29　尿毒症の症状

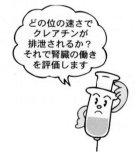

どの位の速さでクレアチンが排泄されるか？それで腎臓の働きを評価します

(4) 慢性腎不全の症例

患者プロフィール

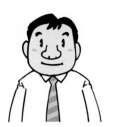

35 歳　男性
身長：163 cm
体重：65 kg

- 会社員．デスクワーク．単身赴任．
  たばこ 20 本 / 日，アルコールは飲まない．
- 会社の検診では，毎年尿タンパク，血尿を指摘されていた．

患者の病歴と家族歴

- 22 歳時，健診でタンパク尿を指摘され，病院にて腎生検を受けたところ IgA 腎症と診断された．約 6 ヶ月間内服薬を服用したが，その後仕事も忙しくなったので自己中断した．
- 30 歳時，検診で高血圧（140〜180 mmHg）を指摘され，近医を受診したところ尿タンパクの出現も指摘された．
- 血清クレアチニン値 2.2 mg /dL と腎機能の悪化が認められ，精査のため入院となった．
- それを機会に食事療法および薬物療法とも真面目に取り組み，血清クレアチニン値は 2.0 mg /dL，クレアチニンクリアランスは 48 mL / 分を維持している．
- 祖父は高血圧，祖母は糖尿病，父は脂質異常症．兄と妹は正常．

食事習慣 / 生活リズム

食事習慣	生活リズム
朝食：おにぎり 1 個，カップ味噌汁 1 /2 杯，目玉焼き，トマト． 昼食：コンビニの弁当が主で，塩分の少ない洋風弁当の中から焼肉弁当や唐揚弁当を選んでいる．たまに回転寿司，牛丼，カツ丼，天丼などを食べることもある． 夕食：ご飯は男茶碗 1 杯，惣菜を買うことが多く肉も魚も半分ほど食べるようにしているが，卵や豆腐はほとんど食べない．野菜は，煮炊きした物と和え物． 間食：仕事中には清涼飲料水 500 mL を 1 本，風呂上がりに缶コーヒー 250 mL 1 本を飲んでいる．	起　床　　7：00 朝　食　　7：40 勤務時間　9：00〜20：00 昼　食　　12：00 夕　食　　22：00 就　寝　　23：30

運動習慣

- 特にない．通勤は車で 30 分．

入院時の検査結果とその評価

RBC	308 ↓	Cr	2.3 ↑
Hb	9.5 ↓	UA	8.6 ↑
TP	6.4 ↓	Na	140
Alb	3.3 ↓	K	4.1
LDL-C	108	Cl	102
HDL-C	38 ↓	IgG	1183
TG	92	IgM	33 ↓
BUN	42 ↑	IgA	189

- RBC 308，Hb 9.5 と貧血．
- TP 6.4，Alb 3.3 と低タンパク栄養状態．
- BUN 42，Cr 2.3 と上昇しており，また Ccr 48 と腎機能が低下している．
- IgA 腎症は予後が不良で，約 40 % が腎不全に進行している．
- タンパク質は 0.8 g /kg 標準体重，食塩 6 g 未満 / 日とする．

治療の経過
● 30 歳時，精査入院の機会に食事療法および薬物療法とも真面目に取り組み，血清クレアチニン値は 2.0 mg /dL，クレアチニンクリアランスは 48 mL / 分を維持できていた．
● 腎生検の後，しばらくは食事療法および薬物療法とも遵守し比較的予後良好であった．
● その後，タンパク質の摂り過ぎ，食塩量の増加，水分量の増加などから腎機能がさらに悪化し，IgA 腎症から慢性腎不全に至った．

（5）疾病の治療法

　腎機能低下の進行に従って糸球体濾過量（eGFR）が低下し，水分，電解質異常，尿毒症物質の蓄積，エリスロポエチンやレニンの産生障害，ビタミン D_3 の不活化などが起きる．保存期*1 の慢性腎不全の食事療法は十分なエネルギー量を確保するとともに食塩，カリウムおよびリンの厳重な制限を行う．

*1　保存期
　腎機能低下の程度によって病期ステージが分かれている．慢性腎不全は，慢性腎臓病の病期ステージに準拠しており，第 4 期に分類されている（表 4-24）．

表 4-24　慢性腎臓病の病期ステージ

病期ステージ		GFR（mL /min /1.73 ㎡）
1	腎障害（＋）（尿タンパク陽性のみ）	≧ 90（正常）
2	腎障害（＋）（尿タンパク陽性のみ）	60〜89（軽度低下）
3	腎障害（＋）	30〜59（中等度低下）
4	腎障害（＋）	15〜29（高度低下）
5	末期腎不全（透析，移植患者は除く）	< 15（透析療法）

　タンパク質は 0.6 g /kg 標準体重 / 日以下の低タンパク質食とする．少量のタンパク質摂取量であるので，良質なタンパク質の摂取が必要であり，病者用特殊食品の利用も考える．可能な限り普段どおりの社会生活をさせるが，過労は極力避ける．

① 食事療法
- エネルギーは 25〜35 kcal /kg 標準体重 / 日とする．
- タンパク質は 0.6〜0.8 g /kg 標準体重 / 日とする．
- 食塩は，3〜6 g 未満 / 日とし，カリウムは 1.5 g / 日以下とする．

② 運動療法
- 原則として安静を維持する．運動については，個々の患者の病状に応じて主治医と相談したうえで慎重に行う必要がある．

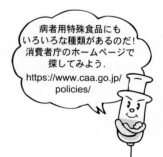

病者用特殊食品にもいろいろな種類があるのだ！消費者庁のホームページで探してみよう．
https://www.caa.go.jp/policies/

③ 薬物療法
- クレアチニン, 電解質をチェックしながら薬剤の投与量を決める.
- クレメジンを大量投与すると腹部膨満感, 腹痛などを起こすことがある.
- ACE 阻害薬と ARB は高カリウム血症や腎機能の悪化を起こすことがある.

7) 糖尿病腎症

(1) 疾病の解説

糖尿病腎症は, 網膜症, 神経症と並ぶ糖尿病の三大合併症 (細小血管障害) の1つである[*1].

(2) 疾病の成因

高血糖状態が長期に及ぶ過程で, 細小血管病変として腎臓の糸球体に組織的な変化が起こり発症, 進展する.

(3) 疾病の症状および病態

① 糖尿病患者に**微量アルブミン尿**が出現した時点で糖尿病腎症と診断される.

② 糖尿病腎症の病期は尿タンパクと**糸球体濾過率** (GFR[*3]) から分類されている (**表4-25**).

＊1 2017年12月末現在, 慢性透析患者は33.4万名余, 原疾患[*2]で最も多いのは糖尿病腎症39.0%, 次いで慢性糸球体腎炎27.8%, 腎硬化症が10.3%である.

＊2 原疾患
ある疾患が原因で他の疾患が合併症として発症することがある. 例えば, 糖尿病腎症は糖尿病が原因で発症する合併症である. この場合, 糖尿病を原疾患という.

＊3 GFR
(Glomerular Filtration Rate) 一般にはCcr (クレアチニンクリアランス) で代用

＊4 GFR60 mL /min /1.73 ㎡未満の症例はCKDに該当し, 糖尿病腎症以外の原因が存在し得るため, 鑑別診断が必要.

＊5 GFR60 mL /min /1.73 ㎡未満から, その低下に伴う腎イベントが増加するため注意が必要.

表4-25　糖尿病腎症病期分類

病　期	尿アルブミン値 (mg /gCr) あるいは尿タンパク値 (g /gCr)	GFR (eGFR) (mL /min /1.73 ㎡)
第1期 (腎症前期)	正常アルブミン尿 (30 未満)	30 以上[*4]
第2期 (早期腎症期)	微量アルブミン尿 (30〜299)	30 以上
第3期 (顕性腎症期)	顕性アルブミン尿 (300 以上) あるいは持続性タンパク尿 (0.5 以上)	30 以上[*5]
第4期 (腎不全期)	問わない	30 未満
第5期 (透析療法期)	透析療法中	

(資料：糖尿病〔 〕正合同委員会, 2013.12 より)

（4）糖尿病腎症の症例

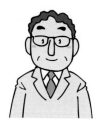

45 歳　男性
身長：167 cm
体重：59.5 kg

患者プロフィール

- 標準体重 61.4 kg, BMI ＝ 21.3 kg /m².
- 会社員. 妻と子ども 2 人の 4 人暮らし.
- 糖尿病の食事療法は妻任せである.
- デスクワーク.
- たばこ 20 本 / 日.
- アルコールは機会飲酒.
- 仕事人間であり, 自分の体より組織を重視している.
- 病気のことについて上司, 同僚や部下に知られないよう, 付き合いや残業なども行っている.

患者の病歴と家族歴

- 35 歳時, 検診にて尿糖陽性を指摘され, 近医受診したところ血糖値 205 mg /dL と糖尿病の疑いを指摘された. 特に自覚症状もなかったのでそのまま放置していた.
- 40 歳時, 人間ドックで尿糖とタンパク尿ともに陽性と判定され, 受診を勧められたがそのままにしていた.
- 42 歳時, 体重が減少と新聞の文字が見えにくくなったため眼科受診, 高血糖と糖尿病網膜症と診断された.
- 43 歳時, 靴擦れがひどくなり化膿していたので皮膚科を受診したところ大学病院を紹介された. 糖尿病と診断され, 糖尿病食（1,600 kcal：20 単位）の栄養食事指導を受けた. その後, 仕事も忙しくなり薬は飲んでいたが, 食事療法は不十分であった.
- 45 歳時, 検診にて 尿糖（3⁺）, 尿タンパク（3⁺）のほか血尿も指摘されたため, 大学病院において腎生検を行ったところ糖尿病腎症第 3 期（顕性腎症期）と診断された.
- 既往歴はなし. 父は胃がん, 母は糖尿病.

食事習慣

朝食：食パン 6 枚切り 1 枚, マーガリン, コーヒー(砂糖 5g), ハム 1 枚, 牛乳 200 mL.
昼食：社員食堂で日替わり定食, 汁物は摂らない. たまにうどんやそばにするが汁は飲まないようにしている.
夕食：ご飯は男茶碗 1.5 杯, 肉も魚も半分ほどにし, 卵 1 個と豆腐半丁をときどき食べている. 野菜は煮炊きした物は塩分が多いので生で食べている.
間食：仕事中にコーヒー 2 杯, 風呂上がりに果物 1 /2 個ほど食べている. その他食物繊維を摂るため青汁 1 杯を飲んでいる.

生活リズム

起　床	7：00
朝　食	7：40
勤務時間	9：00〜20：00
昼　食	12：00
夕　食	22：00
就　寝	23：30

運動習慣

- 特にない. 通勤は車で 45 分.

| | | 検査結果とその評価 | |

検査項目	40歳時データ	45歳時データ
TP	6.9	6.2 ↓
Alb	3.7	3.5
LDL-C	172 ↑	166 ↑
HDL-C	44	43
TG	182 ↑	168 ↑
BUN	24.8 ↑	44.6 ↑
Cr	2.2 ↑	2.8 ↑
UN	28 ↑	36 ↑
Na	136	138
K	4.9	5.3 ↑
Cl	108	109
HbA1c	7.8 ↑	8.6 ↑
FBS	165 ↑	152 ↑
Ccr	66.8	42.6 ↓
血圧	162/110	168/115 ↑

- 糖尿病腎症第3期（顕性腎症期）の食事療法は，従来のエネルギーコントロールを重視した糖尿病食（1,600 kcal）とは異なり，十分なエネルギー量（1,800 kcal 以上）と病期に見合った適切なタンパク質量（0.8〜1.0 g /kg 標準体重／日）の食事に変えることが求められる．
- 高血圧に対しては，食塩摂取量を6 g ／日未満に制限する．検査値をみると血中の総タンパク質は低下しており，血清アルブミン値も低栄養状態に近づいている．
- 血中尿素窒素（BUN）は，44.6 mg /dL と中等度上昇，糸球体濾過量（Ccr）も42.6 mL /min と低下しているなど顕かな腎機能の低下がみられる．
- 十分なエネルギー量の確保と制限された範囲内での良質なタンパク質の摂取が必要である．

病者用特殊食品の利用も含めた栄養食事指導を行うとともに，過労を避けた日常生活活動を行わせる．

| | | 治療の経過 | |

- 35歳時，糖尿病の疑いを指摘されたが，自覚症状もなく，そのまま放置していた．
- 40歳時，人間ドックで尿糖とタンパク尿ともに陽性，受診を勧められたがそのままにしていた．
- 42歳時，眼科受診，高血糖と糖尿病網膜症と診断された．
- 43歳時，大学病院を紹介され，糖尿病食（1,600 kcal：20単位）の栄養食事指導を受けた．その後，仕事も忙しくなり薬は飲んでいたが，食事療法や運動療法は不十分であった．
- 45歳時，BUN，Cr の上昇とともに Ccr が低下し，腎生検にて糖尿病腎症第3期（顕性腎症期）と診断された．

(5) 疾病の治療法

顕性腎症期の治療は，血糖，血圧，脂質異常症の厳重な管理を目標とした食事療法，生活指導，薬物療法が主となる．この時期にはエネルギー量を十分に確保させるとともにタンパク質は 0.8 〜 1.0 g /kg 標準体重／日とし，高血圧がある場合には，血圧は 130 /85 mmHg 未満まで降圧させるよう1日の食塩量を 6 g 未満に制限する．腎症前期および早期腎症期は，血糖コントロールを重視したエネルギー制限食が提供されているが，顕性腎症期にはタンパク質制限食に変わるため食事療法にとまどうことが多く，エネルギーの摂取不足に陥りやすい．十分なエネルギー量の確保と制限された範囲内での良質なタンパク質の摂取も必要であり，病者用特殊食品の利用も勧める．可能な限り社会生活をさせるが，過労は極力避ける．

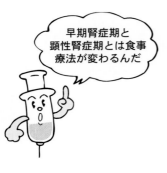

早期腎症期と顕性腎症期とは食事療法が変わるんだ

① 食事療法（**表 4-26**）

● エネルギー量は，30〜35 kcal /kg 標準体重 / 日とする．

● タンパク質量は，0.8〜1.0 g /kg 標準体重 / 日とする．

● 食塩は，5〜7 g 以下 / 日とし，カリウムは 2〜3 g / 日とする．

表 4-26　糖尿病腎症の食事摂取基準（参考）

病　期	総エネルギー[*1] Kcal/kg 標準体重 / 日	タンパク質	食塩相当量	カリウム	備　考
第1期 （腎症前期）	20〜30	20 % エネルギー以下	高血圧があれば6 g未満/日	制限せず	・糖尿病食を基本とし，血糖コントロールに努める． ・降圧治療・脂質管理・禁煙
第2期 （早期腎症期）	25〜30	20 % エネルギー以下[*2]	高血圧があれば6 g未満/日	制限せず	・糖尿病食を基本とし，血糖コントロールに努める． ・降圧治療・脂質管理・禁煙 ・タンパク質の過剰摂取は好ましくない．
第3期 （顕性腎症期）	25〜30[*3]	0.8〜1.0[*3] g/kg 標準体重 / 日	6 g 未満 / 日	制限せず （高カリウム血症があれば< 2.0 g/ 日）	・適切な血糖コントロール ・降圧治療・脂質管理・禁煙 ・タンパク質制限食
第4期 （腎不全期）	25〜35	0.6〜0.8 g/kg 標準体重 / 日	6 g 未満 / 日	< 1.5 g/ 日	・適切な血糖コントロール ・降圧治療・脂質管理・禁煙 ・タンパク質制限食 ・貧血治療
第5期 （透析療法期）	血液透析（HD）[*4] 30〜35	0.9〜1.2 g/kg 標準体重 / 日	6 g 未満 / 日[*5]	< 2.0 g/ 日	・適切な血糖コントロール ・降圧治療・脂質管理・禁煙 ・透析療法または腎移植 ・水分制限（血液透析患者の場合，最大透析間隔日の体重増加を 6 % 未満とする）
	腹膜透析（PD）[*4] 30〜35	0.9〜1.2 g/kg 標準体重 / 日	PD徐水量(L)×7.5+尿量(L)×5(g) /日	原則制限せず	

[*1] 軽い労作の場合を例示した．

[*2] 一般的な糖尿病の食事基準に従う．

[*3] GFR < 45 では第4期の食事内容への変更も考慮する．

[*4] 血糖および体重コントロールを目的として 25〜30 kcal /kg標準体重 / 日までの制限も考慮する．

[*5] 尿量，身体活動度，体格，栄養状態，透析間体重増加を考慮して適宜調整する．

（資料：日本糖尿病学会編「糖尿病治療ガイド」，2018-2019 参照）

② 運動療法

● 原則として安静を維持する．運動については，個々の患者の病状に応じて主治医と相談したうえで慎重に行う必要がある．

③ 薬物療法

● 慢性腎不全の薬物療法を参照すること（**p.122 参照**）．

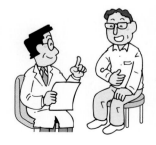

8）慢性腎臓病（CKD：chronic kidney disease）

(1) 疾病の解説

慢性腎臓病は，下記の１か２のどちらかを満たした場合をいう.

> 1. 腎疾患の確定診断とは無関係に，GFR が３ヶ月間以上継続して 60 mL /min/1.73 m² 未満に低下している.
> 2. GFR の異常の有無にかかわらず，病理学的診断，血液検査，尿検査，画像診断のいずれかで腎臓の形態的または機能的な異常が推察された場合に腎障害ありと診断し，かつ，このような状態が３ヶ月間以上継続している.

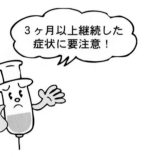

３ヶ月以上継続した症状に要注意！

タンパク尿は，0.15 g / 日（日本腎臓学会ガイドライン），0.5 g / 日以上の場合は腎生検による確定診断を勧めている. 血尿は，尿沈査を 400 倍の視野で顕微鏡観察し，５個以上の赤血球が認められた場合に異常と判断している.

腎臓の障害例は，①微量アルブミン尿を含むタンパク尿などの尿異常，②尿沈渣の異常，③片腎や多発性嚢胞腎などの画像異常，④血清クレアチニン値上昇などの腎機能低下，⑤尿細管障害による低カリウム血症などの電解質異常，⑥腎生検などの病理組織検査の異常などである.

(2) 疾病の成因

慢性腎臓病は，腎機能が慢性的に低下している状態を顕す総称であり，慢性糸球体腎炎や腎硬化症，糖尿病腎症など，慢性的に経過する腎臓病が慢性腎臓病の原因となっている. また，高血圧，糖尿病，脂質異常症などの生活習慣病は慢性腎臓病の発症リスクを高めることが分かっており，肥満，喫煙，大量飲酒，運動不足やストレスなどの生活習慣も

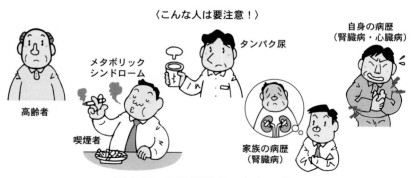

〈こんな人は要注意！〉

高齢者　メタボリックシンドローム　喫煙者　タンパク尿　家族の病歴（腎臓病）　自身の病歴（腎臓病・心臓病）

図 4-30　慢性腎臓病の疾病の成因

一因と考えられている.

(3) 疾病の症状および病態（表4-27）

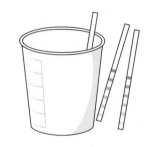

● アルブミン尿・タンパク尿の持続的増加

● 糖尿病網膜症，糖尿病神経障害など，他の細小血管症の存在

● 糸球体濾過量の段階的低下

● 本態性高血圧患者では，過剰濾過状態の出現

● 肥満者では，糸球体過剰濾過とアルブミン尿の出現

表4-27　慢性腎臓病の病期ステージ

病期ステージ	GFR（mL/min/1.73㎡）
1　腎障害（＋） （尿タンパク陽性のみ）	≧ 90（正常）
2　腎障害（＋） （尿タンパク陽性のみ）	60〜89（軽度低下）
3　腎障害（＋）	30〜59（中等度低下）
4　腎障害（＋）	15〜29（高度低下）
5　末期腎不全 （透析、移植患者は除く）	＜ 15（透析療法）

*1　高血圧性眼底（H₁S₂）
　H₁S₂ の H は Hypertension（高血圧），S は Sclerosis（動脈硬化）の略である．H，S ともに重症度により 0 から 4 に分類され，0 は異常なし，1〜4 は異常の程度を表している.

(4) 慢性腎臓病の症例

患者プロフィール
● 会社員．妻と子ども1人の3人暮らし. ● デスクワーク. ● たばこ 20 本 / 日. ● アルコールは機会飲酒. ● BMI 28.1kg/m² ● ご飯はしっかり食べないと体がもたないと考えており，3 食きっちり食べている. ● ビールを止めるつもりはない.

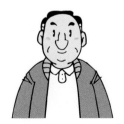

59 歳　男性
身長：175 cm
体重：　86 kg

患者の病歴と家族歴

● 40 歳時，人間ドックにて血圧 150 /95 mmHg と高血圧（Hypertension）を指摘されたが，自覚症状がないため放置していた.

● 48 歳時の健診ではじめてタンパク尿（1+）を指摘され，眼底検査でも高血圧性眼底（H₁S₂）*1 であった.

● 55 歳時，易疲労感にて近医受診したところ，BUN 24.2 mg/dL，Cr 1.8 mg/dL と腎機能低下と診断された．薬物は降圧薬，抗高脂血症薬および骨・カルシウム代謝薬を処方されている.

● 病名：高血圧性腎障害（腎硬化症　Nephrosclerosis）　脂質異常症（Hyperlipidemia）

● 肥満（Obesity）本態性高血圧（Essential Hypertension）

● 家族歴：母親　高血圧

食事習慣	生活リズム

食事習慣	生活リズム
朝食：ご飯は男茶碗２杯，味噌汁１杯，あじ干物１/２切れ，卵焼き，漬物. 昼食：ご飯は男茶碗２杯，味噌汁１杯，焼き魚（１切れ）や焼き肉（１枚）， 　　　野菜の煮物，漬物. 夕食：ビール２本（大瓶），肴はハム３枚やウインナーソーセージ（５本），刺身（１ 　　　人前）やイカの薫製（１袋），チーズ（6Pチーズ２片）などが多い．ご飯は男 　　　茶碗１杯で茶漬け，漬物．野菜は和え物や煮物が多い. 間食：和菓子を毎日１個，季節の果物（りんご１個ほどの量）.	起床　　6：00 朝食　　7：00 昼食　12：00 夕食　19：30 就寝　22：00

運動習慣
● 朝食後，愛犬と散歩15分×5日/週. ● 1〜2回/月はゴルフに参加する. ● 通勤は車で30分.

入院時の検査結果とその評価

検査項目	入院時のデータ
TC	250 ↑
LDL-C	176 ↑
HDL-C	38 ↓
TG	180 ↑
BUN	32.2 ↑
Cr	2.2 ↑
Ccr	40 ↓
u-pro（定性）	2+
u-pro（定量）	0.8
尿糖	（−）
尿潜血	（−）
尿沈渣	硝子円柱（＋）
血圧	145/95

- 慢性腎臓病の食事療法は，腎機能の程度に応じて，エネルギー量の確保，タンパク質の制限，減塩およびカリウム制限などが行われる.
- 本症例では，近医受診時，BUN 24.2 mg /dL，Cl 1.8 mg /dL と腎機能低下がみられた．その後の検査では尿タンパク質2+，同定量0.8 g /日であり，血中尿素窒素（BUN）は，32.2 mg /dL と上昇，糸球体濾過量（Ccr）も40.0 mL /min まで低下し，中等度の腎機能低下がみられる.
- BMI 28.1 kg /m^{2}と肥満１度であり減量が必要である.
- 日々の食生活では主食や主菜特にタンパク質の摂取過多，食塩の過剰摂取がみられる.
- 先ずは，適正体重まで減量するよう適正なエネルギー摂取量を示し，併せてタンパク質性食品の摂取量を適正量まで下げることと濃い味付けを改めるよう本人の自覚を促すような栄養食事指導を行うことが大切である.

（5）疾病の治療法

*1　ESRD
（end-stage renal disease）

　CKD は，尿異常から始まり徐々に腎機能が低下して末期腎不全（ESRD*1）にまで進行する疾患である．その治療の目標は，脳卒中や虚血性心疾患等の心血管疾患の予防と腎不全への進行抑制である．血糖，血圧，脂質異常症の厳重な管理を目標とした食事療法，生活指導，薬物療法が主となる.

　病気のステージに応じて十分なエネルギー量を確保する一方，タンパク質は軽度制限を行う．高血圧がある場合には，血圧は 130 /85 mmHg 未満まで降圧させるよう１日の食塩量を６g 未満に制限する．病期ステージ１および２では，エネルギー量25〜35 kcal /kg 標準体重，タンパク質は過剰摂取を避ける．その後は糸球体濾過量（GFR）に応じた

タンパク質制限や塩分制限が必要である.

① 食事療法（表4-28）

- エネルギー量は，25〜35 kcal /kg 標準体重 / 日とする.
- タンパク質量は，0.6〜1.0 g /kg 標準体重 / 日と病期に応じて制限する.
- 食塩は，3〜6 g 未満 / 日とし，必要に応じてカリウムは 1.5〜2 g 未満 / 日とする.

表 4-28　成人の慢性腎臓病（CKD）に対する食事療法基準（参考）

ステージ（GFR）	エネルギー (kcal/kg 体重[*1])	タンパク質 (g/kg 体重)	食 塩 (g)	カリウム (mg)
1（GFR ≧ 90）	25〜35	過剰摂取をしない	3 以上 6 未満	制限なし
2（GFR60〜89）		過剰摂取をしない		制限なし
3a（GFR45〜59）		0.8〜1.0		制限なし
3b（GFR30〜44）		0.6〜0.8		2,000 以下
4（GFR15〜29）		0.6〜0.8		1,500 以下
5（GFR < 15）		0.6〜0.8		1,500 以下
5D（透析療養中）	HD:30〜35 PD:30〜35	0.9〜1.2 0.9〜1.2	6 未満[*2]	2,000 以下 制限なし

＊1　kg 体重は身長（m）×22 として算出した標準体重
＊2　PD 除水量（L）×7.5+ 尿量（L）×5

（資料：日本腎臓学会，「慢性腎臓病に対する食事療法基準 2014 年版」，東京医学社より）

② 運動療法

原則として安静を維持する．運動については，個々の患者の病状に応じて主治医と相談したうえで慎重に行う必要がある．

③ 薬物療法

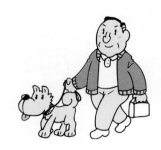

高血圧症（p.99）および慢性腎不全の薬物療法（p.122）を参照すること.

9）透 析

（1）疾病の解説

　腎不全が進行しステージ５に入ると，臨床症状は，体液貯留（全身性浮腫，高度の低タンパク血症，肺水腫），体液異常（管理不能の電解質・酸塩基平衡異常），消化器症状（悪心，嘔吐，食思不振，下痢など），循環器症状（重篤な高血圧，心不全，心包炎），神経症状（中枢・末梢神経障害，精神障害），血液異常（高度の貧血症状，出血傾向）および視力障害（尿毒症性網膜症，糖尿病網膜症）など全身に様々な症状が顕れる．

（2）疾病の成因

　透析療法（Dialysis）は，腎不全が進行して糸球体濾過量（GFR）が15 mL／分／1.73 m^{2}未満にまで低下し，末期腎不全症状（尿毒症：**p.118参照**）が出現してきたら透析（血液浄化）療法に移行する．濾過・排泄機能が著しく低下した腎臓のかわりに血液中の老廃物や余分な水分を取除き，腎臓機能の一部を人工的に補う治療方法である．

（3）透析の種類

　透析には，**血液透析**（HD^{*1}），**腹膜透析**（PD^{*2}），**血液濾過**，**血液灌流**などがある．わが国では透析患者のうち約 97 ％が血液透析を，残りの３％余りが腹膜透析を受けている（図 4-31）．

*1 HD
(Hemo Dialysis)

*2 PD
(Peritoneal Dialysis)

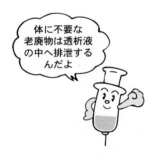

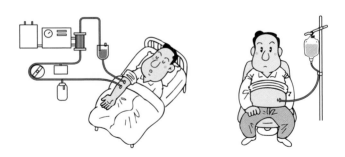

図 4-31　血液透析と腹膜透析

①　血液透析

*3 ダイアライザー
　人工腎臓と呼ばれ，腎臓の糸球体の働きをする．人工膜でできた細い管が 8,000〜10,000 本入っており，その１本１本の中を血液が流れ，その外側に薬剤が流れる．その間に，クレアチニン，尿素窒素や水を体外に排出する．

　血液透析とは，血液を体外に導き出し，人工腎臓と呼ばれるダイアライザー^{*3}に血液を送り込み，血液中の老廃物を取り除き余分な水分を除去，電解質（ナトリウム，カリウム，カルシウム，リン）の濃度を調節し，血液 pH を改善したのち，血液を再び体内に戻す方法である（**図4-32**）．

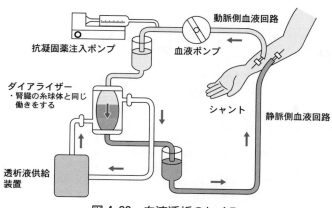

図4-32　血液透析のしくみ

　しかし，人工腎臓はすべての腎機能を補えるものではなく，血液透析患者は水分，食事摂取などに注意が必要となる．また，人工腎臓では血圧調整因子（レニンなど），造血刺激ホルモン（エリスロポエチン），ビタミンDの活性化ができないため薬剤で補う必要がある．

　血液透析は，導入初期には毎日2時間ほどの間隔で頻回に行い慣れさせる．その後，腎臓の機能，食事摂取状況および臨床検査結果によって透析回数および透析時間が判断される．通常は，1回4〜5時間の透析を週に2〜3回行う．透析医療機器が必要なため，専門医のいる施設において治療を受けなければならない．また，血液を体外に導き出すために，動脈と静脈をつなぎ合わせるシャント手術（内シャント[*2]）が必要で，通常は前腕に作成することが多い．

② 腹膜透析

　腹膜透析は，あらかじめ腹部に細いカテーテルを埋め込み，透析液（約2L）を腹膜内に入れ，その透析液を通常1日4〜5回入れ替えて老廃物を除去する方法である．腹膜は，腎臓の代わりになる「濾過作用」をもっているため，透析液に血液中の毒素や余分な水分を体外に排泄する．自らが自宅で行えるため社会復帰の点でメリットが大きいが，継続できる期間は5年ほどと限られている．

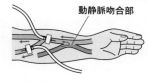

内シャント

（4）腹膜透析の症例

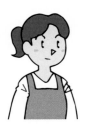

37 歳　女性
身長：161 cm
体重：52.8 kg

患者プロフィール
● BMI = 20.4 kg / m².
● 夫と子供との３人暮らし．主婦．

患者の病歴と家族歴
● 16 歳時に虫垂炎手術．
● 20 歳の時，会社の検診にて尿潜血，尿タンパクを指摘され K 病院受診．腎生検を行うも異常なしと診断された．
● 24 歳時，第 1 子妊娠時に尿タンパクを指摘されることがあったが，妊娠高血圧症の症状はなかった．出産後，疲れやすくなったので近医を受診したところ，再度尿タンパクを指摘され，専門医を紹介される．血液検査では大きな異常は認められず，忙しいことと症状がなかったため放置していた．

● 35 歳時，母親が透析導入したことをきっかけに不安感が強くなり精神的にも落ち着きがなくなったためクリニックを受診した．腎機能低下が指摘され，病院を紹介される．その後，腎機能低下の精査・教育目的にて大学病院に入院，定期的に通院していた．
● 36 歳時，12 月末より感冒症状が出現，翌 1 月の検査にてクレアチニン 7.46 mg /dL と上昇したため再入院となった．
● 37 歳時，腹膜カテーテル留置術を行い，**持続式携行型腹膜透析（CAPD）**[1] を開始する．合併症の出現もなく，腹膜透析の手技も良好で日常生活の注意点も理解していることから 1 ヶ月程で退院となる．その後，実母が脳腫瘍で意識不明となり，そのショックで血圧上昇，降圧剤を追加して内服していた．母親が亡くなった直後から左側腹部痛，心窩部痛があり，救急受診したところ腹膜炎の疑いで入院となる．
● 入院直後，39 ℃台の発熱あり，CAPD 排液に著明な混濁，白血球の増加を認めたため腹膜炎と診断され，抗生剤投与により改善した．腹膜炎は，腹膜透析時の重大な合併症であり注意が必要である．
● 父親は胃がん，母親は慢性腎不全にて血液透析を施行していたが，脳腫瘍で死亡．

*1　持続式携行型腹膜透析（Continuous Ambulatory Peritoneal Dialysis：CAPD）
　　無菌的に腹腔内へ透析液を注入し，貯留した透析液を新しい透析液と交換しながら血液の浄化を行う．

食事習慣	生活リズム	
朝食：食パン 8 枚切り 1 枚，マーガリン，コーヒー，生野菜，ヨーグルト 100 mL.	起床	6：00
昼食：ご飯茶碗軽く 1 杯，卵焼き，野菜の煮物，果物．汁物は摂らない．たまに焼きうどんや焼きそばも食べる．	朝食	7：00
	昼食	12：00
夕食：ご飯は茶碗軽く 1 杯，肉や魚は半量ほど．生野菜，果物．	夕食	19：30
間食：15 時頃にコーヒー，それ以外には水分を摂らないようにしている．	就寝	22：00

運動習慣
● 特になし．

入院時の検査結果とその評価①

【入院時のデータ】

WBC	21,300 ↑	Alb	3.2 ↓	Cr	8.06 ↑
RBC	300 ↓	Na	130 ↓	UA	4.8
Hb	9.3 ↓	K	3.5	CRP	14.4 ↑
Plts	25	Cl	91 ↓		
TP	4.9 ↓	BUN	92 ↑		

入院時の検査結果とその評価②

- 腹膜透析時の食事療法は，十分なエネルギー量（30〜35 kcal /kg 標準体重）の確保，適度なタンパク質量（0.9〜1.2 g /kg 標準体重），軽度の減塩およびカリウム制限などが行われる．また，透析患者では筋肉中のタンパク質が分解されやすく，アミノ酸およびアルブミンの喪失もみられる．特に腹膜透析では，透析液中にアルブミンが漏出することが多く，食事中のタンパク質を増やすことが必要である．
- 本症例では 24 歳時に専門医に指摘されたにも関わらず，食事療法が不十分であった．痩せていたこともあってか，日々の食生活では主食の摂取不足が大きく影響し，低タンパク血症が進み，腎臓の機能低下が進んだものと考えられる．標準体重を目標に適正なエネルギー摂取量およびタンパク質量を示し，食塩は PD 除水量×7.5＋尿量×5，水分は PD 除水量＋尿量，リンはタンパク質×15 以下とする．

治療の経過

- 20 歳の時，会社の検診にて尿潜血，尿タンパクを指摘されたが，腎生検は異常なしと診断された．
- 24 歳時，第 1 子出産後，近医を受診し再度尿タンパクを指摘されたが，専門医の血液検査では大きな異常は認めらなかったので放置していた．
- この間の必要栄養量は，エネルギー量 1,700〜2,000 kcal，タンパク質 45〜34 g，食塩 6 g 未満であるが，エネルギー量は，1,000〜1,200 kcal，タンパク質量は 40〜45 g とエネルギー摂取量が著しく低い状態が続いていたと考えられる（標準体重57kg）．
- 35 歳時，母親が透析導入をきっかけにクリニックを受診した．腎機能低下が指摘され，腎機能低下の精査・教育目的にて大学病院に入院，定期的に通院していた．
- 36 歳時，感冒症状が出現，クレアチニン 7.46 mg /dL と上昇したため再入院した．
- 37 歳時，腹膜カテーテル留置術を行い，持続式携行型腹膜透析を開始する．

コラム　透析患者の現代事情と金銭的負担

　現在、透析患者の 97 % が血液透析を、残りの 3 % が腹膜透析を受けている．大半の患者が受けている血液透析にかかる時間は、4〜5 時間 / 回、週 3 回である．費用は、一般的には患者 1 人あたり 30〜50 万円 / 月程度かかる．しかし、透析は「長期高額疾病の特定疾患」（高額療養費制度の特例）に該当するので、自己負担額は月々 1 万円（一定以上の所得がある人は 2 万円）程である．長期透析が可能であり、患者さんの中には数十年以上継続している人もいる．

　従来，透析施設やその手技手法が限定されていたため，患者は拘束されているという意識が高かったが，最近では施設間協力も行われ，ビジネスのほか旅行などに出かけることもできるようになり，また，オーバーナイト透析を含む 6 時間以上 / 回の長時間透析を実施する施設も増えており，患者の自由度が増えた．

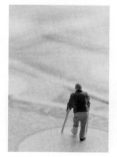

　一方，今まで厳しい食事療法を行っていた患者が透析療法を開始した場合に陥ることに「ゆとりのある食事ができる」という勘違いがある．長く続く透析生活を順調に進めていくためには適切な栄養管理が不可欠である．何を食べてもよいと暴食傾向になると透析療法を無意味にするばかりか，深刻な健康被害を招くので注意しましょう．

*1 アミノ酸スコア

必須アミノ酸のうちどれか１種類のアミノ酸の含有量が理想のパターンより少ないと、その少ないアミノ酸を第一制限アミノ酸といい、それがその食品のアミノ酸スコアとなる。

主な食品のアミノ酸スコア

食 品	アミノ酸スコア
鶏 卵	100
牛 乳	100
かつお	100
牛 肉	100
あさり	100
大 豆	100
精白米	93 L
な し	64 L
小麦粉	49 L
トマト	85 Le
キャベツ	95 Le

※英文字は制限アミノ酸
（L：リシン，Le：ロイシン）
（資料：石井克枝監修，「新カラーチャート食品成分表」，教育図書，2016 より抜粋）

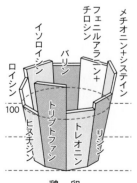

鶏 卵
（アミノ酸スコア100）

（5）透析療法による治療

透析療法時の食事療法は十分なエネルギー量を確保するとともに食塩，カリウムおよびリンの厳重な制限を行う．エネルギー量は，30〜35 kcal /kg 標準体重 / 日，タンパク質は 0.9〜1.2 g /kg 標準体重 / 日とする（表4-29）．

表4-29　ＣＫＤステージ5D の食事療法基準

ステージ5 D	エネルギー kcal/kgBW/日	タンパク質 g/kgBW/日	食塩 g／日	水 分
血液透析（週3回）	30〜50[*1*2]	0.9〜1.2[*1]	<6[*3]	できるだけ少なく
腹膜透析	30〜35[*1*2*4]	0.9〜1.2[*1]	PD除水量×7.5＋量量（L）×5	PD除水量＋尿量

ステージ5 D	カリウム（mg／日）	リン（mg／日）
血液透析（週3回）	≦ 2,000	≦タンパク質（g）×15
腹膜透析	制限なし[*5]	≦タンパク質（g）×15

*1 体重は基本的に標準体重（BMI＝22 kg /m²）を用いる．
*2 性別，年齢，合併症，身体活動度により異なる．
*3 尿量，身体活動度，体格，栄養状態，透析間体重増加を考慮して適宜調整する．
*4 腹膜吸収ブドウ糖からのエネルギー分を差し引く．
*5 高カリウム血症を認める場合には血液透析同様に制限する．
（資料：日本腎臓学会，「慢性腎臓病に対する食事療法基準 2014 年版」，日本医学社より）

透析患者では筋肉中のタンパク質が分解されやすく，アミノ酸およびアルブミンの喪失もみられる．特に腹膜透析では，透析液中にアルブミンが漏出することが多く，食事中のタンパク質（1.2 g /kg 標準体重 / 日）を増やすことが必要である．また，良質なタンパク質の摂取が必要であり，**アミノ酸スコア**の高い動物性食品を摂取する．可能な限り普段どおりの社会生活をさせるが，過労は極力避ける．

腎・尿路疾患に関連する Question

① ネフローゼ症候群の診断基準について説明しなさい．
② ネフローゼ症候群で出現する浮腫について，どのような機序で起こるのか説明しなさい。
③ 急性腎不全の食事療法について説明しなさい．
④ 尿毒症の症状について説明しなさい．
⑤ 慢性腎臓病の病期ステージと食事療法について説明しなさい．
⑥ 糖尿病腎症第３期の食事療法について説明しなさい．
⑦ 透析療法時の食事療法について説明しなさい．
⑧ 慢性腎不全の症例の１日当たりの栄養摂取量を算出しなさい．

【厚生省科学研究　慢性腎不全透析導入基準】

　　保存的治療では，改善できない慢性腎機能障害，臨床症状，日常
生活能の障害を呈し，以下のⅠ～Ⅲ項目の合計点数が原則として
<u>60点以上</u>になった場合に長期透析療法への導入適応とする.

Ⅰ. 腎機能

血清クレアチニン（mg /dL） （クレアチニンクリアランス mL /min）	点　数
8以上10未満（10未満） 5～8未満（10～20未満） 3～5未満（20～30未満）	30 20 10

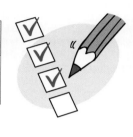

Ⅱ. 臨床症状

　1)　体液貯留（全身性浮腫，高度の低タンパク血症，肺水腫）
　2)　体液異常（管理不能の電解質・酸塩基平衡異常）
　3)　消化器症状（悪心，嘔吐，食思不振，下痢など）
　4)　循環器症状（重篤な高血圧，心不全，心包炎）
　5)　神経症状（中枢・末梢神経障害，精神障害）
　6)　血液異常（高度の貧血症状，出血傾向）
　7)　視力障害（尿毒症性網膜症，糖尿病網膜症）

上記1)～7)の項目のうち	点　数
3項目以上当てはまる　→高　度	30
2項目当てはまる　　　→中等度	20
1項目当てはまる　　　→軽　度	10

Ⅲ. 日常生活障害度

日常生活障害度	点　数
・尿毒症症状のため起床できない　→高　度	30
・日常生活が著しく制限されるもの　→中等度	20
・通勤，通学あるいは家庭内労働が困難となった場合 　　　　　　　　　　　　　　　　→軽　度	10

※　注　意

・10歳以下の年少者 ・65歳以上の高齢者 ・高度な全身性血管障害を合併する場合 ・全身状態が著しく障害された場合	10点加算

（資料：厚生労働省科学研究，腎不全医療研究班，1991より）

4.6　呼吸器疾患の栄養アセスメントと栄養ケア

１）慢性閉塞性肺疾患（COPD）・肺気腫

（1）疾病の解説

　肺気腫，慢性気管支炎または両者の併発により惹起される**閉塞性換気障害**[*1]を特徴とする疾患である．わが国では，**慢性閉塞性肺疾患（COPD**[*2]**）**の多くは肺気腫である．

（2）疾病の成因

　原因は不明であるが，肺気腫患者の 80 ％以上が喫煙者であり，喫煙が最大の外因と考えられる．先天的に α1- アンチトリプシンが欠損している場合にも発症する．

（3）疾病の症状および病態

　自覚症状として息切れ，咳，痰，および高頻度にマラスムス型の栄養障害を認める．バチ状指[*3]やチアノーゼ（**p.105 参照**）が現れることもある．息切れは，季節による変動は少なく，1 日のうちでも大きく変動することはない．体動時に強くなり，休むと改善する．咳は，肺気腫に感染症を伴うなど，急性増悪の時に多く認められる．痰は，慢性の気道炎症により過剰になった気道分泌物によるものである．高頻度に体重の減少が認められ，体脂肪や筋タンパク質が消耗していると考えられる．安静時エネルギー量は亢進し，通常の 1.5〜1.7 倍にまで増大している．一方，肺の過膨張のため食事摂取が不十分となり，また，食事摂取による胃の膨張から呼吸困難などがみられる．

*1 閉塞性換気障害
　息を吸うときには肺に空気が入っていくが，吐き出すときにはうまく空気が肺から出て行かない状態をいい，肺機能検査で１秒率の低下（年齢，性別に対する予測値の 70 ％以下）がみられる．

*2 COPD
（Chronic Obstructive Pulmonary Disease）

*3 バチ状指
　指先が丸く膨らんで太鼓のバチのようになる状態（図 3-33）.

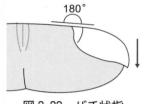

図 3-33　バチ状指

（4）慢性閉塞性肺疾患の症例

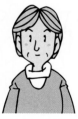

63 歳　女性
身長：150 cm
体重：36.0 kg

患者プロフィール
● BMI=16 kg /m².
● 現在，夫と息子の 3 人暮らし.
● 生来風邪を引きやすく体力には自信がなかった.

患者の病歴と家族歴
● 16 歳から紡績工場にて交替勤務で働いていた.
● 仕事はきつく辛いものであったが，体重は 38 kg を何とか維持していた.
● 25 歳で結婚退職，生計を助けるため夜遅くまで和裁の仕立てをしながら子育てをした.
● 田舎に嫁いだため昔ながらの薪で風呂を沸かし，その煙がつらかった.
● たばこは 16 歳から 40 歳まで 24 年間１日 10 本ほどすっていた.

- 40歳以降，気管支喘息で治療，通院しながら家事をこなし，3人の子供を育てた．
- 54歳時，肺炎にて入院．慢性呼吸不全と診断され在宅酸素療法（Home Oxygen Therapy：HOT）導入（安静時 0.25 L／分，労作時 1.5 L．／分）となった．
- その後57歳，61歳と再度肺炎を繰り返し，今回37.5 ℃の微熱，喘鳴，頻呼吸，呼吸困難などの症状と食欲減退があり入院となった．
- SpO_2 73 %，PaO_2 43.5 Torr[*1] と著明な低酸素血症があり，胸部 X-p にて異常陰影を認めた．

＊1　Torr（トール）…トリチェリ（Torrichelli）ガリレオの弟子の名前の略で，基本的には mmHg と Torr は同じである．

食事習慣	生活リズム
食事は3食規則正しく食べてはいるが，食事作りで疲労が激しく，インスタントラーメンや惣菜を利用しているが十分な量を食べているとはいえない． 昼は前日の残り物で済ませることが多く，間食を食べる習慣はない．	起床　6：00 朝食　7：30 昼食12：30 夕食19：30 就寝22：30

運動習慣

- 特になし．

入院時の検査結果とその評価

検査項目	入院時のデータ
TP	6.8
Alb	3.4 ↓
呼吸数	52
血　圧	162/95 ↑
SpO_2　[*2]	73 ↓
PaO_2　[*3]	43.5 ↓
$PaCO_2$　[*3]	48.8
HCO_3^-　[*4]	35.0 ↑
体重	36 ↓
AC	18.8 ↓
TSF	11.4 ↓
% IBW	72.7 ↓

- TP および Alb 値は，軽度低下している．
- Ⅱ度の高血圧，血液中の CO_2 貯留量が増え，呼吸数が増加，肺の換気能は低下している．
- 中等度栄養不良であると考えられる．
- COPD ガイドラインの栄養障害の重症度区分では，% IBW 73，% AC 73，% TSF 72，% AMC 73 と身体計測の結果からは中等症の栄養不良と判断される．
- 日々の食事摂取が十分ではなく，今後も体重減少が続くと考えられる．
- 1回の食事量は控えめにして少量頻回（5〜6回）の分割食とし，全量摂取を図る．
- また，栄養補助食品の利用も勧め，1日の必要栄養量の確保に努める．

＊2　SpO_2　動脈血酸素飽和度の事で，血液にどの程度の酸素が含まれているかを示す．Sは Saturation（飽和），Pは Pulse（脈拍），O_2 は酸素のことである．正常値は97〜98 %以上で，それよりも低い値の場合には，血液に十分酸素が取り込めていないことになる．

＊3　PaO_2 と $PaCO_2$　PaO_2 は動脈血酸素分圧，$PaCO_2$ は動脈血二酸化炭素分圧のことで，前者は若年健康者でほぼ100 Torr，老年健康者で約80Torr，一方，後者は40 Torr 前後である．PaO_2 が低値を示すあるいは $PaCO_2$ が高値を示す状態を呼吸不全という．慢性呼吸不全とは，室内空気吸入下で，PaO_2 が60 Torr 以下の状態が1ヶ月以上持続する状態をいう．

＊4　HCO_3^-　重炭酸イオンのことで，酸・塩基平衡の維持に重要．基準値は21〜30 mEq／L である．この症例の場合，呼吸不全により CO_2 が体内に蓄積し，呼吸性アシドーシスになっているため，代償性に HCO_3^- の値が上昇している．

治療の経過		

- 40 歳時，気管支喘息で治療，通院．
- 54 歳時，肺炎にて入院．慢性呼吸不全と診断され在宅酸素療法（Home Oxygen Therapy：HOT）導入（安静時 0.25 L／分，労作時 1.5 L／分）となった．
- 57 歳，61 歳と再度肺炎を繰り返し，今回 37.5 ℃の微熱，喘鳴，頻呼吸，呼吸困難などの症状と食欲減退があり入院となった．
- 体重の推移から，若い時（16 歳時 38 kg）から今日（63 歳 36 kg）まで BMI は 16〜17 kg／m² と低栄養状態が続いており，慢性的なやせ状態である．
- 風呂焚きの煙と若干の喫煙が低栄養状態と重なり，気管支喘息を起こしたものと考えられる．

（5）疾病の治療法

① 食事療法

COPD では，エネルギー消費量が亢進していることが多く，一度に食事を摂取すると横隔膜を圧迫し，呼吸困難となり摂取できない．

したがって，1 回の食事量は 1／2 程度に抑え，1 日 5〜6 回の食事に分割（分割食）し，必要な栄養量の確保に努める．目標とする栄養摂取量は，安静時エネルギー量の 1.5〜1.7 倍である．また，換気能の低下を補うため，呼吸商*¹（RQ）の小さい脂質によるエネルギー補給に努める．タンパク質の過剰摂取は，呼吸負担の増大に繋がるため 15 ％エネルギー比を目安とする．肺性心*² を合併している場合は食塩量を 6 g 未満に制限する．

② 運動療法

運動は禁忌．

③ 薬物療法

β2 刺激薬，抗コリン薬，テオフィリン製剤などの気管支拡張薬が用いられる．

＊1 呼吸商
間接熱量計で実測する．排出二酸化炭素／消費する酸素の比から，体内で糖質がエネルギー源として使用されているか，脂質が使用されているかが推定できる．

＊2 肺性心
肺をはじめ呼吸器の病気が原因で，心臓の右心室に負荷がかかり肥大した状態．

━━ 呼吸器疾患に関連する Question ━━

① 慢性閉塞性肺疾患における栄養補給における注意点を説明しなさい．

② 炭水化物（糖質）を制限する理由を述べなさい．

③ 慢性閉塞性肺疾患の食事療法について説明しなさい．

④ 慢性閉塞性肺疾患における栄養障害について説明しなさい．

4.7　血液系の疾患・病態の栄養アセスメントと栄養ケア：貧血（Anemia）

　血液中のヘモグロビン濃度が減少し，酸素運搬能力が低下した状態を
貧血という．貧血になると，全身倦怠感，頭痛，めまい，呼吸困難，顔
面や爪の蒼白などがみられるが，自覚症状に乏しいことも少なくない．
貧血の発症原因によって，赤血球の数や大きさに違いが現れる．その
指標となる赤血球恒数（MCV，MCH，MCHC）の求め方を**表4-30**に，
また赤血球恒数を基にした貧血の分類を**表4-31**に示す．ここでは，貧
血の60〜80％を占める鉄欠乏性貧血を中心に説明する．

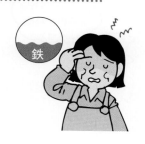

表4-30　平均赤血球恒数

	計算式	基準範囲
平均赤血球容積 （MCV）[*1]	Ht（%）/ RBC（10^4 / μL）×1,000	男　83 〜 110 fL[*2] 女　80 〜 100 fL
平均赤血球血色素量 （MCH）[*3]	Hb（g / dL）/ RBC（10^4 / μL）×1,000	男　29 〜 35 pg[*4] 女　26 〜 34 pg
平均赤血球血色素濃度 （MCHC）	Hb（g / dL）/ Ht（%）× 100	31 〜 36 %

＊1　MCV：赤血球1個の容積
＊2　fL：フェムトリットル=10^{-15} L
＊3　MCH：赤血球1個に含まれるヘモグロビン重量
＊4　pg：ピコグラム=10^{-12} g
※　Ht：ヘマクリット値，RBC：赤血球数，Hb：ヘモグロビン濃度

　例）　Ht：42 %，RBC：430万 / μL（430 ×10^4 / μL），Hb：15 g / dL の場合
MCV = 42 /430 ×1,000 = 98 fL　　MCH = 15 /430 ×1,000 = 35 pg
MCHC = 15 /42 × 100 = 36 %

表4-31　貧血の分類と特徴

成　因	分　　類	赤血球の形態	赤血球数
産生障害	栄養素の欠乏による貧血 　鉄欠乏性貧血 　ビタミン欠乏性貧血	小球性低色素性[*5] 大球性正色素性[*6]	やや増加 減　少
破壊亢進	溶血性貧血 　先天性　鎌状赤血球症 　後天性　スポーツ性貧血	正球性正色素性[*7] 正球性正色素性	著しく減少 減　少
出　血	急性，慢性出血	正球性正色素性	減　少

＊5　小球性低色素性
　　MCV 低下，MCH 低下，
　　MCHC　低下

＊6　大球性正色素性
　　MCV 上昇，MCHC 正常

＊7　正球性正色素性
　　MCV 正常，MCH 正常，
　　MCHC 正常

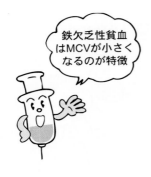

鉄欠乏性貧血はMCVが小さくなるのが特徴

1）鉄欠乏性貧血

（1）疾病の解説

患者数が最も多く，全貧血の 60 ％以上を占めるのは鉄欠乏性貧血で，赤血球の形態は**表4-30**に示したとおり小球性低色素性である．**ヘモグロビン**は，**ヘム**と**グロビン**と呼ばれるタンパク質が結合したものである（**図4-34**）．ヘムは，**ポルフィリン**に**鉄**が結合しているが，体内鉄が減少するとヘムの合成が滞ってヘモグロビンの合成が円滑に進まず，貧血を発症することになる．若年から成人女性に多い．

貧血を予防するには，鉄を多く含む食品を毎日意識して摂取しましょう！

グリシン ＋ スクシニルCoA

ポルフィリン ＋ 鉄

ヘム ＋ α鎖グロビン ＋ β鎖グロビン

ヘモグロビン

図4-34　ヘモグロビンの合成には鉄が必要

＊1　組織鉄
電子伝達系のシトクロムや酸化還元反応を触媒する酵素には鉄が構成成分として含まれている．
このような鉄を組織鉄という．

＊2　舌炎
鉄欠乏性貧血，舌炎，嚥下障害を認めるものを Plummer-vinson 症候群という．

＊3　貯蔵鉄
鉄は遷移金属元素で酸化能力が高いため生体に影響を与えないように，血液中ではアポトランスフェリン（たんぱく質の一種）と結合させトランスフェリンとして運搬し，組織ではアポフェリチン（多数のたんぱく質からなる複合体）に包含させたフェリチン，あるいはより多くの鉄を包含したヘモジデリンとして，主に肝臓や脾臓に蓄えている．フェリチンは血清中にもわずかながら存在し，体内の貯蔵鉄量を反映している．

＊4　総鉄結合能
総鉄結合能＝トランスフェリン＋アポトランスフェリン
通常血清鉄と称するのはトランスフェリンの鉄濃度を示す．

＊5　不飽和鉄結合能
鉄が結合していないアポトランスフェリン濃度を意味する．

（2）疾病の成因

鉄の相対的欠乏による．鉄欠乏をきたす原因として，鉄喪失の増加（出血，過多月経，潰瘍による出血など），鉄需要の亢進（思春期，妊娠，授乳期など），鉄供給の減少（摂取不足，偏食，吸収障害など）が上げられる．

（3）疾病の症状および病態

酸素運搬能の低下に伴う全身倦怠感，頭痛，めまい，呼吸困難，顔面や爪の蒼白などがみられる．その他にスプーン状爪や**組織鉄**[*1]の減少による**舌炎**[*2]が見られることがある．血液検査では，貧血を発症する前に，**貯蔵鉄（フェリチン**[*3]）や血清鉄は減少し（図4-35），**総鉄結合能**[*4]や**不飽和鉄結合能**[*5]が増加する．

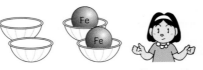

アポフェリチン　フェリチン　アポトランスフェリン　トランスフェリン

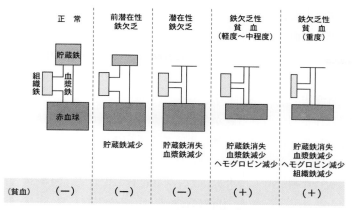

図4-35 体内鉄の減少と貧血

鉄はヘモグロビンとして赤血球に，貯蔵鉄や血漿鉄，組織鉄として体内に分布している．図は体内鉄の減少の推移を示したものであるが，各々に分布している鉄量が減少するほど，囲ってある面積が小さく表現されている．摂取する鉄が少ないと，貯蔵鉄，血漿鉄，赤血球の順に鉄が減少することに注意．

（4）鉄欠乏性貧血の症例

患者プロフィール・病歴
● 農業．夫と2人暮らし．メロンのハウス栽培をしている．
● 家事をすましてハウスにゆき，夜も出荷の準備等で多忙である．
● 食事づくりの時間がなく，麺類や出来合いの惣菜で簡単に済ますことが多い．
● 若いころから月経期間が長く，出血量も多い日が続いている．
● ハウス栽培が多忙でいつも疲れていたが，来院する前日は高温のハウス内で息切れして動けなくなった．
● 家事もつらくなったため夫にすすめられ大学病院を受診した．

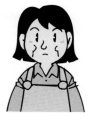

54歳　女性
身長：155 cm
体重：54 kg

食事習慣	生活リズム	
朝食：食パン1枚（6枚切り）とジャム，牛乳，果物 昼食：うどん（あるいはインスタントラーメン） 夕食：目玉焼きや豆腐料理，芋や野菜の煮物，和え物 間食：ほとんど食べない	起床　　6：00 朝食　　8：00 昼食　13：00 夕食　20：00 就寝　　0：00頃	

検査結果とその評価

RBC	371	Alb	3.7
Hb	7.9	BUN	16.4
Ht	28.2	Cr	0.61
MCV	76	AST	20
MCH	21.3	ALT	12
MCHC	28.0	T-Bil	0.8
Fe	18	γ-GTP	18
UIBC	420	Ferritin	4
TP	6.8	血　圧　110／60	

● 月経に伴う慢性の失血と食事の偏りによる鉄摂取不足がみられる．
● 小球性低色素性貧血であり，血清鉄とフェリチンの減少，不飽和鉄結合能の高値から鉄欠乏性貧血と診断された．
● 食事療法と鉄剤服用が指示されたが，鉄剤の服用にともない悪心，腹部不快感があり服用を中止した．
● 結局，食事療法のみにより貧血は改善傾向にある．

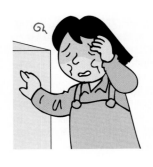

(5) 疾病の治療法

鉄欠乏性貧血の治療においては，まず鉄欠乏に至った原因を追究し，出血性の疾患など原疾患を治療するとともに，以下の食事療法，薬物療法を行う.

① 食事療法

月経に伴って失われる鉄が多いことから，女性の鉄の食事摂取基準は，年齢に加え，月経の有無によっても設定されている．食品中の鉄は，吸収効率の高い**ヘム鉄**と吸収効率の低い**非ヘム鉄**に分けられる．ヘム鉄は複雑な構造をもつポルフィリンと結合している（**図4-34**参照）．摂取した鉄の吸収効率は，体内にどれだけの鉄を保有しているかによって左右され，体内鉄（貯蔵鉄）の少ない人ほど吸収効率が高い．また吸収効率の低い非ヘム鉄は，**三価鉄**（Fe^{3+}）を**二価鉄**（Fe^{2+}）に還元するビタミンCを同時に摂取すると高まる（**表4-32**）.

*1 鉄の吸収率
　体内貯蔵鉄が250 mgの人と1,000 mgの人が同じ量のヘム鉄を摂取した場合，体内鉄が少ない人は28 %吸収されるのに対して，体内鉄の多い人は15 %しか吸収されない.
　また，250 mgの貯蔵鉄をもつ人が，非ヘム鉄とわずかなビタミンC（25 mg以下）を摂取した場合4 %しか吸収されないが，多くのビタミンC（75 mg以上）とともに摂取すると12 %吸収されるようになる.

*2 徐放性製剤
　胃から腸にかけてゆっくりと薬効成分を放出して，少しずつ吸収されるように工夫された薬.

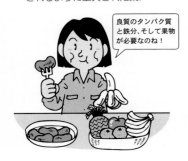

良質のタンパク質と鉄分，そして果物が必要なのね！

表4-32　食事中の鉄の吸収率*1

貯蔵鉄量（mg）		0	250	500	1,000
ヘ ム 鉄（%）		35	28	23	15
非ヘム鉄（%）	A. 鉄の利用が低率の食事 ①肉または魚（赤身，生）30 g以下 または②ビタミンC 25 mg以下	5	4	3	2
	B. 鉄中等度利用食 ①肉または魚（赤身，生）30〜90 g または②ビタミンC 25〜75 mg	10	7	5	3
	C. 鉄高度利用食 ①肉または魚（赤身，生）90 g以上 または②ビタミンC 75 mg以上 または③肉または魚 30〜90 g + ビタミンC 25〜75 mg	20	12	8	4

（資料：(Monen et. al.)

② 薬物療法

胃酸分泌が低下していても吸収効率が比較的高いクエン酸第一鉄ナトリウム錠や徐放性製剤*2としてのフマル酸第一鉄などを1日に50〜100 mgを服用する．しかし鉄剤服用時には，便が黒くなる，胃粘膜を刺激することから吐き気や嘔吐，便秘，下痢などの消化器症状が現れるなど，副作用を起こすことがある.

2）巨赤芽球性貧血

(1) 疾病の解説

DNA の合成に必要な**ビタミン B₁₂** や**葉酸**が不足しているため，核分裂が遅れ，骨髄中に巨大な赤芽球が出現する疾患である．末梢血液中の赤血球も大きく，**大球性正色素性貧血**[*1] である．

(2) 疾病の成因

ビタミン B₁₂ の吸収には，胃から分泌されるタンパク質（内因子）が必要とされる．**巨赤芽球性貧血**は，タンパク質の分泌障害に基づく吸収障害により，体内のビタミン B₁₂ が欠乏して起こる貧血である．ただし，ビタミン B₁₂ は体内の貯蔵量が多いため，吸収障害が始まっても，貧血が出現するまでには数年〜 10 年以上かかることが多い．また，ビタミン B₁₂ 欠乏では貧血以外に神経障害（知覚異常など）や舌炎（Hunter舌炎）を伴うことが少なくない．

葉酸が欠乏しても巨赤芽球性貧血を示すが，神経障害を伴わない点でビタミン B₁₂ 欠乏による貧血とは一線を画す．

3）溶血性貧血

(1) 疾病の解説

赤血球膜やヘモグロビンの先天的異常，自己免疫あるいは赤血球以外の物理的因子などにより赤血球の破壊が亢進する．赤血球の形態は正球性正色素性であるが，赤血球寿命は本来の 120 日より著明に短くなり，赤血球数が著しく減少する．

(2) 疾病の成因

先天的溶血性貧血の一種である**鎌状赤血球症**は，ヘモグロビンの異常[*2] によって，酸素分圧が低下すると赤血球の形態が本来の中くぼみ円盤状から草を刈る鎌のような形に変化し，毛細血管内で赤血球が壊れてしまう遺伝性疾患である（**図 4-36**）．

一方，アスリート（特に中長距離やクラシックバレエなどの審美系種目の女子選手）に多く見られる**スポーツ性貧血**も，**血中ハプトグロビン**[*3] 濃度が著しく減少することから溶血性貧血と考えられている．

足底を地面にたたきつけるような運動により物理的な力によって赤血球が破壊されやすいという考えや，血管内に溶血を誘引するような物質が出現するなど，発症の成因は明らかではない．この場合，血清鉄やフェリチンが正常値に近い場合もあり，鉄投与によってのみ改善される

[*1]　大球性正色素性貧血
MCV100 fL 以上に増加するが，MCHC は基準範囲の 32〜33 ％である．ビタミン B₁₂ や葉酸が欠乏した貧血である．

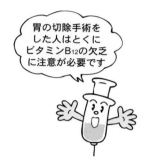

胃の切除手術をした人はとくにビタミン B₁₂の欠乏に注意が必要です

[*2]　異常ヘモグロビン
β鎖の 6 番目のアミノ酸がグルタミン酸からバリンに変化

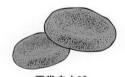

正常赤血球

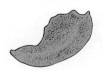

鎌状赤血球

図 4-36　鎌状赤血球

[*3]　ハプトグロビン
赤血球が壊れて血液中に遊出したヘモグロビンと強く結合し，肝臓へ輸送するたんぱく質．

ものではなく，鉄摂取に加え動物性タンパク質の摂取が進められている
（図4-37）.

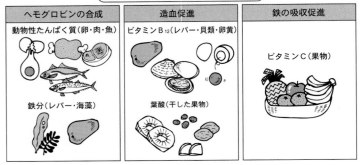

図4-37　貧血予防・改善が期待される食品

貧血に関連する Question

① 貧血の成因と栄養について
　摂取鉄欠乏性，巨赤芽球性および溶血性貧血の血液性状を，赤血
　球恒数を指標にして述べなさい．また，それぞれの貧血を治療す
　るための栄養の摂り方を述べなさい．
② 鉄欠乏性貧血を改善するための食品について
　どのような食品が好ましいか，また食品の好ましい組み合わせを
　示しなさい．

4.8　筋・骨格疾患の栄養アセスメントと栄養ケア

1）骨粗しょう症（Osteoporosis）

（1）疾病の解説

　骨粗しょう症は骨折の危険性が増大した状態である．実際の診療では
個人の骨折危険因子と病態を個別に評価し，それに基づいた総合的評価
を行うことが重要とされる．脊椎錐体，大腿骨近位部，橈骨，上腕骨
は，骨粗しょう症による骨折の好発部位である．

（2）疾病の成因

　基礎疾患のない一次性（原発性）骨粗しょう症の成因は，骨のサイズ
や形状を決定する先天性素因，閉経に伴う性ホルモンなどの内分泌代謝
の異常，栄養や生活様式などの環境要因が関与する．日本の骨粗しょう

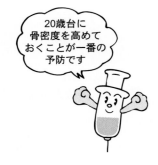

20歳台に
骨密度を高めて
おくことが一番の
予防です

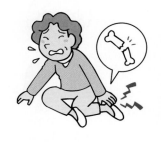

症の診断は**表 4-33** の基準のとおりである．測定部位や機種により骨密度が同一数値とならないため，その装置の若年成人の最大骨密度の平均値*1（YAM）を基準値として，相対値で骨粗しょう症が診断される．また，特定の疾患や薬物療法などに伴い，二次性（続発性）骨粗しょう症が発症する．

*1　若年成人平均値
（YAM：young adult mean）
腰椎では 20～44 歳，大腿近位部では 20～29 歳

表 4-33　一次性骨粗しょう症の診断基準（2012 年度改訂版）

低骨量をきたす骨粗しょう症以外の疾患または二次性骨粗しょう症を認めず，骨評価の結果が下記の条件を満たす場合，一次性骨粗しょう症と診断する．

Ⅰ．脆弱性骨折*2 あり
①　椎体骨折*3 または大腿骨折近位部骨折あり
②　その他の脆弱性骨折*4 があり，骨密度*5 が YAM の 80 ％未満

Ⅱ．脆弱性骨折なし
骨密度が YAM の 70 ％以下または−2.5 SD 以下

*5　骨密度は原則として腰椎または大腿骨近位部骨密度とする．また，複数部位で測定した場合にはより低い％値または SD 値を採用することとする．腰椎においては L1～L4 または L2～L4 を基準値とする．ただし，高齢者において，脊椎変形などのために腰椎骨密度の測定が困難な場合には大腿骨近位部骨密度とする．大腿骨近位部骨密度には頸部または total hip（total proximal femur）を用いる．これらの測定が困難な場合は橈骨，第 2 中手骨の骨密度とするが，この場合は％のみ使用する
※骨量減少〔骨減少：low bone mass（osteopenia）〕：骨密度が−2.5 SD より大きく−1.0 SD 未満の場合を骨量減少とする．
（資料：宗圓聰ほか：Osteoporo Jpn 21:9-21, 2013 より引用）

*2　軽微な外力によって発生した非外傷性骨折．軽微な外力とは，立った姿勢からの転倒か，それ以下の外力を指す．

*3　形態椎体骨折のうち，3 分の 2 は無症候性であることに留意するとともに，鑑別診断の観点からも脊椎 X 線像を確認することが望ましい．

*4　軽微な外力によって発生した非外傷性骨折で，骨折部位は肋骨，骨盤（恥骨，坐骨，仙骨を含む），上腕骨近位部，橈骨遠位端，下腿骨．

ロコモティブシンドロームとサルコペニア

　ロコモティブシンドローム（以下，ロコモ）とは，2007 年に日本整形外科学会により提唱された運動器障害を包括的に捉えた概念であり，その定義は「運動器の障害のために移動機能の低下をきたした状態」とされる．ここで，「運動器の障害」とは主に加齢に伴う運動機能の低下と運動器疾患をさし，「移動機能」とは立ち座り，歩行，階段昇降など身体の移動に関わる機能を意味する．ロコモの予防，改善のためには，運動習慣の獲得，適切な栄養摂取，運動器疾患に対する治療が重要である．

　サルコペニアとは，「転倒，骨折，身体機能低下，死亡などの健康障害の危険性が高まった進行性かつ全身性の骨格筋疾患」であり，診断や重症度の判定には，骨格筋量，筋力，身体機能の評価が必要となる．サルコペニアは，転倒・骨粗しょう症・骨折，呼吸障害，嚥下障害・低栄養，排尿障害，認知機能障害，耐糖能異常などの臨床的アウトカムに繋がる．成因はさまざまであるが，生体レベルでは，栄養状態の変化，活動性の低下，内分泌因子の変化などが挙げられ，組織・細胞レベルでは，慢性炎症，ミトコンドリアにおける異常，神経筋接合部の異常，筋再生能の低下などが挙げられる．栄養療法では，筋肉の維持のためにタンパク質摂取がきわめて重要とされる．

（4）骨粗しょう症の症例

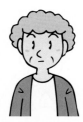

69 歳　女性
身長：153.0 cm
体重：　47.2 kg

患者プロフィール
● BMI 20.2kg /m².
● ここ数年は体重の増減なし.
● 3 年前までは近所のクリニックで受け付け業務の職に就いていたが（主に座り仕事），現在は無職.
● 運動が苦手なため，学生時代は文学部や茶道部などの文化部に所属していた.
● 月に数回はフラワーアレンジメント教室に通い，日常生活の中で唯一の楽しみとしている.

患者の病歴と家族歴

● 生来健康であった. 高校生の時は太ってはいなかったが，ダイエットに夢中になった時期があり，身長 157 cm, 38 kg 台で半年間月経が止まったことがある.
● 4 ヶ月前，洗濯物を干している際にベランダで転倒し，その際に左手をついた.
● 疼痛のため近医を受診し，左橈骨遠位端骨折と診断され（脆弱性骨折），骨接合の手術目的で入院.
● 退院後の外来通院時に骨粗しょう症の検査を実施し，大腿骨ならびに腰椎の骨密度低下を認めた.
● 家族は，半年前に夫と死別し，2 人の息子はそれぞれ別居しており，独り暮らしである.

食事習慣	生活リズム
朝食：食パン（6 枚切り）1 枚＋マーガリン少々，コンソメスープ，バナナ 1 本，ブラックコーヒー 1 杯 昼食：うどん（葱，卵，かまぼこ），煮物，みかん 1 個 夕食：ご飯（180 g），肉料理＞魚料理，煮物，味噌汁（油揚げ，ワカメ） 間食：和菓子 1 個（饅頭，団子，羊羹など），緑茶 　　＊間食は午前と午後の 2 回摂取	起床時間：　6:00 朝食時間：　6:30～ 7:00 昼食時間：12:00 夕食時間：18:30～19:00 就寝時間：22:00

運動習慣

● 運動習慣は特になく，1 日中座っていることが多い.

検査結果とその評価

	骨密度 （DXA 法）
YAM（大腿骨）	68％↓
YAM（第 2～4 腰椎）	46％↓

● 本症例は，骨折術後の骨密度検査を契機に骨粗しょう症が判明した患者である. YAM は大腿骨と腰椎ともに低く，骨密度の低下が伺える.
● 食事全体のカルシウム不足が長い年月続き，その結果，骨中のカルシウムが減少し，骨粗しょう症になったと思われる.
● 食事内容の見直しとして，塩分を控えてカルシウム，ビタミン D を多く含む食品を積極的に摂取するとともに，適度な運動が必要と考えられる.

治療の経緯

● 脆弱性骨折があり，閉経後で腰椎の YAM は 46 ％と極端に値は低い.
● 骨粗しょう症の治療として，外来通院での薬物療法を開始. 薬の効果を十分なものにするためにも，骨粗しょう症に対しての栄養食事指導を実施. 今後も外来診察ごとに栄養食事指導を行い，食生活面の評価を行うことになった.

（3）疾病の症状および病態

　骨粗しょう症による骨折は，骨量の減少や骨質の劣化により骨強度が低下し，わずかな外力で生じる骨折であり，脆弱性骨折と表現される．高齢者の脆弱性骨折は健康寿命の障害となり，高齢者の骨折・転倒は要支援・要介護の主原因であるため，健康寿命の延伸のためには運動器の障害（**ロコモティブシンドローム**[*1]）への対応が重要である．また，**サルコペニア**[*2]と骨粗しょう症の間には密接な関係がある．サルコペニアが骨粗しょう症による脆弱性骨折の危険因子であり，さらに骨折による不動や運動の低下はサルコペニアをより増悪させ，このことが骨折リスクを高め，次なる骨折をきたす悪循環を呈する．

*1, *2
p.145 参照

（5）疾病の治療法

① 食事療法

- 適切な栄養バランスやカルシウムをはじめとするミネラル，ビタミンDの十分な補給が提唱されており，ビタミンKの十分な摂取も重要である（**表4-34**）．

- **表4-34** で設定されている以外のエネルギー量やタンパク質量などの栄養素は，「日本人の食事摂取基準」を参考にして摂取する．

- 骨粗しょう症治療薬の効果を高めるための十分なカルシウム，ビタミンD摂取の重要性が認識されている．

- 骨形成に必要なマグネシウムは不足しないようにする．

- 過剰なナトリウム摂取は，尿中カルシウム排泄の増大に繋がるため，ナトリウム摂取の抑制が重要と考えられている・リン，食塩，カフェイン，アルコールの過剰摂取や喫煙は避けるべきである（**表4-35**）．

表4-34　カルシウム，ビタミンD，Kの摂取量

栄養素	摂取量
カルシウム	食品から700〜800 mg（サプリメント，カルシウム薬を使用する場合には注意が必要である）
ビタミンD	400〜800 IU（10〜20 μg）
ビタミンK	250〜300 μg

（資料：骨粗鬆症の予防と治療ガイドライン作成委員会編，「骨粗鬆症の予防と治療症ガイドライン2015年版」，ライフサイエンス出版，2015より）

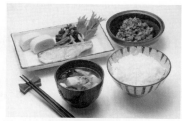

骨粗しょう症の予防の第1歩は，適度な運動と栄養バランスの良い食事を心がけることです．

表4-35　骨粗しょう症の治療時に推奨される食品，過剰摂取を避けたほうが良い食品

推奨される食品	・カルシウムを多く含む食品（牛乳，乳製品，小魚，大豆，大豆製品） ・ビタミンDを多く含む食品（魚類，きのこ類） ・ビタミンKを多く含む食品（納豆，緑黄色野菜） ・野菜と果物 ・タンパク質（肉，魚，卵，豆，牛乳・乳製品など）
過剰摂取を避けたほうがよい食品	・リンを多く含む食品（加工食品，一部の清涼飲料水） ・食塩 ・カフェインを多く含む食品（コーヒー，紅茶） ・アルコール

（資料：骨粗鬆症の予防と治療ガイドライン作成委員会編，「骨粗鬆症の予防と治療症ガイドライン2015年版」，ライフサイエンス出版，2015より）

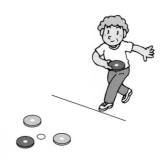

② 運動療法

閉経後女性に対する運動介入には，骨密度を上昇させ，骨折を抑制するとの報告がある．

③ 薬物療法など

骨粗しょう症の治療薬は，骨吸収抑制を主たる作用とする薬剤（ビスフォスフォネート，エストロゲン，選択的エストロゲン受容体調整薬（SERM），カルシトニン，デノスマブ），骨形成促進を主たる作用とする薬剤（副甲状腺ホルモン），その他の薬剤（ビタミンD，ビタミンK，イプリフラボン）に分類される．

筋・骨格疾患に関連する Question

① 骨粗しょう症の好発部位について説明しなさい．

② 骨粗しょう症の成因に関与する要因を説明しなさい．

③ 骨粗しょう症の食事療法について説明しなさい．

④ 骨粗しょう症の薬物療法について説明しなさい．

⑤ ロコモティブシンドロームについて説明しなさい．

⑥ サルコペニアについて説明しなさい．

4.9 免疫・アレルギー疾患の栄養アセスメントと栄養ケア

1）食物アレルギー（food allergy）

（1）疾病の解説

食物アレルギーとは，「食物によって引き起こされる抗原特異的な免疫学的機序を介して生体にとって不利益な症状が惹起される現象」と定義される．食物アレルギーは，本来私たちには害のない食物に含まれる**アレルゲン**[*1]を，食べたり，触れたり，吸い込んだりすることで，体内の過敏な免疫反応により何らかの症状が起きるものである．全身のあらゆる臓器に症状として誘発される可能性があるが，中には**アナフィラキシーショック**[*2]となり，生命の危険を伴う場合もある．

（2）疾病の成因

食物アレルギーには，食物成分に対する獲得免疫（特異的抗体または特異的T細胞）が関与する．最も多い免疫学的機序は**特異的IgE抗体**[*3]の関与するIgE依存性反応である（**図4-38**）．

---

*1 アレルゲン
アレルギーを引き起こす物質のことで，食物アレルゲンの大部分は，食物に含まれるタンパク質である．

*2 アナフィラキシーは，「アレルゲン等の侵入により，複数臓器に全身性にアレルギー症状が惹起され，生命に危機を与え得る過敏反応」と定義される．アナフィラキシーに血圧低下や意識障害を伴う場合をアナフィラキシーショックという．

*3 特異的IgE抗体
IgE抗体は，血中にある免疫グロブリンの一種．特異的IgE抗体とは，特定のアレルゲンに結合するIgE抗体である．

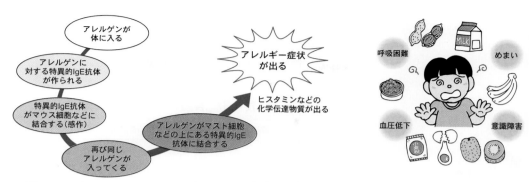

図 4-38　食物アレルギーの機序（IgE 依存性の場合）
（資料：厚生労働科学研究班，「食物アレルギーの栄養食事指導の手引き」，2017 より）

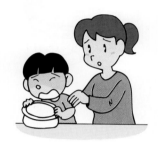

　IgE 依存性反応の多くは，アレルゲン暴露から症状誘発まで 2 時間以内に進展する即時型反応に相当する．特異的 IgE 抗体の関与が証明されない場合を，非 IgE 依存性反応とする．食物アレルギーは，新生児・乳児消化管アレルギー，食物アレルギーの関与する乳児アトピー性皮膚炎，即時型症状，特殊型に分類される（**表 4-36**）．

表 4-36　食物アレルギーの臨床型分類

臨床型		発症年齢	頻度の高い食物	耐性獲得（寛解）	アナフィラキシーショックの可能性	食物アレルギーの機序
新生児・乳児消化管アレルギー		新生児期〜乳児期	牛乳（乳児用調整粉乳）	多くは寛解	（±）	主に非 IgE 依存性
食物アレルギーの関与する乳児アトピー性皮膚炎		乳児期	鶏卵，牛乳，小麦，大豆など	多くは寛解	（+）	主に非 IgE 依存性
即時型症状（蕁麻疹，アナフィラキシーなど）		乳児期〜成人期	乳児〜幼児：鶏卵，牛乳，小麦，そば，魚類，ピーナッツなど　学童〜成人：甲殻類，魚類，小麦，果物類，そば，ピーナッツなど	鶏卵，牛乳，小麦，大豆などは寛解しやすい　その他は寛解しにくい	（++）	IgE 依存性
特殊型	食物依存性運動誘発アナフィラキシー（FDEIA）	学童期〜成人期	小麦，エビ，果物など	寛解しにくい	（+++）	IgE 依存性
	口腔アレルギー症候群（OAS）	幼児期〜成人期	果物，野菜など	寛解しにくい	（±）	IgE 依存性

（資料：日本小児アレルギー学会，「食物アレルギー診療ガイドライン」2016 より）

(3) 疾病の症状および病態

食物アレルギーによって，皮膚，粘膜，呼吸器，神経，循環器などの
さまざまな臓器に症状が誘発される（**表4-37**）．

表 4-37　食物アレルギーの症状

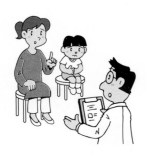

皮　膚		紅斑，蕁麻疹，血管性浮腫，瘙痒，灼熱感，湿疹
粘　膜	眼症状	結膜充血・浮腫，瘙痒，流涙，眼瞼浮腫
	鼻症状	鼻汁，鼻閉，くしゃみ
	口腔咽頭症状	口腔・咽頭・口唇・舌の違和感・腫脹
呼吸器		喉頭違和感・瘙痒感・絞扼感，嗄声，嚥下困難， 咳嗽，喘鳴，陥没呼吸，胸部圧迫感，呼吸困難，チアノーゼ
消化器		悪心，嘔吐，腹痛，下痢，血便
神　経		頭痛，活気の低下，不穏，意識障害，失禁
循環器		血圧低下，頻脈，徐脈，不整脈，四肢冷感，蒼白（末梢循環不全）

（資料：AMED 研究班，「食物アレルギーの診療の手引き」，2017 より）

食物アレルギーの確定診断

① 特定の食物摂取によりアレルギー症状が誘発されること（問診又は食物経口負荷試験[*1]）

② その食物に感作[*2] されていること（特異的 IgE 抗体・皮膚試験[*3] が陽性）

上記①および②が確認できれば，確定診断となる．

特異的 IgE 抗体や皮膚試験は，単独での実施による診断とならないよう注意が必要である．

（資料：厚生労働科学研究班，「食物アレルギー栄養食事指導の手引き」2017 より）

＊1　食物経口負荷試験
　　食物経口負荷試験は，アレルギーが確定しているか，もしくは疑われる食品を単回または複数回に分割して摂取させ，誘発症状の有無を確認する検査である．感作アレルゲン暴露により，アレルギーを生じる状態になること．

＊2　感　作
　　アレルゲン暴露により，アレルギーを生じる状態になること．

＊3　皮膚試験
　　即時型食物アレルギーの原因を診断するための皮膚試験としては，皮膚プリックテスト（SPT：skin prick test）が推奨される．SPT は，消毒した皮膚の上に抗原液（アレルゲンエキス）を滴下して，プリック針で出血しない程度に軽く押しつけて行う．出現した膨疹と紅斑の最大直径とそれに直角に交わる直径を計測して，その平均値で評価する．

（4）食物アレルギーの症例

患者プロフィール・病歴と家族歴

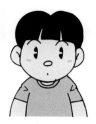

2歳　男児
身長：60.5 cm
体重：11.3 kg

- 家族は，会社員の父親，専業主婦の母親，4歳の兄との4人暮らし．
- 0歳：アトピー性皮膚炎あり．離乳食を開始すると，何度か食後に蕁麻疹が出現．血液検査で特異的 IgE 抗体を測定したところ，卵白，小麦の項目が高値となる．近医の指示により，鶏卵と小麦を除去した食事を開始した．
- 1歳：夕食後に蕁麻疹ならびに結膜充血が出現．本人の意識はしっかりしており，経過観察で症状は自然軽快したので医療機関への受診はしなかった．原因食材は不明．
- 2歳：家族との外食時に兄の注文したグラタンを食べてしまい，紅斑，結膜充血，強い掻痒感，腹痛などの症状が出現．家族と共に近くの総合病院救急外来に来院．

食事習慣

朝食　：ごはん1杯（子供茶碗），焼き魚，果物，ヨーグルト
昼食　：おにぎり（小2個），納豆もしくは豆腐料理，スープ
夕食　：ごはん1杯（子供茶碗），肉料理＞魚料理，野菜料理を1〜2品
おやつ：煎餅，ゼリー，ラムネ，ジュース，牛乳など

運動習慣

- 近所の公園で遊ぶ程度の運動．

検査結果とその評価

検査項目	検査データ
EOS	8 ↑
（特異的）IgE 抗体	
卵　白	42.37 ↑（クラス4）
小　麦	75.21 ↑（クラス5）

　本症例は，食物経口負荷試験で小麦に対してアレルギー症状を呈することが確認された患者である．
　特異的 IgE 抗体が高値を示すと，必ずアレルギー症状が出現する訳ではないので，診断は食物経口負荷試験の実施が正確である．
　栄養食事指導は，下記，治療の経緯により小麦の摂取を禁止とするが，必要最小限の除去とするため，摂取可能であった小麦を含む醤油は今後も使用する（醤油に含有する小麦は，醸造過程でアレルゲンが消失することが多い）．必要なエネルギー及び各種栄養素の摂取量は，「日本人の食事摂取基準」を参考とし，除去食による栄養素の摂取不足を防ぐ．

治療の経緯

　救急外来の診察中に各種症状は軽快傾向であったが，食物アレルギーによる症状の出現が疑われ，精査目的のため入院となる．入院後に特異的 IgE 抗体検査と食物経口負荷試験を実施し，小麦による食物アレルギーと診断（卵白は食物経口負荷試験で症状が出現せず）．食事は，入院時より小麦と鶏卵を禁止としていたが，食物経口負荷試験の結果より鶏卵の使用を開始した．また，食物経口負荷試験で小麦を含む醤油の摂取は可能であった．管理栄養士による栄養食事指導を行い退院した．

（5）疾病の治療法

① 食事療法

- 食物アレルギー患者は正しい診断にもとづいた必要最小限の食物除去を行いながら，適切な栄養素の確保とQOLを維持することが求められる（図4-39）．

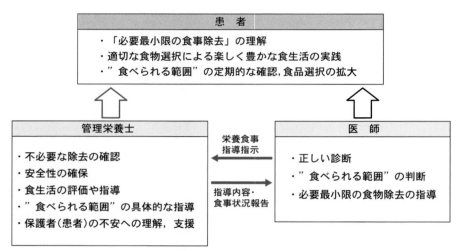

図 4-39　栄養食事指導の流れ

（資料：厚生労働科学研究班，「食物アレルギーの栄養食事指導の手引き」2017より）

- 除去すべき食品，食べられる食品など食物アレルギーに関する正しい情報を提供する．
- 除去食物に関して摂取可能な範囲とそれに応じた食べられる食品を示す．
- 栄養に関する制限はなく，エネルギー及び各種栄養素の摂取量は，「日本人の食事摂取基準」を参考とする．
- 食物除去を開始した後は栄養不良とならないように，栄養面の評価と指導を行う．
- 栄養不足が疑われたら速やかに詳細な栄養評価を行い，代替食物を用いて栄養素の不足分を補充するように栄養食事指導を行う．

② 運動療法

● 食物アレルギー患者に対しての運動療法は特にない.

③ 薬物療法

● アドレナリン*1はアナフィラキシーに対する第一選択薬であり, アナフィラキシーと診断した場合は迅速にアドレナリンを投与するべきである（投与部位は, 大腿中央の前外側部）.

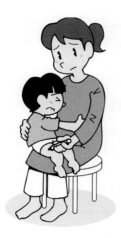

*1 アドレナリン
　アドレナリンの投与を早期に行うことにより, アナフィラキシーによる死亡率や入院率を下げることが明らかになっている. アナフィラキシーの既往がある患者やリスクの高い患者には, アドレナリン自己注射薬（エピペン®）が処方される. エピペン®は医師の治療を受けるまでの間に症状の進行を一時的に緩和する補助治療薬であり, 使用後は直ちに医療機関を受診する.

免疫・アレルギー疾患に関連する Question

① アナフィラキシーショックについて説明しなさい.

② 食物アレルギーの成因について説明しなさい.

③ 食物アレルギーの分類について説明しなさい.

④ 食物アレルギーの食事療法について説明しなさい.

⑤ アナフィラキシー時に投与されるアドレナリンについて説明しなさい.

4.10　がんの栄養アセスメントと栄養ケア

１）緩和ケア

（1）緩和ケアとは

　日本人の死因の１/３以上はがんである．不治の病としてのがんに罹患し発見が遅れた場合，その患者が人生の最後を迎えるのは，ほとんどが緩和病棟であろう．緩和病棟における緩和ケアは，最後まで人間としての患者の尊厳と，残される家族の心のケアを最優先させなければならない．WHO（世界保健機構）は緩和ケアを次のように定義している．

> **── WHO による緩和ケアの定義 ──**
>
> 　緩和ケアとは，生命を脅かす疾患にともなう問題に直面する患者と家族に対し，疼痛や身体的，心理社会的，スピリチュアルな問題を早期から正確にアセスメントし解決することにより，苦痛の予防と軽減をはかり，生活の質（QOL）を向上させるためのアプローチである．

　これまで緩和ケアは「看取り医療」ととられがちであったが，現在では**終末期**[*1]のみならず，がんと診断された早期から種々苦痛に対しケアすることが重要とされている（**図 4-40**）．管理栄養士は早期から栄養介入により患者と関わりをもつ．緩和的医療が中心となる終末期がん患者に対するマネジメントにおいては，栄養ケアのみならず，WHO の定義をふまえたうえで，全人的介入を常に念頭におくべきである．

＊1　終末期
　①最善の医療を尽くしても，病状が進行性に悪化することを食い止められずに死期を迎えると判断される時期．または，②主治医を含む複数の医師および看護師，その他必要な複数の医療関係者が判断し，患者，もしくは患者が意思決定できない場合には患者の意思を推定できる家族等が①を理解し，納得した時点で「終末期」が始まる．（日本医師会グランドデザイン 2007 より引用）

◆ これまでの支援体制

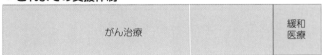

◇ これからの支援体制

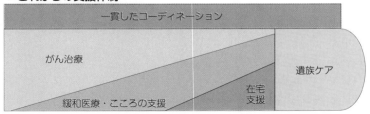

図 4-40　がん患者と家族への総合支援体制
（落合由美，「臨床栄養別冊，栄養ケアマネジメントファーストトレーニング」医歯薬出版，2012 より）

（2）がん終末期の症状および病態

　長期にわたりがんにおかされると，食事摂取が不能となり，体の脂肪やタンパク質がエネルギー源として利用される．その結果，身体がやせ細りマラスムス型のタンパク質・エネルギー栄養不良状態となる．さらに病状が進むと，浮腫，腹水，胸水が貯留し，内臓タンパク質が枯渇するクワシオルコル型のタンパク質栄養不良状態となる．がん患者はこれらの病態の混在した状況であるが，これらの病態を的確に把握し，病態に応じた栄養管理が必要とされる．栄養管理が不適切であると免疫力が低下し，感染症が誘発され身体の消耗が加速され，**がん悪液質**[*1]と呼ばれる状態になる．

　また，がんの終末期においては，ほとんどの患者は激しい疼痛と栄養障害に加え，倦怠感，**せん妄**[*2]，精神的苦痛を訴える．このような状況下でも患者の QOL の改善，人としての生命の延長を図るために適切な疼痛管理と栄養管理が必要である．

（3）がん終末期の症例

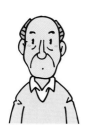
70歳　男性
身長：168 cm
体重：48 kg

患者プロフィール
● 食欲不振，体重減少，腹部膨満，激しい疼痛を訴えて病院を受診．
● 腹部 CT 画像より肝転移を伴う直腸がんと診断され，全身麻酔下で直腸切除術が施行された．
● 2 週間後には総肝動脈にカテーテルを挿入し，化学療法を開始した．
● 2 クール施行したころより腰背部痛が強くなり，画像解析より第二，第三腰椎への転移が認められた．
● 自力歩行が徐々に困難となり，経口摂取量も低下したため，疼痛管理と栄養管理を主体とする緩和ケア病棟に移動となった．

患者の病歴
● 家族歴，既往歴とも特記すべきものはない．

検査結果とその評価				
AST	70	WBC	5,200	● TP 6.1，Alb 2.5 と低タンパク質血症（低アルブミン血症）状態である．
ALT	95	BUN	18.0	● AST 70，ALT 95 と高度の肝機能障害（肝臓に転移）
TP	6.1	T–Bil	2.4	
Alb	2.5	Cr	0.7	
Hb	11.2	CRP	1.4	

*1　がん悪液質

　従来の栄養サポートで改善することは困難で，進行性の機能障害をもたらし，（脂肪組織の減少の有無にかかわらず）著しい筋組織の減少を特徴とする複合的な代謝障害症候群である．病態生理学的には，経口摂取の減少と代謝異常による負のタンパク，エネルギーバランスを特徴とする．（日本緩和医療学会，2013 より引用）

*2　せん妄

　脱水，感染，薬物など，体に何らかの負担がかかったときに生じる脳の機能の乱れであり，次のような変化や特徴がある．
・意識がぼんやりしている．
・もうろうとして話のつじつまが合わない．
・朝と夜を間違える．
・家族のことが分からない．
・怒りっぽくなり興奮する．
・見えないものを見えると言ったり，あり得ないことを言うなど．

(4) がん終末期の治療法

終末期のがん患者の治療として，①ほとんどの患者が経験するといわれている疼痛の管理，②食欲の回復と栄養状態の改善を目的とする栄養の管理，③適切な栄養補給によって期待される感染症や褥瘡の予防があげられる（図4-41）.

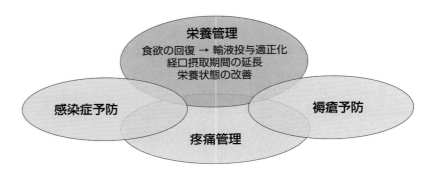

図 4-41　がん患者の疼痛管理と栄養管理
（資料：末松智，田中清，本田佳子編著，「ケースで学ぶ栄養管理の思考プロセス」文光堂，2009 より）

① 食事療法

終末期がん患者にとって食事を摂取することができない，あるいは食欲低下は栄養面だけでなく，食べる喜びや楽しみを奪い，生きる意欲を失うことにも繋がる．一方，がん患者の約半数は，空腹感を感じないとも言われ，食べること自体が苦痛になることがある．したがって，食事摂取困難となった患者に画一的な対応は難しく，患者個々への対応が望まれる．

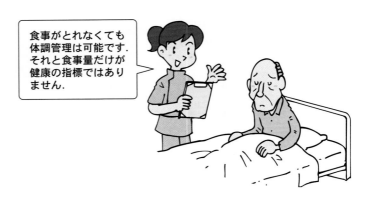

　食事療法は食欲が改善することを目標とするが，病状が進行してがん
悪液質に至ったときは食欲の回復は目標とならず，患者・家族の満足の
いく食事・栄養補給を目標とする（**表4-38**）．

表4-38　がん悪液質時の食事の工夫

① 全体的な工夫
- 大皿ではなく小皿に，少量ずつ食べられそうな量を用意する．
- 1人ではなく，親しい人たちと一緒に楽しく食事をする．
- 入院の場合，家族に食べ慣れているものをこまめに持ってきてもらい冷蔵庫で保存しておく．
- スパイスなど刺激のある食品のほうがとりやすい場合もある．また，コーヒーなどの嗜好品はよくないと思い込んで我慢してしまっていることもあるので，まず嗜好をたずね，試してみてもよいことをアドバイスする．

② 食事の時間・回数・エネルギーの工夫
- 規則正しく・時間通りにではなく，食べたいときに食べたい量を用意する．
- 栄養価や量にとらわれない．
- 胃の手術後や嘔気がある場合には，少量の食事を複数回に分けてとるようにする．
- 間食をとる．
  パン，カステラ，ゼリー，アイスクリーム，フルーツ
- 手軽に栄養捕給ができるよう，好みに応じて数種類の流動食を用意しておく（1種類だと飽きるため）．

消化がよい料理
- おかゆ，うどん，雑炊

食べやすい料理
- 豆腐，卵豆腐，温泉卵，茶碗蒸し，そうめん，プリン，ゼリー，アイスクリーム，シャーベット，かき氷，乳酸菌飲料

においへの配慮
- 食事のにおいが嘔気を強めることがあるので，においが気になる場合は冷たくして食べる

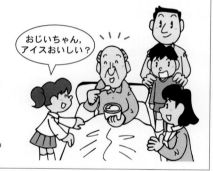

おじいちゃん，アイスおいしい？

（資料：日本医師会監修「がん緩和ケアガイドブック」青海社，2009より）

　経口摂取の低下は，終末期がん患者に高頻度に見られる症状である．
これらの患者には，人工的水分・栄養補給（輸液）が行われる．輸液治
療により，患者のQOLを改善できる場合もあれば，逆に患者を苦しめ
る結果になってしまう場合もある．したがって，実施に先立ち，患者本
人および家族と十分話し合い，納得したうえで実施すべきである．輸液
治療実施に際しての治療方針，期待される治療効果などを**図4-42**，**表
4-39**に示す．

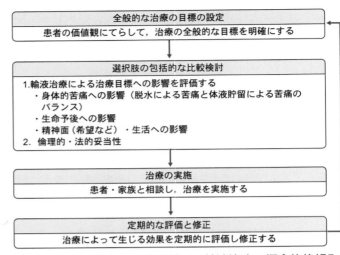

図 4-42　終末期がん患者に対する輸液治療の概念的枠組み

(資料：日本緩和医療学会編「終末期がん患者の輸液療法に関するガイドライン」2013 より)

*1　PS
　全身状態の指標の１つで，患者
の日常生活の程度を示す．

0：無症状で社会活動ができ，
　　制限を受けることなく発病
　　前と同等にふるまえる．

1：軽度の症状があり，肉体労
　　働は制限を受けるが，歩行，
　　軽労働や座業はできる．

2：歩行や身の回りのことはで
　　きるが，ときに少し介助が
　　いることもある．軽労働は
　　できないが，日中の 50 ％
　　以上は起居している．

3：身の回りのある程度のこと
　　はできるが，しばしば介助
　　がいり，日中の 50 ％以上
　　は臥床している．

4：身の回りのこともできず，
　　常に介助がいり，終日臥床
　　を必要としている．
　（参考：日本緩和医療学会 2013
　より）

表 4-39　終末期がん患者輸液治療における医学的推奨の要約

- PS*1（performance status）の低下した，または，消化管閉塞以外の原因のために経口摂取ができない終末期癌患者において，輸液治療単独でQOL を改善させることは少ない．
- PS が良く，消化管閉塞のために経口摂取ができない終末期癌患者において，適切な輸液治療は QOL を改善させる場合がある．
- 終末期癌患者において，輸液治療は腹水，胸水，気道分泌による苦痛を悪化させる可能性がある．
- 終末期癌患者において輸液治療は口渇を改善させないことが多い．口渇に対しては看護ケアがもっとも重要である．
- 終末期癌患者において，輸液治療はオピオイドによるせん妄や急性の脱水症状を改善させることによって QOL の改善に寄与する場合がある．
- 静脈経路が確保できない・不快になる終末期癌患者において，皮下輸液は望ましい輸液経路になる場合がある．

(資料：日本緩和医療学会編「終末期癌患者に対する輸液治療のガイドライン（第１版）」日本緩和医療学会，2007 より)

　がん終末期は積極的な輸液治療の適応ではないが，消化管閉塞により経口的水分摂取ができない患者のうち，数ヶ月の予後が見込め，PS の低下が認められない場合には，患者の活動量に見合った輸液治療を行うことにより，総合的 QOL を改善させる可能性がある．

これに対し，予後が1～2ヶ月と予想される患者の場合，多量の輸液治療を行うと，腹水，胸水，浮腫を悪化させることが予想される．さらに，生命予後が数週間と思われる患者においては，胸水，気道分泌，肺水腫による呼吸困難の悪化を防ぐため輸液を行わないことが推奨されている（表4-40）.

表4-40　臨床疑問に対する推奨（抜粋）

【臨床疑問1】　輸液は総合的QOL指標を改善するか？
　　生命予後が1ヶ月程度と考えられる，がん性腹膜炎による消化管狭窄・閉塞のために経口的に水分摂取はできないが，PSが1～2の終末期がん患者に対して，総合的QOL指標の改善を目的として，500～1,000 mL／日の維持輸液（100～400 kcal／日，窒素0～4.8 g／日，アミノ酸0～30 g／日）を行うことを推奨する．

【臨床疑問2】　輸液は腹水による苦痛を悪化するか？
　　生命予後が1ヶ月程度と考えられる，経口的に水分摂取が500 mL／日程度可能な終末期がん患者に対して，がん性腹水による苦痛がある場合，腹水による苦痛を悪化させないことを目的として，患者・家族の意向を確認し，輸液を行わないことを推奨する．

【臨床疑問3】　輸液は嘔気・嘔吐を改善するか？
　　生命予後が1ヶ月程度と考えられる，がん性腹膜炎による消化管閉塞のために経口的な水分摂取がほとんどできない終末期がん患者に対して，腹水・浮腫などの体液貯留症状がない場合，嘔気・嘔吐の改善を目的として，薬物療法と組み合わせて，1,000 mL／日程度の維持輸液（200～800 kcal／日，窒素0～4.8 g／日，アミノ酸0～30 g／日）を行うことを推奨する．

【臨床疑問4】　輸液は口渇を改善するか？
　　生命予後が1～2週間と考えられる，経口的に水分摂取が可能な終末期がん患者に対し，口渇の改善を目的として，輸液を行わずに口腔ケアなどの看護ケアを行うことを推奨する．

【臨床疑問5】　輸液は胸水による苦痛を悪化するか？
　　生命予後が1ヶ月程度と考えられる，経口的に水分摂取が可能な終末期がん患者に対し，胸水による苦痛がある場合，胸水による苦痛を悪化させないことを目的として，患者・家族の意向を確認し，輸液を行わないことを推奨する．

（資料：日本緩和医療学会編「終末期がん患者の輸液療法に関するガイドライン2013」より抜粋）

② 薬物療法

　がん患者のおよそ7割が疼痛を訴えるといわれており，痛みを軽減することは患者のQOLの回復や維持に重要である．がん性疼痛は，適切な鎮痛薬を適切なタイミングで使用することによって，およそ8割を痛みから解放することが可能といわれている．

　薬物治療においては，①経口的に，②時刻を決めて規則正しく，③除痛（鎮痛）ラダーに沿って効力の低い薬物から，④患者ごとに個別な量で，⑤細かい配慮をもっての**鎮痛薬使用の5原則**[*1]の遵守が勧められている．

　痛みを抑える鎮痛剤には，非ステロイド性抗炎症剤や強烈な鎮痛作用のある麻薬性オピオイドがある．鎮痛作用は弱いが副作用の少ない薬物

*1　鎮痛薬使用の5原則
① by mouth
② by the clock
③ by the ladder
④ for the individual
⑤ with attention to detail
（参考：日本緩和医療学会より）

から段階的に薬理作用の強い薬物の使用が勧められる（図 4-43）.

● 強オピオイド
モルヒネ・オキシコドン・フェンタニル・
タペンタドール⇒これらで症状管理
困難な場合にはメサドンを使用する
・鎮痛薬使用基本五原則に則って
・副作用対策を怠らず
・自信を持って説明し処方する

● 弱オピオイド
コデイン・トラマドール
オピオイドに抵抗感を持つ
患者には使用しやすい

● NSAIDs・アセトアミノフェン
副作用対策を忘れずに（NSAIDs：腎機能障害, 胃腸障害など, アセトアミノフェン：肝障害など）
オピオイドと作用機序が異なるため, 副作用がない限りオピオイドと併用する. 有効限界あり

| 第一段階 | 第二段階 | 第三段階 |

鎮痛補助薬・放射線治療・神経ブロックなどは適応があればどの段階でも開始する

図 4-43　WHO 方式の三段階除痛（鎮痛）ラダー

（資料：日本ペインクリニック学会 HP より引用）

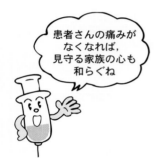

患者さんの痛みが
なくなれば,
見守る家族の心も
和らぐね

緩和ケアにおける Question

① 終末期がん患者に対応する管理栄養士が気を付けるべき事柄を述べなさい.

② 輸液を行った方が良い場合と行わない方が良い場合を, 例を挙げて説明しなさい.

③ 疼痛を取り除く薬物療法について説明しなさい.

4.11　摂食機能障害の栄養アセスメントと栄養ケア

1）摂食嚥下障害（Dysphagia）

（1）疾病の解説

　一般に食物が口から食べられなくなることを，広く**摂食嚥下障害**と呼ぶことが多い．摂食嚥下障害では，**誤嚥**[*1]，脱水症，栄養不良，食べる楽しみの喪失という問題が発生する．栄養不良はさらに摂食嚥下機能を低下させるので，栄養療法は重要である．

（2）疾病の成因

　摂食嚥下障害は，器質的障害と機能的障害の2つに大きく分けられる．腫瘍や炎症で，飲み込むときに使う舌や咽頭の構造そのものが障害されている場合は**器質的障害**とされる．構造物には問題がなくても，それを動かす神経などに原因がある場合は，**機能的障害**とされる（**表4-41**）．また，その他の摂食嚥下障害の原因として，心理的なもの，薬の副作用・手術・経鼻チューブなど医療行為が嚥下に悪影響を与えるこ

*1　誤　嚥
　食物や唾液は，口腔，咽頭，食道の順に通過して胃に送り込まれるが，食物などが何らかの原因で，誤って喉頭と気管に侵入してしまう状態．

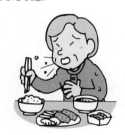

表4-41　嚥下障害の原因

A 器質的原因	
口腔・咽頭	食　道
舌炎，アフタ，歯槽膿漏 扁桃炎，扁桃周囲膿症 咽頭炎，喉頭炎，咽後膿症 口腔・咽頭腫瘍（良性，悪性） 口腔咽頭部の異物，術後 外からの圧迫（甲状腺腫，腫瘍など） その他	食道炎，潰瘍 ウェップ（web，膜），憩室（Zenker） 狭窄，異物 腫瘍（良性，悪性） 食道裂孔ヘルニア 外からの圧迫（頸椎症，腫瘍など） その他
B 機能的原因	
口腔・咽頭	食　道
脳血管障害，脳腫瘍，頭部外傷 脳膿症，脳炎，多発性硬化症 神経筋疾患 　パーキンソン病，筋萎縮性側索硬化症 　重症筋無力症，筋ジストロフィー 　筋炎（ギランバレー症候群など） 　薬剤の副作用，サルコペニア 　その他	脳幹部病変 アカラシア 神経筋疾患（口腔・咽頭と同様） 強皮症，全身性エリテマトーデス 薬剤の副作用，サルコペニア その他
C 心理的原因	
神経性食欲不振症，認知症，拒食，心身症，うつ病，うつ状態，その他	
D 医原性の原因	
経鼻チューブ，薬剤，各種医療行為，（内科，外科），不適切な気管切開管理，その他	

（資料：藤島一郎，「臨床栄養 vol.131 No.5 2017.10」，医歯薬出版，2017 より）

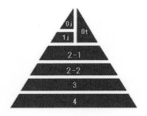

図 4-44 学会分類 2013*1

＊1 学会分類 2013
学会分類 2013 では，嚥下調整食をコード 0，コード 1，コード 2，コード 3，コード 4 の 5 段階分類で設定されている．コードの番号が上がるにつれて食品や食事における嚥下の難易度が上がる．コード 0 と 1 では，細分類として j（ゼリー状）と t（とろみ状）が設定されており，ゼリー状食品から開始したい場合と，とろみ状食品から開始したい場合に対応できるようになっている．『『日摂食嚥下リハ会誌 17（3）：255-267, 2013』または日本摂食嚥下リハ学会 HP ホームページ：https://www.jsdr.or.jp/doc/doc_manual1.html『嚥下調整食学会分類 2013』を必ずご参照ください．』

ともある（医原性の嚥下障害）．

（3）疾病の症状および病態

摂食嚥下障害の徴候として，食事時間の延長，口腔内保持時間の延長，食後の食べ残しの増加，口からのこぼれの増加，食後の声の変化，むせ，咳，痰の増加などがある．

摂食嚥下障害の病態は中枢神経，末梢神経，末梢効果器（嚥下の器官・組織）のどの部位が損傷されるかによって異なる．また，摂食嚥下の過程は，先行期，準備期，口腔期，咽頭期，食道期に分けられ，どこの過程が障害されているかを観察することが重要である．

嚥下機能のスクリーニング検査として，反復唾液嚥下テスト（RSST），水飲みテスト（原法），改訂水飲みテスト（MWST）などがあり，嚥下機能の評価は，嚥下造影検査（VF）や嚥下内視鏡検査（VE）など，機器による方法が用いられる．日本摂食嚥下リハビリテーション学会は「日本摂食・嚥下リハビリテーション学会嚥下調整食分類 2013（以下，学会分類 2013）」を発表しており，国内のさまざまな病院，施設，在宅医療および福祉関係者が共通して使用できることを目標とし，食事（嚥下調整食）ととろみについて段階分類を示している（**図 4-44**，**付表 10-1，10-2** 参照）

（4）摂食嚥下障害の症例

患者プロフィール	
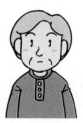
74 歳 女性
身長：148 cm
体重：38.5 kg	● 無職，体重（入院時）38.5 kg，BMI 17.6 kg /㎡．
● 3 年前の健常時の体重 43.0 kg（入院をする度に体重が少しずつ減少）．
● 夫は老人介護施設に入所中で，現在は長女の娘と 2 人暮らし．
● 喫煙や飲酒習慣はなし．
● 食事は同居の娘が 3 食ともに用意している．
● 食事時間は毎日規則的に摂っている．

患者の病歴と家族歴
● パーキンソン病のため外来を通院中で，誤嚥性肺炎により何度も入退院を繰り返している患者．
● 半年前の入院時に嚥下評価を実施し，摂食嚥下機能は何とか普通形態の食事が摂取できる程度であった．
● 2 週間前より体調不良を訴え，食事摂取時にむせ込みを認めた．本日，38℃台の発熱と酸素濃度の低下を認め，訪問看護師が救急車を要請して病院へ搬送，胸部 X 線検査の結果等より誤嚥性肺炎と診断され，治療と摂食嚥下状態の評価目的で入院となる．
● 体調不良を訴えてから入院直前の食事量は普段の半分以下であったが，飲水は何とか摂取できていた．

食事習慣	生活リズム	
朝食：食パン6枚切り（1枚弱，マーガリンつける）， 　　　　ヨーグルト（1個） 昼食：カレーライス（2/3人分），生野菜サラダ（2/3人分）， 　　　　バナナ（1/2本） 夕食：ご飯130 g，魚料理（1/2切れ），味噌汁（1/2杯，具材はワカメ・豆腐） 間食：小さな菓子パンやカステラ（1/2個）	起床　　5：30 朝食　　7：30 昼食　12：00 間食　15：30 夕食　19：30 就寝　21：00	

運動習慣
● 特になく，ほとんど外出はしない.

検査結果とその評価

入院時の 血液検査値	
Alb	3.0 ↓
BUN	12.9
CRE	0.44
Na	140
Cl	102
K	3.8
WBC	11,400 ↑
CRP	12.74 ↑

　本症例は，パーキンソン病による摂食嚥下機能の低下を契機に誤嚥性肺炎を発症した患者である[*1].

　入院時は誤嚥性肺炎による高炎症状態であり，血清タンパク指標である Alb 値は低めを示している可能性が高いので注意する.

　入院前に体重と食事の減少を認めることから，栄養不良状態は存在すると判断できる.

　必要なエネルギー量ならびにタンパク質量は，炎症が落ち着いてくれば，日本人の食事摂取基準を参考に設定し，栄養摂取状況を確認しながら，血清タンパクの指標や体重などをモニタリングする.

　経口摂取の内容は，摂食嚥下機能の評価に基づいた食形態で提供し，摂取状況などにより適宜食形態を調整していく.

[*1]　パーキンソン病による嚥下障害：パーキンソン病（Parkinson's Disease, PD）は，中脳黒質のドーパミン神経細胞が減少することで発症し，「振戦」，「筋固縮」，「無動・寡動」，「姿勢反射障害」の4大症状とする疾患である. PD では病期の進行に伴い嚥下障害が出現する割合が高くなる. PD にともなう嚥下障害は，QOL 低下のみならず，栄養不良，脱水から急激な病状悪化に繋がる. また，治療薬が飲めなくなると症状が悪化してしまうため，嚥下障害が顕在化した場合には早期の対処が必要となる.

治療の経緯

- 誤嚥性肺炎に対して抗生剤治療を開始し，肺炎の症状は消失していった.
- 入院後は末梢静脈栄養での管理となり，入院3日後に VE を実施し，言語聴覚士（ST）介入下でピューレ状，ペースト状，ミキサー食状態で，べとつかず，まとまりやすいもの（不均質なものも含む）で食事が開始となった.
- 摂食に伴う疲労感や意欲の低下などから経口摂取量が十分に確保できないため，ゼリー状の栄養補助食品を使用して栄養の摂取に努めた.
- ST による訓練により食形態は，形はあるが押しつぶしが容易なものまでアップし，体重も今回入院での減少は認めなかった.
- 退院時には，同居の娘に食事の形態ならびに誤嚥を起こしやすい食品（パン，カステラ，ワカメなど）についての教育を行い，今後は外来で ST による訓練が継続されることになった.

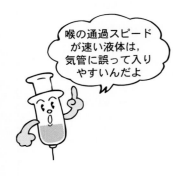

喉の通過スピードが速い液体は，気管に誤って入りやすいんだよ

(5) 疾病の治療法

① 食事療法

● 侵襲や代謝亢進などが無い場合，性別，年齢，体格等を考慮し，「日本人の食事摂取基準」を参考に基礎疾患の有無も含めて，栄養投与量を決める．

● 摂食嚥下障害の患者は，必要な栄養量を十分に経口から摂取できない場合も多いので，栄養補助食品の追加，経腸（経管）栄養法，静脈栄養法の併用など必要栄養量の確保に努める．

● 患者の摂食嚥下動態に則した食事形態やとろみの調整が必要となる．

● 調理担当者へは，食事の作り方に加え，誤嚥を起こしやすい食品（ばらけやすいもの，はりつきやすいもの，ぱさつきやすいもの，酸味の強いもの，液体など）について適切な食形態の教育が必要である．

② 運動療法（リハビリテーション）

● 咀嚼・嚥下障害の治療は摂食嚥下機能の訓練であり，実際に食物を食べさせる直接訓練と食物を用いない間接訓練に分けられる．

● 直接訓練は誤嚥の危険を伴うので細心の注意が必要である．

● 嚥下関連筋の筋力トレーニング，嚥下反射の誘発，呼吸リハビリテーションなどの間接訓練を行いながら，姿勢調整・代償法*1・食品調整により誤嚥を予防して直接訓練を進める．

*1 代償法
嚥下機能の低下に対して，別の方法で嚥下を補うこと．

③ 薬物療法

● 誤嚥性肺炎を起こした場合は，抗生剤が投与される．

摂食機能障害に関連する Question

① 摂食嚥下障害の成因について説明しなさい．

② 嚥下機能のスクリーニング検査や評価にはどのようなものがあるかを説明しなさい．

③ 学会分類2013の各分類での食事形態について説明しなさい．

④ 摂食嚥下障害の食事療法について説明しなさい．

⑤ 摂食嚥下障害の運動療法（リハビリテーション）について説明しなさい．

⑥ パーキンソン病について説明しなさい．

4.12　老年症候群の栄養アセスメントと栄養ケア

1）老年症候群（Geriatric syndrome）

　老年症候群は，高齢者に多くみられ，医療だけでなく介護，看護が必要な症状や徴候の総称と定義される．誤嚥，**フレイル**[*1]，サルコペニア，褥瘡，認知症，転倒，失禁などがそれらにあたるが，それ以外も併せて少なくとも50以上の**老年症候群**が存在するとされる．この章では栄養管理と関連が深い，フレイル，褥瘡，認知症を取り上げる．

＊1　フレイル
　加齢に伴う予備能力低下のため，ストレスに対する回復力が低下した状態のこと．

2）フレイル（Frailty）

（1）疾病の解説

　フレイルは，要介護状態に至る前段階として位置づけられるが，身体的脆弱性のみならず精神・心理的脆弱性や社会的脆弱性などの多面的な問題を抱えやすく，自立障害や死亡を含む健康障害を招きやすいハイリスク状態を意味する．

（2）疾病の成因

　フレイルの発症には，老化に影響する多数の因子が関連する．フレイルの危険因子としては，偏った食事内容や運動不足などの生活習慣，全身の疼痛，難聴，**ポリファーマシー**[*2]，ビタミンD不足などの身体的因子，意欲低下（アパシー）や抑うつなどの心理的因子，配偶者のフレイルなどの環境因子，生活習慣病や心血管疾患などの各種疾患が挙げられる．

＊2　ポリファーマシー
　1人の患者が服用する薬剤が多いため，薬物有害事象や飲み違いなどに繋がる問題のこと．

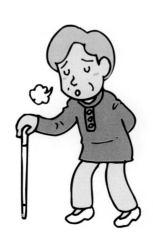

(3) 疾病の症状および病態

　フレイルに関しては現在２つのフレイル，**表現型**と**欠損累積型**が世界中で評価ならびに臨床で使用されている．低栄養状態は両方のフレイル状態評価にも使用されているが，特に表現型では診断に用いるJ-CHS基準（**表4-42**）の５項目の一項は低栄養である（６ヶ月で２〜３kg以上の体重減少）．J-CHS基準は，体重減少，筋力低下，疲労感，歩行速度の遅延，身体活動の低下などの症状を評価する．**表4-42**の５項目の内，３項目以上はフレイル，１〜２項目ならプレフレイルとする．

表 4-42　J-CHS 基準

項　目	評価基準
1. 体重減少	６ヶ月で２〜３kg以上の体重減少
2. 筋力低下	握力：男＜26kg，女＜18kg
3. 疲労感	（この２週間に）わけもなく疲れたような感じがする
4. 歩行速度	通常歩行：＜1.0m/秒
5. 身体活動	① 軽い運動・体操などをしていますか？ ② 定期的な運動・スポーツをしていますか？ 上記いずれも「週に１回もしていない」と回答

（資料：葛谷雅文，「日本静脈経腸栄養学会雑誌 vol.34 No.2，2019」，日本静脈経腸栄養学会，2019 より）

3）褥　瘡（Pressure ulcer）

(1) 疾病の解説

　身体に加わった外力（圧迫，ずれ・摩擦）は骨と皮膚表層の間の軟部組織の血流を低下，あるいは停止させる．この状態が一定時間持続されると組織は不可逆的な阻血性障害に陥り褥瘡となる．褥瘡の重症度診断，経過評価には，日本で開発された DESIGN-R® （**図4-45**）が多くの施設で使用されている．

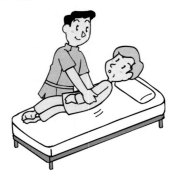

4.12　老年症候群の栄養アセスメントと栄養ケア

DESIGN-R® 褥瘡経過評価用

カルテ番号（　　　　　）
患者氏名（　　　　　）

					月　日	/	/	/	/	/	/

Depth　深さ　創内の一番深い部分で評価し、改善に伴い創底が浅くなった場合、これと相応の深さとして評価する											
d	0	皮膚損傷・発赤なし	D	3	皮膚組織までの損傷						
	1	持続する発赤		4	皮下組織を越える損傷						
	2	真皮までの損傷		5	関節腔, 体腔に至る損傷						
				U	深さ判定が不能の場合						

Exudate　滲出液											
e	0	なし	E	6	多　量：1日2回以上のドレッシング交換を要する						
	1	少　量：毎日のドレッシング交換を要しない									
	2	中等量：1日1回のドレッシング交換を要する									

Size　大きさ　皮膚損傷範囲を測定：[長径（cm）×長径と直交する最大径（cm）]*3											
s	0	皮膚損傷なし	S	15	100以上						
	3	4未満									
	6	4以上　　16未満									
	8	16以上　　36未満									
	9	36以上　　64未満									
	12	64以上　　100未満									

Inflammation/Infection　炎症/感染											
i	0	局所の炎症徴候なし	I	3	局所の明らかな感染徴候あり（炎症徴候、膿、悪臭など）						
	1	局所の炎症徴候あり（創周囲の発赤、腫脹、熱感、疼痛）		9	全身的影響あり（発熱など）						

Granulation　肉芽組織											
g	0	治癒あるいは創が浅いため肉芽形成の評価ができない	G	4	良性肉芽が、創面の10%以上50%未満を占める						
	1	良性肉芽が創面の90%以上を占める		5	良性肉芽が、創面の10%未満を占める						
	3	良性肉芽が創面の50%以上90%未満を占める		6	良性肉芽が全く形成されていない						

Necrotic tissue　壊死組織　混在している場合は全体的に多い病態をもって評価する											
n	0	壊死組織なし	N	3	柔らかい壊死組織あり						
				6	硬く厚い密着した壊死組織あり						

Pocket　ポケット　毎回同じ体位で、ポケット全周（潰瘍面も含め）[長径（cm）×短径*1（cm）]から潰瘍の大きさを差し引いたもの											
p	0	ポケットなし	P	6	4未満						
				9	4以上　　16未満						
				12	16以上　　36未満						
				24	36以上						

部位 [仙骨部、坐骨部、大転子部、踵骨部、その他　（　　　　　　　）]　　合　計*2

（日本褥瘡学会／2013）

＊1　"短径"　とは"長径と直交する最大径"　である.
＊2　深さ（Depth：d.D）の得点は合計には加えない.
＊3　持続する発赤の場合も皮膚損傷に準じて評価する.

図4-45　DESIGN-R®

（出典：日本褥瘡学会HP（http://www.jspu.org/jpn/member/pdf/design-r.pdf）より）

167

（2）疾病の成因

褥瘡は，阻血性障害，再灌流障害，リンパ系機能障害，細胞・組織の機械的変形の４つの機序が複合的に関与すると考えられている（**図4-46**）.

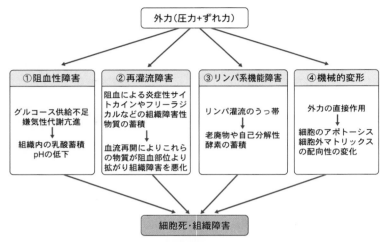

図4-46　褥瘡発生のメカニズム
（資料：日本褥瘡学会編，「褥瘡ガイドブック第２版」，照林社，2015より）

（3）疾病の症状および病態

褥瘡は，発症してからの時間経過によって，発赤，水泡，びらん，潰瘍といった病変を形成し，仙骨部，足外果部，踵，大転子部などの骨突出部位に好発する. 発症のリスクは，寝たきり，高齢，骨突出，糖尿病，動脈硬化などといった要因のほか，低栄養も大きな要員のひとつであり，褥瘡を予防するためには栄養管理は重要である*1. また，褥瘡の治療を行う際は，局所治療と並行して，創傷治癒のため適切な栄養管理は有効である.

４）認知症（Dementia）

（1）疾病の解説

認知症とは，「後天的な脳障害により一度獲得した知的機能が自立した日常生活が困難になるほどに持続的に衰退した状態」をさし，ここでの知的機能とは，記憶機能，言語機能，見当識*2，視空間機能，実行機能などである. 認知症の簡便検査として，HDS-R（**図4-47**），MMSEなどが臨床の場で多く使用されている.

＊1　褥瘡の栄養管理
経口摂取が不十分で褥瘡の発症リスクの高い場合は，経腸栄養剤などの追加を検討する. 褥瘡の治療では，エネルギー量は，30～35 kcal/kg／日，タンパク質量は1.2～1.5 g/kg／日を目標とし，褥瘡の程度，基礎疾患や合併症に応じて調整をする. 亜鉛，アスコルビン酸，アルギニン，L-カルノシン，n-3系多価不飽和脂肪酸，コラーゲン加水分解物などは，褥瘡の治癒を促進させる可能性が示唆されている.

＊2　見当識
時間，場所，人物を定位する機能.

改訂 長谷川式簡易知能評価スケール（HDS-R）

（検査日：　　　　年　　　月　　　日）		（検査者：　　　　　）
氏名：　　　　　　　　生年月日：　　年　　月　　日　年齢：　　　　歳		
性別：男 ／ 女　　教育年数（年数で記入）：　　　年　　検査場所		
DIAG：　　　　　　　　（備考）		

1	お歳はいくつですか？　　（2年までの誤差は正解）			0　1
2	今日は何年の何月何日ですか？　何曜日ですか？ （年月日，曜日が正解でそれぞれ1点ずつ）		年 月 日 曜日	0　1 0　1 0　1 0　1
3	私たちがいまいるところはどこですか？ （自発的にでれば2点，5秒おいて家ですか？　病院ですか？　施設ですか？ のなかから正しい選択をすれば1点）			0　1　2
4	これから言う3つの言葉を言ってみてください．あとでまた聞きますのでよ く覚えておいてください． （以下の系列のいずれか1つで，採用した系列に○印をつけておく） 1：a）桜　b）猫　c）電車　　2：a）梅　b）犬　c）自動車			0　1 0　1 0　1
5	100から7を順番に引いてください．（100−7は？，それからま た7を引くと？　と質問する．最初の答えが不正解の場合，打 ち切る）	（93） （86）		0　1 0　1
6	私がこれから言う数字を逆から言ってください．（6-8-2，3-5-2-9 を逆に言ってもらう，3桁逆唱に失敗したら，打ち切る）	2-8-6 9-2-5-3		0　1 0　1
7	先ほど覚えてもらった言葉をもう一度言ってみてください． （自発的に回答があれば各2点，もし回答がない場合以下のヒントを与え正 解であれば1点）　a）植物　b）動物　c）乗り物		a： b： c：	0　1　2 0　1　2 0　1　2
8	これから5つの品物を見せます．それを隠しますのでなにがあったか言って ください． （時計，鍵，タバコ，ペン，硬貨など必ず相互に無関係なもの）			0　1　2 3　4　5
9	知っている野菜の名前をできるだけ多く言ってくだ さい．（答えた野菜の名前を右欄に記入する．途中で 詰まり，約10秒間待ってもでない場合にはそこで打 ち切る）　0 ～ 5＝0点，6＝1点，7＝2点，8＝3点， 9＝4点，10＝5点	....		0　1　2 3　4　5
		合計得点		

図 4-47　改訂 長谷川式簡易知能評価スケール（HDS-R）

（資料：加藤伸司，下垣光，小野寺敦志，植田宏樹ほか「改訂長谷川式簡易知能評価スケール（HDS-R）の作成」老年精神医学雑誌，2（11）1339-1347（1991），大塚俊男・本間昭監修「高齢者のための知的機能検査の手引き」，ワールドプランニング，1991より）

（2）疾病の成因

認知症の成因として，神経変性疾患，血管障害，感染症などが知られているが，今日では神経変性疾患による認知症が最も多い．疾患別では，アルツハイマー型認知症，血管性認知症，レビー小体型認知症が最も多く，３大認知症疾患とされる．

（3）疾病の症状および病態

＊1　過去の経験を部分的もしくは完全に思い出せないこと．

＊2　身体能力ならびに実行する意思はあるにもかかわらず，以前に獲得した運動課題を意図的に実行できなくなった状態．

主な認知機能障害としては，全般性注意障害，健忘[*1]，失語，視空間認知障害，失行[*2]，遂行機能障害などがあげられる．認知機能障害を基盤に，身体的要因，環境的要因，心理的要因などの影響を受けて出現する行動・心理症状には，焦燥性興奮，攻撃性，脱抑制などの行動面の症状と，不安，うつ，幻覚・妄想をはじめとする心理症状がある．

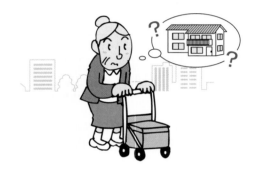

（4）認知症の症例

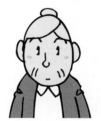

80歳　女性
身長：158 cm
体重：42.0 kg

患者プロフィール・病歴と家族歴
● BMI＝16.8 kg /m².
● 半年間で３kg の体重減少あり．
● 義歯は使用しているが，摂食嚥下機能に問題はなし．
● 自宅では夫と二人暮らしで，本人の自宅近所に長男と長女が住んでいるが，子供に迷惑をかけたくないので夫が主に介護を担っている．
● ３年前に転倒して圧迫骨折し，それからは車椅子での生活となる．
● 転倒してから６ヶ月後より，口数が減り始めて徐々に認知機能も低下．
● ここ最近の食事は，拒食の症状が現れて摂取時間が長くなり，摂取量は以前の１/２程度であった．
● かかりつけの医師からの紹介があり，認知症精査目的で入院となる．

食事習慣

朝食：ご飯80 g，味噌汁1/3杯（油揚げ，大根）
昼食：ご飯80 g，刺身2切れ，煮物1品の1/4，果物
夕食：ご飯80 g，煮魚や焼き魚1/5切れ，煮物1品の1/4
  ＊お粥と味噌汁は夫の手作り．昼食，夕食の副食はスーパーで購入している．
間食：果物ジュース150 mL，
  ＊水分補給は何とかできていた．

運動習慣

- 日中は座位姿勢でいることが多く，移動は車椅子を使用し，運動習慣はなし．

検査結果とその評価

項　目	入院時 検査値
Alb	2.6 ↓
BUN	18.0
Cr	0.53
UA	5.1
AST	20
ALT	16
CRP	0.01

- 本症例は，ADL[1]の低下を契機に比較的進行の速いアルツハイマー病を発症した患者である．
- 入院前，飲水は可能であったため，BUN，Cr，UAは正常で，脱水の所見はなし．CRPも低いことから高炎症状態でもない．血清タンパクの指標であるAlbは，脱水や高炎症の影響を受けておらず，栄養状態を反映していると考えられる．
- 血清Alb指標の低値，体重減少の存在，食事摂取量の低下などから，入院時は低栄養状態と判断できる．
- 入院後は，必要栄養量を確保しながら，血清Alb指標や体重などのモニタリングを行う．また，認知症高齢者に伴う食事中の徴候・症状への対応は重要であり，可能な限り経口からの摂取に努める．

＊1 ADL：Activities of Daily Living　日常生活活動作のこと．

治療の経過

- MMSEは3点，本人と話をしても十分にコミュニケーションが出来ない状態．
- MRI検査や脳血流シンチグラフィ検査より，アルツハイマー型認知症と診断．
- 入院時より拒食行動を認めたので，薬物療法としてコリンエステラーゼ阻害薬（貼付剤）を開始し，管理栄養士による食事介入も行った（患者の落ち着く食環境の整備，嗜好を考慮した食事の提供など）．
- 薬物療法ならびに食事介入開始後から食事の摂取量は入院時より増加．退院時には，入院中の食事への介入内容などについて，夫と長女に栄養食事指導を実施した．

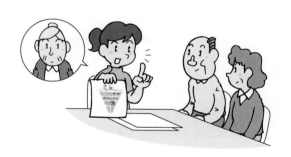

（5）疾病の治療法

① 食事療法

● 高齢者のエネルギー必要量は個人差が大きい.

● エネルギー必要量の算出は，日本人の食事摂取基準を参考とする方法や Harris-Benedict の式より求めた基礎エネルギー量に活動係数とストレス係数を乗じる方法などがある.

Harris-Benedict の式（HBE）

男性（HBE）＝ 66.47＋（13.75×体重 kg）＋（5.00×身長 cm）－（6.76×年齢）

女性（HBE）＝ 655.10＋（9.56×体重 kg）＋（1.85×身長 cm）－（4.68×年齢）

係数の指標

ストレス係数		活動係数	
手術後（合併症なし）	1.0	寝たきり	1.2
がん・COPD	1.10〜1.30	ベッド以外での活動があり	1.3
腹膜炎・敗血症	1.10〜1.30		
長管骨骨折	1.15〜1.30		
重症感染症・外発外傷	1.20〜1.40		
多臓器不全症候群	1.20〜2.00		
熱　傷	1.20〜2.00		

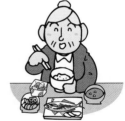

エネルギー必要量 ＝HBE×活動係数×ストレス係数

● 間接熱量計を用いて測定した安静時エネルギー消費量に，活動係数を乗じてエネルギー必要量を算出する方法もある.

● 「日本人の食事摂取基準（2020 年)」版より 70 歳以上のタンパク質推奨量は 1.06 g /kg／日とされており，この値を 1 つの基準とし，タンパク質必要量の算定には，エネルギー摂取量の影響，身体活動強度の影響，個人差の影響，感染やストレスの影響，骨格筋量の減少，腎機能の障害などを考慮する.

- 血清タンパク値や体重などの栄養指標をモニタリングしながら，適宜栄養投与量を調整する.

- 食事だけでは十分な栄養投与量が確保できない場合は，効率よくエネルギーや各種栄養素が摂取できる栄養補助食品などを利用する.

- 認知症高齢者に伴う食事中の徴候・症状と対策として，食事の失認，傾眠，偏食，先行（手づかみ食べ）などには患者への声かけを行い，拒食には食環境の調整や嗜好を考慮するなどが挙げられる.

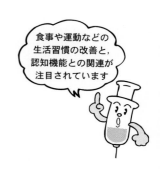

食事や運動などの生活習慣の改善と，認知機能との関連が注目されています

② 運動療法

- 多種多様なプログラムが存在し，週2回～毎日，20～75分程度のプログラムが報告されている. 運動の内容は，有酸素運動，筋力強化訓練，平衡感覚訓練などに分類され，これら複数の運動を組み合わせてプログラムを構成することが多い.

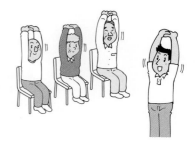

③ 薬物療法

- アルツハイマー型認知症においては，コリンエステラーゼ阻害薬やMNDA受容体拮抗薬，レビー小体型認知症では，コリンエステラーゼ阻害薬の使用が推奨される.

老年症候群に関連する Question

① フレイルについて説明しなさい.

② 褥瘡の重症度診断や経過評価に用いるDESIN-Rについて説明しなさい.

③ 褥瘡の成因について説明しなさい.

④ 褥瘡の好発部位について説明しなさい.

⑤ 褥瘡の発症リスクについて説明しなさい.

⑥ 褥瘡の栄養管理について説明しなさい.

⑦ 認知症の成因について説明しなさい.

⑧ 認知症の食事療法について説明しなさい.

Q：I 市民病院に勤務している管理栄養士である．今日は外来において栄養食事指導を
担当している．
患者は，65 歳，男性，無職．身長 165 cm，体重 66 kg，飲酒量はビール 500 mL/
日程度，喫煙習慣はない．15 年前より高血圧症と診断され，7 年前に自己中断してい
る．1 月の冷え込んだ夜，入浴後の着衣時にこれまでにない激烈な胸痛が起こり，
約 1 時間半が経過しても胸痛が消えず，夜間救急外来に来院．精密検査の結果，左
心室に梗塞病変を認めた．

171　この症例の激烈な胸痛発作から 8 時間経過後の状態に関する記述である．正しいのは
どれか．1 つ選べ．
　(1)　意識障害の原因は，糖尿病ケトアシドーシスである．
　(2)　ニトログリセリンの投与では，胸痛が改善しない．
　(3)　心電図に異常はみられない．
　(4)　ビタミン E の積極的な投与を行う．
　(5)　入院直後から，経腸栄養法を実施している．

172　本症例の回復期における栄養療法である．正しいのはどれか．1 つ選べ．
　(1)　摂取エネルギー量は，35 kcal/kg 標準体重 / 日とする．
　(2)　糖質エネルギー比は，45 % 以下とする．
　(3)　タンパク質は，1.5 g/kg 標準体重 / 日とする．
　(4)　全脂肪酸に占める多価不飽和脂肪酸の割合は，30 % 程度とする．
　(5)　食塩は，0～3 g/ 日とする．

Q：　I 病院に勤務する管理栄養士である．消化器内科において，外来患者の栄養食事
指導を担当している．
患者は，52 歳，男性．人間ドックで肝機能異常を指摘された．
身長 175 cm，体重 82kg，血圧 138/86 mmHg．
血清 AST 値 65 IU/L，血清 ALT 値 95 IU/L，血清 γ-GT 値 60 IU/L．
HBs 抗原陰性，HCV 抗体陰性．血清鉄値 90 μg/dL
（基準範囲 40～180），フェリチン値 120 ng/mL（基準範囲 5～178）．
飲酒量は，エタノール換算で 15mL/ 日．生来健康で，薬物は服用していない．

173　この患者の診断である．正しいのはどれか．1 つ選べ．
　(1)　B 型慢性肝炎
　(2)　C 型慢性肝炎
　(3)　ヘモクロマトーデス
　(4)　非アルコール性脂肪性肝炎
　(5)　アルコール性肝障害

174　この患者の食事療法である．最も適切なのはどれか．1つ選べ．
(1)　エネルギー摂取量は，1,600 kcal/日とする．
(2)　タンパク質摂取量は，75 g/日とする．
(3)　脂質摂取量は，60 g/日とする．
(4)　水分摂取量を 1,000 mL/日に制限する．
(5)　食物繊維摂取量を 5 g/1,000 kcal/日に制限する．

Q：　T 病院に勤務する管理栄養士である．循環器内科の回診に同行している．
　　患者は，65 歳　男性，身長 168 cm，体重 76 kg．
　　3 週間前，一過性の心筋虚血により前胸部の絞扼感，圧迫感があり狭心
　　症と診断された．精査入院し，まもなく退院の予定である．

175　虚血性心疾患の一次予防ガイドラインにおけるリスクである．正しいのはどれか．1
　　つ選べ．
(1)　男性 55 歳以上
(2)　飲酒習慣
(3)　140 mmHg/90 mmHg 以上の高血圧
(4)　血糖値 100〜125 mg/dL の耐糖能異常
(5)　LDL-コレステロール 120 mg/dL 以上

176　この患者の栄養管理である．正しいのはどれか．1つ選べ．
(1)　エネルギー摂取量は，体重当たり 25 kcal/日とする．
(2)　糖質のエネルギー比は 50 % 以上とする．
(3)　タンパク質摂取量を制限する．
(4)　食物繊維は，制限する．
(5)　BMI は，22 kg/m^2 未満にコントロールする．

Q：　Y 病院に勤務する管理栄養士である．担当医から栄養指導を依頼された．
　　患者は，62 歳，男性．喫煙 1 日 20 本，飲酒 1 合．
　　身長 166 cm，体重 53kg，胃大弯部の胃がんで胃全摘出術を受けた．
　　術後 4 ヶ月を超えた頃より，食後 2 時間くらいで冷や汗，動悸が出現し気分が悪
　　く，手が震えることもあった．血圧 135/74 mmHg，血清アルブミン値 3.6 g/dL，
　　ヘモグロビン値 10.6 g/dL．

177　本症例の病態に関する記述である．正しいのはどれか．2つ選べ．
(1)　早期ダンピング症候群である．
(2)　食事が急激に空腸に移行し，腸粘膜が刺激されることで出現する．
(3)　下痢が起こることが多い．
(4)　インスリンの過剰分泌となり，低血糖症状が出現する．
(5)　血圧は正常範囲内である．

178　ダンピング症候群の栄養管理に関する記述である. <u>誤っている</u>のはどれか. 1つ選べ.
  (1)　消化吸収のよい刺激の少ないものを与える.
  (2)　高タンパク質, 低脂肪の食事とする.
  (3)　少量頻回食とする.
  (4)　水分の少ない固形食とする.
  (5)　高インスリン血症による低血糖には, 飴や砂糖を補給する.

Q:　I市民病院に勤務する管理栄養士である.
　　患者は, 58歳, 男性. 自営業.
　　慢性腎臓病（CKD）で近所のクリニックに通院していたが, 腎機能が悪化した（ステージ4）ため当院に紹介された.
　　医師より, エネルギー 2,000 kcal, タンパク質 40 g, カリウム 1,500 mg 以下, 食塩6g未満の栄養食事指導の依頼があった.
　　本人と妻に日常の食事計画について説明を行い, 患者と相談の結果, 低タンパク質ごはんを使用し, 主菜の食材でタンパク質摂取量が約30gとなるように計画することとした.

179　患者は, 朝食の主菜は卵1個（50 g）または納豆1パック（40g）のどちらかにするという. これを受けて, 昼食と夕食の主菜を合わせた目安量である. 最も適切なのはどれか. 1つ選べ.
  (1)　魚介類 45g または肉類 45g
  (2)　魚介類 60g または肉類 60g
  (3)　魚介類 30g と肉類 30g
  (4)　魚介類 45g と肉類 45g
  (5)　魚介類 60g と肉類 60g

180　指導が終わって, 患者は「これなら簡単です. 頑張ります.」と言って席を立った. しかし, 妻から,「本当は毎日コンビニで, 空揚げなどしっかり買い食いしています. 私は知らないと思っているでしょうけど.」と耳元でささやかれた. その後の患者への声かけである. 最も適切なのはどれか. 1つ選べ.
  (1)　今日説明した肉と魚の量を守って, 外で買い食いをしないでくださいね.
  (2)　3食とも奥様が作られたもの以外は食べないでくださいね.
  (3)　外で飲まれたり食べられたものは, 忘れず奥様に報告してくださいね.
  (4)　コンビニで買っておられるから揚げは, タンパク質が多いですよ.
  (5)　今日説明したことを守ると体調が良くなるでしょうから, 頑張ってくださいね.

【第1回　応用力試験問題の解答および解説】

171
  (1)　意識障害の原因は, 糖尿病ケトアシドーシスである. 糖尿病に関するデータはない.
  (2)　<u>ニトログリセリンの投与では, 胸痛が改善しない.</u>
  (3)　心電図に異常はみられない.　　梗塞後心筋障害を顕す ST 上昇
  (4)　ビタミンEの積極的な投与を行う.　　抗血小板薬, RA 系阻害薬の使用
  (5)　入院直後から, 経腸栄養法を実施している.　　経口摂取は可能

172
- (1) 摂取エネルギー量は，35 kcal/kg 標準体重 / 日とする. 25〜30 kcal/kg/ 日
- (2) 糖質エネルギー比は，45 % 以下とする. 50〜60 %
- (3) タンパク質は，1.5 g/kg 標準体重 / 日とする. 1.0〜1.2 g/kg/ 日
- (4) <u>全脂肪酸に占める多価不飽和脂肪酸の割合は，30% 程度とする.</u>
- (5) 食塩は，0〜3 g/ 日とする. 6g 未満 / 日

173
- (1) B 型慢性肝炎 HBs 抗原陰性
- (2) C 型慢性肝炎 HCV 抗体陰性
- (3) ヘモクロマトーデス 血清鉄値 90 µg/dL, フェリチン値 120 ng/mL
- (4) <u>非アルコール性脂肪性肝炎 体重 82 kg, AST, ALT, γ-GT 値 60 IU/L 高値</u>
- (5) アルコール性肝障害 エタノール換算で 15 mL/ 日

174
- (1) エネルギー摂取量は，1,600 kcal/ 日とする. 25〜30 kcal/kg/ 日 1,800 kcal
- (2) <u>タンパク質摂取量は，75 g/ 日とする.</u>
- (3) 脂質摂取量は，60 g/ 日とする. 40〜50 g/ 日
- (4) 水分摂取量を 1,000 mL/ 日に制限する. 制限する必要はない
- (5) 食物繊維摂取量を 5 g/1,000 kcal/ 日に制限する. 制限する必要はない

175
- (1) 男性 55 歳以上 男性 45 歳以上，女性 55 歳以上
- (2) 飲酒習慣 エタノール 20〜30 mL/ 日以下
- (3) <u>140 mmHg/90 mmHg 以上の高血圧</u>
- (4) 血糖値 100〜125 mg/dL の耐糖能異常 FBS 126 mg/dL 以上
- (5) LDL- コレステロール 120 mg/dL 以上 140 mg/dL 以上

176
- (1) エネルギー摂取量は，体重当たり 25 kcal/ 日とする. 25〜35 kcal/kg/ 日
- (2) <u>糖質のエネルギー比は 50% 以上とする.</u>
- (3) タンパク質摂取量を制限する. 1.0〜1.2 g/kg/ 日
- (4) 食物繊維は，制限する. 男性 19 g 以上，女性 17 g 以上
- (5) BMI は，22 kg/m^2 未満にコントロールする. 18.5〜24.9 kg/m^2

177
- (1) 早期ダンピング症候群である. 後期ダンピング症候群
- (2) 食事が急激に空腸に移行し，腸粘膜が刺激されることで出現する.
  食後 2〜3 時間後に空腸への急激な移動によりインスリン過剰分泌となる.
- (3) 下痢が起こることが多い. 特に多いとは言えない.
- (4) <u>インスリンの過剰分泌となり，低血糖症状が出現する.</u>
- (5) <u>血圧は正常範囲内である.</u>

178

(1) 消化吸収のよい刺激の少ないものを与える.
(2) 高タンパク質, 低脂肪の食事とする.　糖質は控え, タンパク質と脂肪の割合を多くする.
(3) 少量頻回食とする.
(4) 水分の少ない固形食とする.
(5) 高インスリン血症による低血糖には, 飴や砂糖を補給する.

179

(1) 魚介類 45 g または肉類 45 g
(2) 魚介類 60 g または肉類 60 g
(3) 魚介類 30 g と肉類 30 g
(4) 魚介類 45 g と肉類 45 g
(5) 魚介類 60 g と肉類 60 g　タンパク質量は魚介類 60 g で 12 g, 肉類 60 g で 10 g, その他野菜類等を含めて考える.

180

(1) 今日説明した肉と魚の量を守って, 外で買い食いをしないでくださいね.
(2) 3 食とも奥様が作られたもの以外は食べないでくださいね.
(3) 外で飲まれたり食べられたものは, 忘れず奥様に報告してくださいね.
(4) コンビニで買っておられるから揚げは, タンパク質が多いですよ.
(5) 今日説明したことを守ると体調が良くなるでしょうから, 頑張ってくださいね.
遵守させようという言動は不適切である. 本人が自覚して取り組めるよう促すことが重要である.

【第 2 回　応用力試験問題】

Q：I 市民病院に勤務している管理栄養士である. 腎・透析センターにおいて患者の栄養管理・栄養食事指導を担当している.
患者は, 60 歳, 女性. 身長 152 cm　体重 50 kg.
診断名, 慢性腎不全. 10 数年前よりタンパク尿の指摘を受けていたが, 自覚症状もなく放置していた. 59 歳時, 易疲労感にて近医受診, 腎機能低下（BUN 32.2 mg/dL , Cr 2.2 mg/dL）と診断された.
慢性腎不全の食事療法について栄養指導を受け, 低タンパクパンや腎臓病食の宅配サービスなどを利用している.

171　慢性腎不全に関する記述である. 正しいのはどれか. 1 つ選べ.
(1) エネルギー摂取量の不足は, 筋タンパク質の減少を招く.
(2) 動物性タンパク質の摂取量は, 少なくする.
(3) カルシウムとリンの比率は, 1 : 4 とリンを多く摂る.
(4) カリウムは, 制限しない.
(5) 添加食塩は, 0 g を目標とする.

172 慢性腎不全期の栄養アセスメントに関する記述である．正しいのはどれか．1つ選べ．
　(1)　重症度分類には，尿中尿素窒素値を用いる．
　(2)　タンパク質摂取量の推定には，血清ナトリウム値を用いる．
　(3)　食塩摂取量の推定には，血清クレアチニン値を用いる．
　(4)　ビタミンD活性化障害の評価には，血清カリウム値を用いる．
　(5)　代謝性アシドーシスの評価には，動脈血重炭酸イオン値を用いる．

Q：I市民病院に勤務する管理栄養士である．代謝内分泌内科において栄養食事指導
　を行っている．
　患者は，28歳，女性．身長156cm，体重55kg，通常体重50kg．
　妊娠20週（第二子），産科を受診したところ血糖値108mg/dLと耐糖能異常の指
　摘があり，食事指導を受けるよう指示された．第一子は正常分娩で突然の指摘で
　びっくりしている．家族歴はなし．

173 本疾患に係る記述である．誤っているのはどれか．1つ選べ．
　(1)　75 gOGTTにおいて，空腹時血糖値が92mg/dL以上である．
　(2)　75 gOGTT 1時間値が180mg/dL以上である．
　(3)　75 gOGTT 2時間値が153mg/dL以上である．
　(4)　児の過剰発育という周産期のリスクが高くなる．
　(5)　エネルギー量には，妊娠中期の付加量は加えない．

174 本疾患の危険因子である．誤っているのはどれか．1つ選べ．
　(1)　肥　満
　(2)　未熟児出産の既往
　(3)　尿糖陽性
　(4)　糖尿病家族歴
　(5)　過度の体重増加

Q：Tクリニックで栄養食事担当している管理栄養士である．医師は消化器内科の専門
　医である．
　患者は，45歳，男性．身長170cm，体重64kg．早朝より激しい腹痛を訴え来院，
　急性膵炎と診断され入院となった．白血球数 12,000 /μL，血清膵型アミラーゼ値
　820 IU/L，血清CRP（C反応性タンパク質）値 26.2 mg/dLであった．

175 この患者の栄養管理に関する記述である．正しいのはどれか．2つ選べ．
　(1)　入院時，輸液管理を実施した．
　(2)　腹痛が治まったので，全粥食を開始した．
　(3)　膵型アミラーゼ値が正常化したので，脂質を50 g/日とした．
　(4)　退院時に，禁酒を指導した．
　(5)　退院時に，タンパク質制限食を指導した．

176 膵炎に関する記述である．正しいのはどれか．1つ選べ．
  (1) 急性膵炎の急性期は，経口栄養にする．
  (2) 急性膵炎では，血清リパーゼ値が上昇する．
  (3) 急性膵炎では，糖尿病を合併する．
  (4) 慢性膵炎では，グルカゴン分泌能が上昇する．
  (5) 慢性膵炎では，脂肪負荷試験を行う．

177 慢性膵炎代償期患者が非代償期に移行した時に認められる変化である．正しいのはどれか．1つ選べ．
  (1) 体重は増加する．
  (2) 血中アミラーゼ値は上昇する．
  (3) インスリン投与が原則である．
  (4) 腹部疼痛は増強する．
  (5) 消化吸収機能は亢進する．

> Q：I市民病院に勤務する管理栄養士である．循環器内科において栄養食事指導を担当している．
> 患者は，55歳　男性．バスの運転手．昼間の眠気を訴えて受診した．
> 身長165 cm，体重80 kg，ウェスト周囲径100 cm，ウェスト・ヒップ比：1.2．
> 空腹時血清 AST 50 IU/L，ALT:120 IU/L，トリグリセリド200 mg/dL，血圧170/110 mmHg であった．

178 予想される患者の所見である．最も適切なのはどれか．1つ選べ．
  (1) 血中 CO_2 濃度が低下している．
  (2) 甲状腺機能が亢進している．
  (3) 肝臓の組織検査では，肝硬変の所見がみられる．
  (4) インスリン抵抗性がみられる．
  (5) ヘモグロビンが低値である．

179 推察される患者の病態である．正しいのはどれか．1つ選べ．
  (1) 皮下脂肪型肥満
  (2) 内臓脂肪型肥満
  (3) マラスムス
  (4) ウェルニッケ・コルサコフ症候群
  (5) 粘液水腫

180 本患者に対する栄養食事指導である．最も適切なのはどれか．1つ選べ．
  (1) 減量の目標を5 kg/ 月とする．
  (2) 1日の食事時間を決めて，守らせる．
  (3) 患者と1食の食事量を決める．
  (4) 使用する食品の計測をして，数値を記録する．
  (5) 患者が食べ過ぎていることに気付かせる．

【第2回　応用力試験問題の解答および解説】

171

<u>(1)　エネルギー摂取量の不足は，筋タンパク質の減少を招く．</u>
(2)　動物性タンパク質の摂取量は，少なくする．　多くする
(3)　カルシウムとリンの比率は，1：4とリンを多く摂る．　カルシウムの比率を高くする
(4)　カリウムは，制限しない．　1,500 mg 以下に制限する
(5)　添加食塩は，0gを目標とする．　食塩は，3〜6 g 未満とする

172

(1)　重症度分類には，尿中尿素窒素値を用いる．　Ccr（糸球体濾過量）とタンパク尿
(2)　タンパク質摂取量の推定には，血清ナトリウム値を用いる．　尿中尿素窒素排泄量
(3)　食塩摂取量の推定には，血清クレアチニン値を用いる．　血清ナトリウム値
(4)　ビタミンD活性化障害の評価には，血清カリウム値を用いる．　血清カルシウム値
<u>(5)　代謝性アシドーシスの評価には，動脈血重炭酸イオン値を用いる．</u>

173

(1)　75 gOGTT において，空腹時血糖値が92mg/dL 以上である．
(2)　75 gOGTT 1 時間値が180 mg/dL 以上である．
(3)　75 gOGTT 2 時間値が153 mg/dL 以上である．
(4)　児の過剰発育という周産期のリスクが高くなる．
<u>(5)　エネルギー量には，妊娠中期の付加量は加えない．</u>　中期付加量 250 kcal/ 日

174

(1)　肥　満
<u>(2)　未熟児出産の既往</u>　巨大児出産の既往
(3)　尿糖陽性
(4)　糖尿病家族歴
(5)　過度の体重増加

175

<u>(1)　入院時，輸液管理を実施した．</u>
(2)　腹痛が治まったので，全粥食を開始した．　絶飲食，経静脈栄養
(3)　膵型アミラーゼ値が正常化したので，脂質を50 g/ 日とした．　10 g 以下
<u>(4)　退院時に，禁酒を指導した．</u>
(5)　退院時に，タンパク質制限食を指導した．　1.0〜1.2 g/kg/ 日

176

(1)　急性膵炎の急性期は，経口栄養にする．　絶飲食，経静脈栄養
<u>(2)　急性膵炎では，血清リパーゼ値が上昇する．</u>
(3)　急性膵炎では，糖尿病を合併する．　合併しない
(4)　慢性膵炎では，グルカゴン分泌能が上昇する．　低下する
(5)　慢性膵炎では，脂肪負荷試験を行う．　高脂血症で行う

177

(1) 体重は増加する． 減る

(2) 血中アミラーゼ値は上昇する． 膵外分泌能は低下

(3) インスリン投与が原則である．

(4) 腹部疼痛は増強する． 急性膵炎発作は減少

(5) 消化吸収機能は亢進する． 消化吸収機能は低下

178

(1) 血中 CO_2 濃度が低下している．
　　濃度が上昇すると換気量不足で眠気・集中力低下・慢性疲労

(2) 甲状腺機能が亢進している． 亢進していれば痩せる

(3) 肝臓の組織検査では，肝硬変の所見がみられる． 脂肪肝

(4) インスリン抵抗性がみられる．

(5) ヘモグロビンが低値である． 貧血に関わるデータはない

179

(1) 皮下脂肪型肥満

(2) 内臓脂肪型肥満　腹囲 100 cm．男性 85 cm 以上

(3) マラスムス　PEM（タンパク質・エネルギー不足状態）

(4) ウェルニッケ・コルサコフ症候群　ビタミン B1 不足

(5) 粘液水腫　高度な甲状腺機能低下症

180

(1) 減量の目標を 5 kg/ 月とする． 1～2 kg/ 月

(2) 1 日の食事時間を決めて，守らせる．

(3) 患者と 1 食の食事量を決める．

(4) 使用する食品の計測をして，数値を記録する． セルフモニタリング法

(5) 患者が食べ過ぎていることに気付かせる．

【第 3 回　応用力試験問題】

Q：A 市民病院に勤務している管理栄養士である．循環器及び呼吸器疾患の患者の栄養食事指導を担当している．
患者は，73 歳，男性．身長 172 cm，体重 50 kg，通常時体重 58 kg，BMI 17.9 kg/m²．診断名　慢性閉塞性肺疾患．2 年前より肺気腫と繰り返す肺炎にて通院していた．
血液検査：TP　5.7 g/dL，Alb　3.2 g/dL，TC　135 mg/dL，
CRP 19.5 mg/dL，WBC　7,960 /µL，
リンパ球数　812 /µL
Harris-Benedict による REE　891 kcal
1 日 1,500 kcal の経腸栄養管理下に，ADL 回復のためのリハビリテーションを行い，ADL は自力歩行可能までに回復した．

171　COPD（慢性閉塞性肺疾患）の病態と栄養管理に関する記述である。誤っているのは
　　どれか。1つ選べ。
　(1)　体重減少のある患者は，予後が悪い。
　(2)　安静時エネルギー消費量は，亢進している。
　(3)　分割食を勧める。
　(4)　低タンパク質食を勧める。
　(5)　高脂肪食を勧める。

172　本患者のその後の栄養管理に関する記述である。正しいのはどれか。2つ選べ。
　(1)　軽度栄養障害である。
　(2)　中等度栄養障害である。
　(3)　糖質は，総エネルギー量の50％程度とする。
　(4)　脂肪は，総エネルギー量の15％とする。
　(5)　タンパク質は，NPC/N 350〜500を基準とする。

Q：K市民病院に勤務している管理栄養士である。今日は病棟において栄養食事指導を
　担当している。患者は，75歳，女性。平成18年3月に脳梗塞，平成19年9月に
　胃瘻造設術を施行，平成20年9月に現状維持と低栄養予防を目的として療養病棟
　に入院している。
　入院時所見（平成22年9月）：身長152 cm，体重50 kg，
　BMI　21.6 kg/㎡，血圧140/90 mmHg。寝たきり状態，要介護度5。
　検査所見：TP 6.8 g/dL，Alb 3.6 g/dL，AST 25I U/L，ALT 34 IU/L，
　　　　　　TC 231 mg/dL，BUN 11 mg/dL，Cr 0.54 mg/dL，
　　　　　　BS 74 mg/dL，Hb 14.1 g/dL，尿ケトン（−），
　　　　　　栄養必要量900〜1,000 kcal，水分1,000 mL。
　　　　　　タンパク質20％，NPC/N 100。

173　経腸栄養剤に関する記述である。正しいのはどれか。1つ選べ。
　(1)　1 kcal/mL濃度の経腸栄養剤100 mL中の水分含有量は，100 mLである。
　(2)　下痢を予防するためには，液状の経腸栄養剤の注入速度を速める。
　(3)　成分栄養剤の窒素源成分は，ペプチドである。
　(4)　1 kcal/mL濃度では，成分栄養剤の方が半消化態栄養剤よりも浸透圧は高い。
　(5)　非タンパク質エネルギー／窒素比（NPC/N比）は，脂質含有量の指標である。

174　脳梗塞回復期の栄養管理に関する記述である。正しいのはどれか。1つ選べ。
　(1)　タンパク質を制限する。
　(2)　水分を制限する。
　(3)　食物繊維を制限する。
　(4)　嚥下能力を確認する。
　(5)　ワルファリン使用時は，ビタミンEを制限する。

175　炎症性腸疾患に関する記述である．誤っているのはどれか．1つ選べ．
　(1)　クローン病では，抗 TNF-α 抗体製剤（インフリキシマブ）が使用される．
　(2)　クローン病活動期では，成分栄養剤が有効である．
　(3)　クローン病寛解期では，n-3系多価不飽和脂肪酸の摂取を勧める．
　(4)　潰瘍性大腸炎では，5-アミノサリチル酸製剤（メサラジン）が使用される．
　(5)　潰瘍性大腸炎寛解期では，タンパク質の摂取量を制限する．

176　腸疾患の食事療法に関する記述である．正しいのはどれか．1つ選べ．
　(1)　過敏性腸症候群では，高脂肪食とする．
　(2)　潰瘍性大腸炎では，高脂肪食とする．
　(3)　タンパク質漏出性胃腸症では，低タンパク質食とする．
　(4)　クローン病では，低エネルギー食とする．
　(5)　弛緩性便秘では，高食物繊維食とする．

177　誤嚥に関する記述である．正しいのはどれか．1つ選べ．
　(1)　健常者では，起こらない．
　(2)　睡眠中では，起こらない．
　(3)　不顕性誤嚥では，むせはみられない．
　(4)　経鼻胃管留置では，起こらない．
　(5)　咽頭残留食物の食道への移行は，飲水により行う．

178　嚥下造影（VF）検査で，薄いとろみのついた水分は摂取できた．下顎の可動範囲が小さく，動きは鈍い．舌による食品の押しつぶしは難しかった．この入所者に提供する食事の形態として，最も適切なのはどれか．1つ選べ．
　(1)　オレンジジュース
　(2)　七分粥をミキサーにかけたもの
　(3)　全　粥
　(4)　煮込みうどん
　(5)　経腸栄養剤

Q：Bクリニックで栄養食事指導を担当している管理栄養士である．
居宅療養管理指導を行っている．
患者は，76歳，男性．
妻が亡くなり単身でアパート生活をしている．外出するのが億劫になり，コンビニ
の弁当やカップ麺などを利用し，酒の量も増えている．この3ヶ月間で体重が53
kgから48kgへと減少したので，がんを疑って来院した．
身長165cm，体重48kg．AC 20.5 cm（25.8），
TSF 8.2 mm（10.2），Hb 11.0 g/dL，TP 6.5 g/dL，Alb 3.3 g/dL．

179　栄養アセスメントに関する記述である．正しいのはどれか．1つ選べ．
（1）　高度やせの評価は，BMI 19.5 kg/m² 未満である．
（2）　%TSF（%上腕三頭筋部皮下脂肪厚）は，80%と高リスクを示している．
（3）　痩せ型の人では，健常（平常）時体重を低栄養状態の評価に用いる．
（4）　Alb 3.3 g/dL は，浮腫が出現する値である．
（5）　除脂肪体重（lean body mass）は，体脂肪量と正比例する．

180　高齢者の病態と栄養管理に関する記述である．正しいのはどれか．1つ選べ．
（1）　尿失禁は，脱水症の原因となる．
（2）　サルコペニアは，内臓脂肪量で評価する．
（3）　誤嚥の予防では，摂食時の顎を挙上した姿勢を避ける．
（4）　褥瘡患者では，たんぱく質を制限する．
（5）　フレイルティ（虚弱）の予防では，身体活動を制限する．

【第3回　応用力試験問題の解答および解説】

171
（1）　体重減少のある患者は，予後が悪い．
（2）　安静時エネルギー消費量は，亢進している．
（3）　分割食を勧める．
（4）　<u>低タンパク質食を勧める．</u>　　十分なタンパク質と脂質を確保
（5）　高脂肪食を勧める．

172
（1）　<u>軽度栄養障害である．</u>　　UBW 86%と軽度栄養障害
（2）　中等度栄養障害である．　　Alb 3.0〜3.5 g/dL で軽度栄養障害
（3）　<u>糖質は，総エネルギー量の50%程度とする．</u>
（4）　脂肪は，総エネルギー量の15%とする．　　25〜30%とする
（5）　タンパク質は，NPC/N 350〜500を基準とする．　　NPC/N 150〜200

173

(1) 1 kcal/mL 濃度の経腸栄養剤 100 mL 中の水分含有量は, 100 mL である.
    100 kcal の栄養素が含まれているので, 水分は 100 mL ではない

(2) 下痢を予防するためには, 液状の経腸栄養剤の注入速度を速める.
    注入速度は遅くする

(3) 成分栄養剤の窒素源成分は, ペプチドである.   アミノ酸

(4) <u>1kcal/mL 濃度では, 成分栄養剤の方が半消化態栄養剤よりも浸透圧は高い.</u>
    成分栄養剤 600～700 mOsm/L, 半消化態栄養剤 330～550 mOsm/L

(5) 非タンパク質エネルギー / 窒素比 (NPC/N 比) は, 脂質含有量の指標である.
    タンパク質量を窒素量より求める指標である

174

(1) タンパク質を制限する.

(2) 水分を制限する.

(3) 食物繊維を制限する.   (1) ～ (3) は制限する必要はない

(4) <u>嚥下能力を確認する.</u>   片麻痺, 球麻痺に留意する

(5) ワルファリン使用時は, ビタミン E を制限する.   ビタミン K

175

(1) クローン病では, 抗 TNF-α 抗体製剤 (インフリキシマブ) が使用される.

(2) クローン病活動期では, 成分栄養剤が有効である.

(3) クローン病寛解期では, n-3 系多価不飽和脂肪酸の摂取を勧める.

(4) 潰瘍性大腸炎では, 5- アミノサリチル酸製剤 (メサラジン) が使用される.

(5) <u>潰瘍性大腸炎寛解期では, タンパク質の摂取量を制限する.</u>   1.0～1.2 g/kg/ 日

176

(1) 過敏性腸症候群では, 高脂肪食とする.   20～25 %E

(2) 潰瘍性大腸炎では, 高脂肪食とする.   25 %E 以下

(3) タンパク質漏出性胃腸症では, 低タンパク質食とする.   1.2～1.5 g/kg/ 日

(4) クローン病では, 低エネルギー食とする.   30～40 kcal/kg/ 日 (寛解期)

(5) <u>弛緩性便秘では, 高食物繊維食とする.</u>

177

(1) 健常者では, 起こらない.   むせる 顕性誤嚥

(2) 睡眠中では, 起こらない.   不顕性誤嚥 (夜間, 気づかないうちに嚥下)

(3) <u>不顕性誤嚥では, むせはみられない.</u>

(4) 経鼻胃管留置では, 起こらない.   絶食, 胃瘻留置患者でも不顕性誤嚥は生じる

(5) 咽頭残留食物の食道への移行は, 飲水により行う.
    プリン状, ゼリー状, ポタージュ状, ネクター状が望ましい

178

(1) オレンジジュース

(2) <u>七分粥をミキサーにかけたもの</u>

(3) 全 粥

(4) 煮込みうどん

(5) 経腸栄養剤

179
  (1)　高度やせの評価は，BMI 19.5 kg/m² 未満である．　　18.5 kg/m² 未満
  (2)　%TSF（％上腕三頭筋部皮下脂肪厚）は，80 ％と高リスクを示している．
　　　80～90 ％は低リスクである
  (3)　痩せ型の人では，健常（平常）時体重を低栄養状態の評価に用いる．
  (4)　Alb3.3 g/dL は，浮腫が出現する値である．
　　　浮腫は，2.8 g/dL 以下で出現する
  (5)　除脂肪体重（lean body mass）は，体脂肪量と正比例する．　　反比例

180　高齢者の病態と栄養管理に関する記述である．正しいのはどれか．1つ選べ．
  (1)　尿失禁は，脱水症の原因となる．　　適切な水分補給
  (2)　サルコペニアは，内臓脂肪量で評価する．　　筋力低下，身体機能低下
  (3)　誤嚥の予防では，摂食時の顎を挙上した姿勢を避ける．
  (4)　褥瘡患者では，たんぱく質を制限する．　　1.1～1.2 g/kg/ 日
  (5)　フレイルティ（虚弱）の予防では，身体活動を制限する．　　身体活動量を増やす

【第 4 回　応用力試験問題】

Q：I 市民病院に勤務している管理栄養士である．腎・透析センターにおいて患者の栄養管理・栄養食事指導を担当している．
患者は，60 歳，女性．身長 152 cm　体重 50 kg．
診断名　慢性腎不全．10 数年前よりタンパク尿の指摘を受けていたが，自覚症状もなく放置していた．59 歳時，易疲労感にて近医受診，腎機能低下（BUN 32.2 mg/dL ，Cr 2.2 mg/dL）と診断された．慢性腎不全の食事療法について栄養指導を受け，低タンパク質パンや腎臓病食の宅配サービスなどを利用している．

171　慢性腎不全に関する記述である．正しいのはどれか．1つ選べ．
  (1)　血清リン値は，低下する．
  (2)　副甲状腺ホルモンの分泌は，低下する．
  (3)　代謝性アルカローシスを起こす．
  (4)　血中 1 α,25 − ジヒドロキシビタミン D 値は，上昇する．
  (5)　血清尿素窒素値は，上昇する．

172　慢性腎不全期の栄養アセスメントに関する記述である．正しいのはどれか．1つ選べ．
  (1)　重症度分類には，尿中尿素窒素値を用いる．
  (2)　タンパク質摂取量の推定には，血清ナトリウム値を用いる．
  (3)　食塩摂取量の推定には，血清ナトリウム値を用いる．
  (4)　ビタミン D 活性化障害の評価には，血清カリウム値を用いる．
  (5)　代謝性アシドーシスの評価には，動脈血重炭酸イオン値を用いる．

173　この症例の激烈な胸痛発作から8時間経過後の状態に関する記述である．正しいのはどれか．1つ選べ．
(1)　意識障害の原因は，糖尿病ケトアシドーシスである．
(2)　ニトログリセリンの投与では，胸痛が改善しない．
(3)　心電図に異常はみられない．
(4)　ビタミンEの積極的な投与を行う．
(5)　入院直後から，経腸栄養法を実施している．

174　本症例の回復期における栄養療法である．正しいのはどれか．1つ選べ．
(1)　摂取エネルギー量は，35 kcal/kg 標準体重/日とする．
(2)　糖質エネルギー比は，45%以下とする．
(3)　タンパク質は，1.5 g/kg 標準体重/日とする．
(4)　全脂肪酸に占める多価不飽和脂肪酸の割合は，30%程度とする．
(5)　食塩は，0〜3 g/日とする．

175　この患者の栄養管理に関する記述である．正しいのはどれか．2つ選べ．
(1)　入院時，輸液管理を実施した．
(2)　腹痛が治まったので，全粥食を開始した．
(3)　膵型アミラーゼ値が正常化したので，脂質を50g/日とした．
(4)　退院時に，禁酒を指導した．
(5)　退院時に，タンパク質制限食を指導した．

176　膵炎に関する記述である．正しいのはどれか．1つ選べ．
(1)　急性膵炎の急性期は，経口栄養にする．
(2)　急性膵炎では，血清リパーゼ値が上昇する．
(3)　急性膵炎では，糖尿病を合併する．
(4)　慢性膵炎では，グルカゴン分泌能が上昇する．
(5)　慢性膵炎では，脂肪負荷試験を行う．

177 慢性膵炎代償期患者が非代償期に移行した時に認められる変化である．正しいのはどれか．1つ選べ．
(1) 体重は増加する．
(2) 血中アミラーゼ値は上昇する．
(3) インスリン投与が原則である．
(4) 腹部疼痛は増強する．
(5) 消化吸収機能は亢進する．

Q：M クリニックで栄養食事担当している管理栄養士である．
患者は，30 歳，男性．
1 ヶ月前より口渇，多尿があり，1 週間前より全身倦怠感も出現し，2 型糖尿病と診断され入院となった．
身長 178 cm，体重 77 kg（1 ヶ月前 82 kg），標準体重 70 kg，
血圧 130/76 mmHg，入院時血糖値 520 mg/dL，HbA1c 13.5 %，
血清尿素窒素 19 mg/dL，血清クレアチニン 0.8 mg/dL，
甲状腺ホルモン値正常，尿糖（＋＋＋），尿タンパク（－），尿ケトン体（＋＋），
運動習慣なし．

178 栄養アセスメントの項目と病態の組合せである．正しいのはどれか．1つ選べ．
(1) 血清コリンエステラーゼ ―― タンパク質の合成促進
(2) 血清トランスサイレチン ―― 鉄の欠乏
(3) 血清レチノール結合タンパク質 ―― 銅の欠乏
(4) 尿中ケトン体 ―― 脂肪酸の不完全分解
(5) 尿中尿素窒素 ―― ブドウ糖の利用障害

179 この患者の病態と治療に関する記述である．正しいのはどれか．1つ選べ．
(1) 体重減少の原因は，エネルギー消費量の増加である．
(2) 食事療法は，22 単位／日で始める．
(3) タンパク質摂取量は，30 g/日とする．
(4) 脂肪摂取量は，80 g/日とする．
(5) 1 日 30 分間の有酸素運動を始める．

180 糖尿病治療薬とその主作用の組合せである．誤っているのはどれか．1つ選べ．
(1) DPP-4 阻害薬 ―― インクレチン分解の抑制
(2) SGLT2 阻害薬 ―― 消化管での糖吸収の抑制
(3) スルホニル尿素（SU）薬 ―― インスリン分泌の促進
(4) チアゾリジン薬 ―― インスリン抵抗性の改善
(5) ビグアナイド薬 ―― 肝臓での糖放出の抑制

【第 4 回　応用力試験問題の解答及び解説】

171

(1) 血清リン値は，低下する．　　上昇する（高リン血症を呈する）

(2) 副甲状腺ホルモンの分泌は，低下する．　　亢進する（副甲状腺機能亢進症を呈する）

(3) 代謝性アルカローシスを起こす．　排泄障害による有機酸の蓄積，アンモニア生成障害，炭酸水素（HCO₃）再吸収障害により代謝性アシドーシスを呈する

(4) 血中 1 α,25 - ジヒドロキシビタミン D 値は，上昇する．　　ビタミン D 活性化障害

(5) <u>血清尿素窒素値は，上昇する．</u>

172

(1) 重症度分類には，尿中尿素窒素値を用いる．　　尿中の検査は行われていない

(2) タンパク質摂取量の推定には，血清ナトリウム値を用いる．
　　BUN/Cr 比：基準値は 10

(3) 食塩摂取量の推定には，血清ナトリウム値を用いる．　　尿中 Na 濃度

(4) ビタミン D 活性化障害の評価には，血清カリウム値を用いる．　　血清カルシウム

(5) <u>代謝性アシドーシスの評価には，動脈血重炭酸イオン値を用いる．</u>

173

(1) 意識障害の原因は，糖尿病ケトアシドーシスである．　　糖尿病のことは記載なし

(2) <u>ニトログリセリンの投与では，胸痛が改善しない．</u>

(3) 心電図に異常はみられない．　　ST 上昇

(4) ビタミン E の積極的な投与を行う．　　n-3 系多価不飽和脂肪酸を増やす

(5) 入院直後から，経腸栄養法を実施している．　　経口摂取で十分

174

(1) 摂取エネルギー量は，35 kcal/kg 標準体重 / 日とする．　　25～30　kcal/kg/ 日

(2) 糖質エネルギー比は，45 % 以下とする．　　50～60 %

(3) タンパク質は，1.5 g/kg 標準体重 / 日とする．　　1.0～1.2 g/kg/ 日

(4) <u>全脂肪酸に占める多価不飽和脂肪酸の割合は，30 % 程度とする．</u>

(5) 食塩は，0～3 g/ 日とする．　　6 g 未満

175

(1) <u>入院時，輸液管理を実施した．</u>

(2) 腹痛が治まったので，全粥食を開始した．　　急性期は絶飲食

(3) 膵型アミラーゼ値が正常化したので，脂質を 50 g/ 日とした．　　10 g/ 日

(4) <u>退院時に，禁酒を指導した．</u>

(5) 退院時に，タンパク質制限食を指導した．　　脂質制限（～ 30 g/ 日）

176

(1) 急性膵炎の急性期は，経口栄養にする．　　経静脈栄養

(2) <u>急性膵炎では，血清リパーゼ値が上昇する．</u>

(3) 急性膵炎では，糖尿病を合併する．　　合併しない

(4) 慢性膵炎では，グルカゴン分泌能が上昇する．　　障害の部位による　一般的には低下

(5) 慢性膵炎では，脂肪負荷試験を行う．　　行うことはない

177
(1) 体重は増加する．　低下する
(2) 血中アミラーゼ値は上昇する．　低下する
(3) インスリン投与が原則である．
(4) 腹部疼痛は増強する．　軽減する
(5) 消化吸収機能は亢進する．　低下する

178　栄養アセスメントの項目と病態の組合せである．正しいのはどれか．1つ選べ．
(1) 血清コリンエステラーゼ　──　タンパク質の合成促進　肝細胞の合成能を評価
(2) 血清トランスサイレチン　──　鉄の欠乏　肝臓のタンパク合成能を反映
(3) 血清レチノール結合タンパク質　──　銅の欠乏　動的タンパク合成能を知る
(4) 尿中ケトン体　──　脂肪酸の不完全分解
(5) 尿中尿素窒素　──　ブドウ糖の利用障害　尿中の検査は行われていない

179　この患者の病態と治療に関する記述である．正しいのはどれか．1つ選べ．
(1) 体重減少の原因は，エネルギー消費量の増加である．　糖尿病による痩せ
(2) 食事療法は，22単位／日で始める．　消去法で考える
(3) タンパク質摂取量は，30 g／日とする．　1.0〜1.2 g/kg/日
(4) 脂肪摂取量は，80 g／日とする．　40〜60 g／日
(5) 1日30分間の有酸素運動を始める．　尿ケトン体が高いので運動は禁止

180　糖尿病治療薬とその主作用の組合せである．誤っているのはどれか．1つ選べ．
(1) DPP-4 阻害薬　──　インクレチン分解の抑制
(2) SGLT2 阻害薬　──　消化管での糖吸収の抑制　尿中ブドウ糖排泄促進
(3) スルホニル尿素（SU）薬　──　インスリン分泌の促進
(4) チアゾリジン薬　──　インスリン抵抗性の改善
(5) ビグアナイド薬　──　肝臓での糖放出の抑制

【引用・参考文献】

- 骨粗鬆症の予防と治療ガイドライン作成委員会 編，「骨粗鬆の予防と治療症ガイドライン 2015 年版」，ライフサイエンス出版，2015.
- 日本病態栄養学会編，「病態栄養専門管理栄養士のための病態栄養ガイドブック改訂第 6 版」，南江堂，2019.
- 遠藤直人，「臨床栄養 vol.134 No.5 2019.5」，医歯薬出版株式会社，2019.
- サルコペニア診療実践ガイド作成委員会 編．「サルコペニア診療実践ガイド」，ライフサイエンス出版，2019.
- 日本小児アレルギー学会食物アレルギー委員会，「食物アレルギー診療ガイドライン 2016」，協和企画，2016.
- 食物アレルギー研究会，「食物アレルギーの診療の手引き 2017」，2017.
- 食物アレルギー研究会，「食物アレルギー栄養食事指導の手引き 2017」，2017.
- 藤島一郎，「病態栄養専門管理栄養士のための病態栄養ガイドブック改訂第 6 版」，南江堂，2019.
- 巨島文子，「一般社団法 人日本静脈経腸栄養学会 静脈経腸栄養テストブック」，南江堂，2017.
- 藤島一郎，「臨床栄養 vol.131 No.5 2017.10」，医歯薬出版株式会社，2017.
- 富田聡・大江田知子，「臨床栄養 vol.131 No.2 2017.8」，医歯薬出版株式会社，2017.
- 日本摂食・嚥下リハビリテーション学会医療検討委員会，「日本摂食・嚥下リハビリテーション学会誌 2013：17」，2013.
- 鳥羽研二，「老年医学系統講義テキスト」，西村書店，2013.
- 長寿医療研究開発費事業（27-3）：要介護高齢者，フレイル高齢者，認知症高齢者に対する栄養療法，運動療法，薬物療法に関するガイドライン作成に向けた調査研究班編，「フレイル診療ガイド 2018 年版」，ライフ・サイエンス，2018.
- 葛谷雅文，「日本静脈経腸栄養学会雑誌 vol.34 No.2 2019」，日本静脈経腸栄養学会，2019.
- 日本褥瘡学会編，「褥瘡ガイドブック（第 2 版）」，照林社，2015.
- 日本皮膚科学会編，「日皮会誌 :127（8）（創傷・褥瘡・熱傷ガイドライン―2：褥瘡診療ガイドライン）」，日本皮膚科学会，2017.
- 日本褥瘡学会編，「日本褥瘡学会誌 第 17 巻 4 号（褥瘡予防・管理ガイドライン（第 4 版））」，日本褥瘡学会，2015.
- 真壁昇，「臨床栄養 vol.130 No.6 2017.5（臨時増刊号）」，医歯薬出版，2017.
- 吉田貞夫，「一般社団法人 日本静脈経腸栄養学会 静脈経腸栄養テストブック」，南江堂，2017.
- 認知症疾患診療ガイドライン作成委員会編，「認知症疾患診療ガイドライン 2017」，医学書院，2017.
- 「日本人の食事摂取基準 2015 年版」，第一出版，2014.
- 田中和美，「臨床栄養 vol.134 No.7 2019.6」，医歯薬出版株式会社，2019.
- 佐藤健太，「型が身につくカルテの書き方」，医学書院，2015.

付表 1 栄養管理計画書

計画作成日 _____．_____．_____

フリガナ

氏 名 _____ 殿 （男・女）

明・大・昭・平　　年　　月　　日生（　　歳）

入院日；_____

病　棟 _____

担 当 医 師 名 _____

担当管理栄養士名 _____

入院時栄養状態に関するリスク

栄養状態の評価と課題

栄養管理計画

目標

栄養補給に関する事項	
栄養補給量 ・エネルギー　　　　kcal　・たんぱく質　　　g ・水分　　　　　　　　　・ ・　　　　　　　　　　　・	栄養補給方法　□経口　　□経腸栄養　　□静脈栄養
	嚥下調整食の必要性 　□なし　□あり（学会分類コード：　　　　　）
	食事内容
	留意事項

栄養食事相談に関する事項		
入院時栄養食事指導の必要性　□なし□あり（内容	実施予定日：　　月　　日	
栄養食事相談の必要性　　　　□なし□あり（内容	実施予定日：　　月　　日	
退院時の指導の必要性　　　　□なし□あり（内容	実施予定日：　　月　　日	
備考		

その他栄養管理上解決すべき課題に関する事項

栄養状態の再評価の時期　　実施予定日：　　　月　　　日
退院時及び終了時の総合的評価

付表 2　生活習慣病指導管理料

生活習慣病指導管理料
生活習慣病　療養計画書（初回用）

| 患者氏名：　　　　　　　　　　　　（男・女） |
| 生年月日：明・大・昭・平　　年　月　　日生（　　歳） |

主病：

□糖尿病　□高血圧症　□脂質異常症

ねらい：検査結果を理解できること　自分の生活上の問題点を抽出し，目標を設定できること

【検査・問診】

【検査項目】
□身長
□体重：現在（　　　kg）→目標（　　　kg）
□BMI　　　　（　　　）
□腹囲：現在（　　cm）→（　　　cm）
□栄養状態（低栄養状態の虞　良好　肥満）
□収縮期/ 拡張期血圧（　　/　　mmHg）
□運動負荷心電図
□その他（　　　　　　　　　）

【血液検査項目】（採血日　　月　　日）
□血糖（□空腹時　□随時　□食後（　）時間）
　　　　　　　　　（　　　　　　　　mg/dL）
□HbA1C：現在（　　　%）→目標（　　%）
□総コレステロール　　（　　　　　mg/dL）
□中性脂肪　　　　　　（　　　　　mg/dL）
□HDL コレステロール　（　　　　　mg/dL）
□LDL コレステロール　（　　　　　mg/dL）
□その他　　　　（　　　　　　　　　　　）

【問　診】　□食事の状況　　□運動の状況　　□たばこ　　□その他の生活

【①達成目標】：患者と相談した目標
〔　　　　　　　　　　　　　　　　　　　　　　　〕

【②行動目標】：患者と相談した目標
〔　　　　　　　　　　　　　　　　　　　〕

医師
サイン

【重点を置く領域と指導項目】

□食事

□食事摂取料を適正にする　□食塩・調味料を控える
□野菜・きのこ・海藻など食物繊維の摂取を増やす　□外食の際の注意事項（　　　）
□油を使った料理（揚げ物や炒め物など）の摂取を減らす　□その他（　　　）
□節酒：[減らす（種類・量：　　　　　　　　を週　　回)]
□間食：[減らす（種類・量：　　　　　　　　を週　　回)]
□食べ方：（ゆっくり食べる・その他（　　　　　　　））
□食事時間：朝食，昼食，夕食を規則正しくとる

指導者
サイン

□運動

□運動処方：種類（ウォーキング・　　　　　　　　　）
　時間（30 分以上・　　　　　　），頻度（ほぼ毎日・週　　回）
　強度（息がはずむ会話が可能な強さ or 脈拍　　拍/ 分 or　　　）
□日常生活の活動量増加（例：1 日 1 万歩・　　　　　）
□運動時の注意事項など（　　　　　　　　　　）

指導者
サイン

□たばこ

□非喫煙者である
□喫煙・節煙の有効性　　□筋炎の実施方法など

指導者
サイン

□その他

□仕事　　□余暇　　□睡眠の確保（質・量）　　□減量
□家庭での計測（歩数，体重，血圧，腹囲など）
□その他（　　　　　　　　　　　　）

指導者
サイン

【服薬指導】	□処方なし □薬の説明 □副作用など
【療養を行うにあたっての問題点】	
【他の施設の利用状況について】	

※実施項目は，□にチェック，（　）内には具体的に記入

患者サイン

付表 3-1　診療録

入　院　診　療　録

患者プロフィル　PATIENT PROFILF

登録番号	
氏名	
生年月日	性別
診療科名	発行日

入院目的

現病歴

既往歴　＊手術歴・輸血歴・現在の治療・内服薬の有無・感染症等を含む＊

常備薬

　　　　　　　　　　　　　　　　　嗜好品

　　　　　　　　　　　　　　　　　煙草　　　　　　　本/日（開始　　才）

　　　　　　　　　　　　　　　　　アルコール　　　　/日（開始　　才）

アレルギー　　　　　　　　　　　　その他
　食事
　薬剤
　その他

家族構成（同居者は囲む）　　　　主に生計を支えている人：＿＿＿＿＿＿＿

　　　　　　　　　　　　　　　　保険の種類：＿＿＿＿＿＿

　　　　　　　　　　　　　　　　連絡先：氏名＿＿＿＿＿＿電話＿＿＿＿＿＿＿

　　　　　　　　　　　　　　　　　　　：氏名＿＿＿＿＿＿電話＿＿＿＿＿＿＿

　　　　　　　　　　　　　　　　病気のことを相談する人：氏名＿＿＿＿＿関係＿＿＿

　　　　　　　　　　　　　　　　　　　　　　　：氏名＿＿＿＿＿関係＿＿＿

　　　　　　　　　　　　　　　　仕事の内容＿＿＿＿＿＿＿＿＿＿＿＿＿＿＿＿＿

装具
　眼鏡・コンタクトレンズ　　義歯・義眼　　　義手（右・左）　　義足（右・左）
　補聴器　　　　　気管カニューレ　　　　　　コルセット類
　人工関節＿＿＿＿＿＿＿＿＿＿＿＿＿　　　ペースメーカー
　眼内レンズ　右・左　　シャント＿＿＿＿　CAPD＿＿＿＿＿＿　リザーバー＿＿＿＿＿
　その他（　　　　　　　　　　　　　　　　　　　　　　　　　　　　　　　）

付表 3-2

コミュニケーション 日本語　会話（　　　　　　　　　　） 　　　　読む（　　　　　　　　　　） 　　　　書く（　　　　　　　　　　） 聴　　力　_____ 視　　力　_____ 言　　語　会話（　　　語）読む（　　　語）書く（　　　語） 意識障害　有・無	コミュニケーションの障害 　言語的 　非言語的
栄養 身長_____cm　　体重_____kg（理想体重_____kg） 体重の増減：有・無_____ 食事回数　：　　　回/日 食事量　　：朝；_____ 　　　　　　昼；_____ 　　　　　　夜；_____ 　　　　　　間食・夜食の有無；_____ 食事形態　：普通食・（　　　）粥・流動食・きざみ食・ 　　　　　　ミキサー食・ミルク・その他（　　　　　） 治癒食_____ 水分摂取量：_____ 食欲　　　：有・無_____ 嚥下困難　：有・無_____ 味覚障害　：有・無_____ 歯・口腔・咽頭の状態：_____ 消化器症状：有・無_____ 　　　　　　チューブの挿入：有・無_____ 　　　　　　チューブの種類：_____ 　　　　　　嘔吐：有・無　　量_____　性状_____ 現在の治療：絶食 　　　　　　経鼻栄養　　　　　　経腸栄養 　　　　　　中心静脈栄養　　　　抹消静脈栄養 検査データ ﾍﾓｸﾞﾛﾋﾞﾝ_____　　ﾍﾏﾄｸﾘｯﾄ_____　　赤血球_____ ﾅﾄﾘｳﾑ_____　　　ｶﾘｳﾑ_____　　　ｸﾛｰﾙ_____　血糖_____ 総ｺﾚｽﾃﾛｰﾙ_____　ﾄﾘｸﾞﾘｾﾗｲﾄﾞ_____ 総蛋白_____　　　ｱﾙﾌﾞﾐﾝ_____　　鉄_____ GOT_____　　　　GPT_____　_　T-ﾋﾞﾘﾙﾋﾞﾝ_____　LDH_____	栄養摂取の変調 　過剰摂取 　必要量以下 　過剰摂取のリスク状態 体液量の変調 　過剰 　不足 　不足のリスク状態
排泄 　回数　　　　　：　　回/　　日 　性状　　　　　：_____ 　通常からの変化：_____ 　人工肛門　　　：有・無_____ 　便通を整える方法：_____ 　腹部の状態　　：_____	便秘 　知覚的便秘 　大腸性便秘 下痢 便失禁
排尿 　回数　　　　　：　　回/　　日（夜間　　回） 　性状　　　　　：_____ 　尿量の変化　　：_____ 　通常からの変化：尿漏れ・排尿時痛・遷延性排尿 　尿路変更　　　：有・無_____ 　カテーテル留意：有・無_____ 　検査データ 　　BUN_____CRE_____ｸﾚｱﾁﾆﾝｸﾘｱﾗﾝｽ_____比重_____	尿失禁 　腹圧性 　反射性 　切迫性 　機能性 　完全 尿閉

付表 3-3

入 院 診 療 録

患者プロフィル　PATIENT PROFILF

登録番号

氏名

生年月日　　　　　性別

診療科名　　　　　発行日

循環器系　　：右　　　　左
血圧　　　　：　　　　回/分
脈拍　　　　：有・無
不整脈　　　：有・無＿＿＿＿＿＿＿＿＿＿＿＿＿＿＿
チアノーゼ：有・無＿＿＿＿＿＿＿＿＿＿＿＿＿＿＿
浮腫　　　　：有・無＿＿＿＿＿＿＿＿＿＿＿＿＿＿＿

組織循環の変調
体液量の変調
　過剰
　不足
　不足のリスク状態
心拍出量の減少

呼吸器系
　呼吸状態　：数＿＿＿＿＿リズム＿＿＿＿＿深さ＿＿＿＿
　　　　　　　　音
　努力呼吸　：有・無
　呼吸困難　：有・無＿＿＿＿＿＿＿＿＿＿＿＿＿＿＿
　　　　　　　　憎悪因子
　起座呼吸　：有・無
　咳　　　　：湿性・乾性
　痰　　　　：性状
　　　　　　　　自己喀出：可・不可
　気管切開　：有・無＿＿＿＿＿＿＿＿＿＿＿＿＿＿＿
　気管挿管　：有・無＿＿＿＿＿＿＿＿＿＿＿＿＿＿＿
　酸素療法　：有・無＿＿＿＿＿＿＿＿＿＿＿＿＿＿＿
　検査データ：動脈血ガス分析 PO_2＿＿＿＿＿　PCO_2＿＿＿＿

ガス交換の障害
非効果的気道浄化
非効果的呼吸パターン
　自発呼吸維持不能
　人口換気離脱困難

身体調節系
　体温　　　　℃
　白血球数＿＿＿＿＿　CRP＿＿＿＿＿　ESR＿＿＿＿＿

感染のリスク状態
体温変調のリスク状態
低体温
高体温

皮膚
　色調の変化：有・無＿＿＿＿＿＿＿＿＿＿＿＿＿＿＿
　皮疹　　　：有・無＿＿＿＿＿＿＿＿＿＿＿＿＿＿＿
　皮膚の状態：湿潤・乾燥・腫脹・発赤・浮腫・びらん・掻痒感
　　　　　　　　部位
　知覚の異常：有・無＿＿＿＿＿＿＿＿＿＿＿＿＿＿＿
　腫瘤　　　：有・無＿＿＿＿＿＿＿＿＿＿＿＿＿＿＿
　　　　　　　　部位＿＿＿＿＿　大きさ＿＿＿＿＿＿＿

皮膚統合性の障害
皮膚統合性障害のリスク状態

生殖器
　月経周期　　　：整・不整＿＿＿＿＿＿＿＿＿＿＿＿
　最終月経　　　：　　年　　月　　日～　　月　　日
　月経時の随伴症状：有・無＿＿＿＿＿＿＿＿＿＿＿＿
　閉経
　不正出血　　　：有・無＿＿＿＿＿＿＿＿＿＿＿＿
　膣分泌物　　　：有・無＿＿＿＿＿＿＿＿＿＿＿＿
　その他

活動
　運動機能の低下：有・無
　　　〃　　部位：＿＿＿＿＿＿＿＿＿＿＿＿＿＿＿＿＿＿
　　　〃　　程度：＿＿＿＿＿＿＿＿＿＿＿＿＿＿＿＿＿＿
　道具の使用　：杖　歩行器　車椅子　義肢　その他（　　　　　　）
　倦怠感・衰弱感の訴え：有・無＿＿＿＿＿＿＿＿＿＿＿＿
　リハビリテーションの必要性：有・無＿＿＿＿＿＿＿＿

セルフケア
　安静度＿＿＿＿＿＿＿＿＿＿＿＿＿＿＿＿＿＿＿＿＿＿
　ADL
　　食　　事：自立　要介助＿＿＿＿＿＿＿＿＿＿＿＿＿
　　入　　浴：自立　要介助＿＿＿＿＿＿＿＿＿＿＿＿＿
　　洗　　髪：自立　要介助＿＿＿＿＿＿＿＿＿＿＿＿＿
　　洗　　面：自立　要介助＿＿＿＿＿＿＿＿＿＿＿＿＿
　　歯磨き：自立　要介助＿＿＿＿＿＿＿＿＿＿＿＿＿
　　整　　髪：自立　要介助＿＿＿＿＿＿＿＿＿＿＿＿＿
　　髭剃り：自立　要介助＿＿＿＿＿＿＿＿＿＿＿＿＿
　　爪切り：自立　要介助＿＿＿＿＿＿＿＿＿＿＿＿＿
　　更　　衣：自立　要介助＿＿＿＿＿＿＿＿＿＿＿＿＿
　　排　　泄：自立　要介助＿＿＿＿＿＿＿＿＿＿＿＿＿
　　服　　薬：自立　要介助＿＿＿＿＿＿＿＿＿＿＿＿＿
　　移　　動：自立　要介助＿＿＿＿＿＿＿＿＿＿＿＿＿

睡眠
　起床時間：　　　　　　　就寝時間：
　よく眠れたという感じ：有・無＿＿＿＿＿＿＿＿＿＿＿
　入眠困難　　　　　：有・無＿＿＿＿＿＿＿＿＿＿＿
　睡眠持続困難　　　：有・無＿＿＿＿＿＿＿＿＿＿＿
　睡眠を助けるもの：薬剤（　　）食物・アルコール・枕・その他（　　）

レクリエーション
　趣味＿＿＿＿＿＿＿＿＿＿＿＿＿＿＿＿＿＿＿＿＿＿＿
　社会的活動＿＿＿＿＿＿＿＿＿＿＿＿＿＿＿＿＿＿＿＿
　余暇の過ごし方＿＿＿＿＿＿＿＿＿＿＿＿＿＿＿＿＿＿

安楽
　疼痛・不快：有・無
　　　　　　部位＿＿＿＿＿＿＿＿＿＿＿＿＿＿＿＿＿＿
　　　　　　発症時期＿＿＿＿＿＿＿＿＿＿＿＿＿＿＿＿
　　　　　　持続時間＿＿＿＿＿＿＿＿＿＿＿＿＿＿＿＿
　　　　　　随伴症状＿＿＿＿＿＿＿＿＿＿＿＿＿＿＿＿
　　　　　　憎悪因子＿＿＿＿＿＿＿＿＿＿＿＿＿＿＿＿
　　　　　　出現時の対処法＿＿＿＿＿＿＿＿＿＿＿＿＿
病気・入院についてどのように知らされているか

入院して気がかりなこと

病院・医療従事者（医師・看護者）に希望すること，いっておきたいこと

　　　　　　　　　　　　　　　　　　　　　　記載者＿＿＿＿＿＿＿

身体活動性の障害
活動耐性の低下

摂食セルフケアの不足
入浴/清潔セルフケアの不足
更衣/整容セルフケアの不足
排泄セルフケアの不足

睡眠パターンの混乱

気分転換活動の不足

安楽の変調

付表 4　日本人の新身体計測基準値（JARD2001）

男　性

年齢	身長	体重	BMI	MAC	CC	TSF	SSF	AMC	AMA
18～24 歳	170.95	61.50	20.72	27.00	35.85	10.00	10.00	23.23	42.97
25～29 歳	171.30	64.00	22.04	27.35	36.45	11.00	12.50	23.69	44.70
30～34 歳	172.00	69.00	23.25	28.60	38.00	13.00	15.00	24.41	47.45
35～39 歳	170.90	68.00	23.39	28.00	37.45	12.00	15.50	24.10	45.77
40～44 歳	170.00	67.00	23.18	27.98	37.67	11.00	16.00	24.36	47.25
45～49 歳	168.30	64.00	22.98	27.80	36.90	10.17	14.00	24.00	45.88
50～54 歳	167.00	65.45	23.27	27.60	36.92	10.00	16.00	23.82	45.19
55～59 歳	165.60	63.00	22.86	27.00	35.60	9.00	13.00	23.68	44.65
60～64 歳	164.00	61.90	23.27	26.75	34.80	9.00	12.50	23.35	43.39
65～69 歳	163.00	60.28	22.05	27.50	34.00	10.00	18.00	24.04	45.99
70～74 歳	159.90	57.90	22.00	26.80	33.40	10.00	16.00	23.57	44.25
75～79 歳	160.70	55.00	21.16	26.20	32.80	9.25	15.00	22.86	41.61
80～84 歳	159.50	53.95	20.57	25.00	31.90	10.00	14.00	21.80	37.85
85 歳～	156.00	50.50	20.17	24.00	30.00	8.00	10.00	21.43	36.57

女　性

年齢	身長	体重	BMI	MAC	CC	TSF	SSF	AMC	AMA
18～24 歳	159.00	50.35	20.06	24.60	34.50	14.00	12.75	19.90	31.54
25～29 歳	158.00	50.00	19.92	24.25	33.90	14.00	12.00	19.47	30.18
30～34 歳	158.00	49.50	19.78	24.30	33.80	14.00	13.50	19.90	31.53
35～39 歳	158.00	52.00	20.78	25.00	34.60	15.00	14.00	20.23	32.57
40～44 歳	156.00	52.00	21.78	26.40	34.95	15.50	14.50	21.09	35.42
45～49 歳	156.00	53.00	21.67	26.00	34.30	16.00	16.00	20.60	33.80
50～54 歳	155.00	52.00	21.73	25.60	33.60	14.50	13.00	20.78	34.38
55～59 歳	153.00	52.00	22.02	26.20	33.10	16.00	16.50	20.52	33.52
60～64 歳	152.00	51.90	22.77	25.70	32.50	15.10	13.75	20.56	33.64
65～69 歳	151.18	51.95	21.88	26.20	32.20	20.00	22.00	20.08	32.10
70～74 歳	150.00	48.35	21.40	25.60	31.60	16.00	18.00	20.28	32.73
75～79 歳	146.90	46.70	21.24	24.78	30.60	14.00	16.00	20.16	32.36
80～84 歳	144.25	43.95	20.05	24.00	29.60	12.50	13.25	19.96	31.72
85 歳～	141.00	40.50	20.49	22.60	28.30	10.00	10.00	19.25	28.81

BMI ：Body Mass Index
MAC：Midarm Circumference 上腕周囲長（cm）
CC　：Calf Circumference 下腿周囲長（cm）
TSF ：Triceps Skinfold Thickness 上腕三頭筋皮下脂肪厚（mm）
SSF ：Subscapular Skinfold Thickness 肩甲骨下部皮下脂肪厚（mm）
AMC：Midarm Muscle Circumference 上腕筋囲（cm）
AMA：Midarm Muscle Area　上腕筋面積（cm^2）

付表 5-1　性・年齢階層別基礎代謝基準値と基礎代謝量

付表 5-1　参照体位（参照身長，参照体重）*1

性　別	男　性		女　性*2	
年齢等	参照身長（cm）	参照体重（kg）	参照身長（cm）	参照体重（kg）
0〜 5（月）	61.5	6.3	60.1	5.9
6〜11（月）	71.6	8.8	70.2	8.1
6〜 8（月）	69.8	8.4	68.3	7.8
9〜11（月）	73.2	9.1	71.9	8.4
1〜 2（歳）	85.8	11.5	84.6	11.0
3〜 5（歳）	103.6	16.5	103.2	16.1
6〜 7（歳）	119.5	22.2	118.3	21.9
8〜 9（歳）	130.4	28.0	130.4	27.4
10〜11（歳）	142.0	35.6	144.0	36.3
12〜14（歳）	160.5	49.0	155.1	47.5
15〜17（歳）	170.1	59.7	157.7	51.9
18〜29（歳）	171.0	64.5	158.0	50.3
30〜49（歳）	171.0	68.1	158.0	53.0
50〜64（歳）	169.0	68.0	155.8	53.8
65〜74（歳）	165.2	65.0	152.0	52.1
75 以上（歳）	160.8	59.6	148.0	48.8

付表 5-2　参照体重における基礎代謝量

性　別	男　性			女　性2		
年齢（歳）	基礎代謝基準値（kcal/kg体重/日）	参照体重（kg）	基礎代謝量（kcal/日）	基礎代謝基準値（kcal/kg体重/日）	参照体重（kg）	基礎代謝量（kcal/日）
1〜 2	61.0	11.5	700	59.7	11.0	660
3〜 5	54.8	16.5	900	52.2	16.1	840
6〜 7	44.3	22.2	980	41.9	21.9	920
8〜 9	40.8	28.0	1,140	38.3	27.4	1,050
10〜11	37.4	35.6	1,330	34.8	36.3	1,260
12〜14	31.0	49.0	1,520	29.6	47.5	1,410
15〜17	27.0	59.7	1,610	25.3	51.9	1,310
18〜29	23.7	64.5	1,530	22.1	50.3	1,110
30〜49	22.5	68.1	1,530	21.9	53.0	1,160
50〜64	21.8	68.0	1,480	20.7	53.8	1,110
65〜74	21.6	65.0	1,400	20.7	52.1	1,080
70 以上	21.5	59.6	1,280	20.7	48.8	1,010

＊1　0〜5 歳は，平成 12 年乳幼児身体発育調査のデータを基に，LMS 法を用いて作成された身長および体重パーセンタイル曲線の当該月齢階級の中央時点における中央値，6〜17 歳は，平成 12 年学校保健統計調査のデータを基に，LMS 法を用いて作成された身長および体重パーセンタイル曲線の当該年齢階級の中央時点における中央値，18 歳以上は，平成 28 年国民健康・栄養調査における当該の性および年齢階級における身長・体重の中央値を用いた.

＊2　妊婦・授乳婦を除く.

（資料：厚生労働省「日本人の食事摂取基準（2020 年版）」より作成）

付表6 非タンパク質呼吸商（NPRQ）と糖質・脂質の発生熱量比
および消費酸素 1L あたりの清算熱量（Zunts-Schumburg-Lush）

非タンパク呼吸症	発生熱量比（%）		酸素 1L あたり発生熱量（kcal）
	糖　質	脂　質	
0.707	0	100.0	4.686
0.71	1.10	98.9	4.690
0.72	4.76	95.2	4.702
0.73	8.40	91.6	4.714
0.74	12.0	88.0	4.727
0.75	15.6	84.4	4.739
0.76	19.2	80.8	4.751
0.77	22.8	77.2	4.764
0.78	26.3	73.7	4.776
0.79	29.9	70.1	4.789
0.80	33.4	66.6	4.801
0.81	36.9	63.1	4.813
0.82	40.3	59.7	4.825
0.83	43.8	56.2	4.838
0.84	47.2	52.8	4.850
0.85	50.7	49.3	4.862
0.86	54.1	45.9	4.875
0.87	57.5	42.5	4.887
0.88	60.8	39.2	4.900
0.89	64.2	35.8	4.911
0.90	67.5	32.5	4.924
0.91	70.8	29.2	4.936
0.92	74.1	25.9	4.948
0.93	77.4	22.6	4.961
0.94	80.7	19.3	4.973
0.95	84.0	16.0	4.985
0.96	87.2	12.8	4.998
0.97	90.4	9.58	5.01
0.98	93.6	6.37	5.022
0.99	96.8	3.18	5.039
1.00	100.0	0	5.047

付表7　身体活動レベル別にみた活動内容と活動時間の代表例

身体活動レベル[1]	低い（Ⅰ）	ふつう（Ⅱ）	高い（Ⅲ）
	150（1.40〜1.60）	1.75（1.60〜1.90）	2.00（1.90〜2.20）
日常生活の内容[2]	生活の大部分が座位で，静的な活動が中心の場合	座位中心の仕事だが，職場内での移動や立位での作業・接客など，あるいは通勤・買物・家事，軽いスポーツなどのいずれかを含む場合	移動や立位の多い仕事への従事者，あるいは，スポーツなど余暇における活発な運動習慣をもっている場合
中強度の強度（3.0〜5.9メッツ）の身体活動の1日当たりの合計時間（時間／日）[3]	1.65	2.06	2.53
仕事での1日当たりの合計歩行時間（時間／日）[3]	0.25	0.54	1.00

＊1　代表値．（　）内はおおよその範囲．
＊2　Black, et al., Ishikawa-Takata, el al. を参考に，身体活動レベル（PAL）に及ぼす職業の影響が大きいことを考慮して作成．
＊3　Ishikawa-Takata, el al. による．

（資料：厚生労働省「日本人の食事摂取基準（2020年版）」より作成）

付表8　身体活動の分類例

身体活動の分類（Af[1]の範囲）	身体活動の例
睡眠（1.0）	睡眠．
座位または立位の静的な活動（1.1〜1.9）	横になる．ゆったり座る（本などを読む，書く，テレビなどを見る）．談話（立位）．料理，食事，身の回り（身支度，洗面，便所）．裁縫（縫い，ミシンかけ）．趣味・娯楽（生花，茶の湯，麻雀，楽器演奏など）．車の運転．机上事務（記帳，ワープロ，OA機器などの使用）．
ゆっくりとした歩行や家事など低強度の活動（2.0〜2.9）	電車やバスなどの乗物の中で立つ．買物や散歩などでゆっくり歩く（45 m/分）．洗濯（電気洗濯機）．掃除（電気掃除機）．
長時間持続可能な運動・労働など中強度の活動（普通歩行を含む）（3.0〜5.9）	家庭菜園作業．ゲートボール．普通歩行（71 m/分）．入浴．自転車（ふつうの早さ）．こどもを背負って歩く．キャッチボール．ゴルフ．ダンス（軽い）．ハイキング（平地）．階段の昇り降り．布団の上げ下ろし．普通歩行（95 m/分）．体操（ラジオ・テレビ体操程度）．
頻繁に休みが必要な運動・労働など高強度の活動（6.0以上）	筋力トレーニング．エアロビックダンス（活発な）．ボートこぎ．ジョギング（120 m/分）．テニス．バドミントン．バレーボール．スキー．バスケットボール．サッカー．スケート．ジョギング（160m/分）．水泳．ランニング（200 m/分）．

＊1　ActivityFactor（Af）は，沼尻の報告に示されたエネルギー代謝率（relative metabolic rate）から，以下のように求めた．
Af ＝ エネルギー代謝率 ＋ 1.2
いずれの身体活動でも活動実施中における平均値に基づき，休憩・中断中は除く．

付表 9　健康づくりのための身体活動基準 2013 （概要）

ライフステージに応じた健康づくりのための身体活動（生活活動・運動）を推進することで健康日本 21（第二次）の推進に資するよう，「健康づくりのための運動基準 2006」を改定し，「健康づくりのための身体活動基準 2013」を策定した．

○身体活動（生活活動及び運動）＊1 全体に着目することの重要性から，「運動基準」から「身体活動基準」に名称を改めた．
○身体活動の増加でリスクを低減できるものとして，従来の糖尿病・循環器疾患等に加え，がんやロコモティブシンドローム・認知症が含まれることを明確化（システマティックレビューの対象疾患に追加）した．
○こどもから高齢者までの基準を検討し，科学的根拠のあるものについて基準を設定した．
○保健指導で運動指導を安全に推進するために具体的な判断・対応の手順を示した．
○身体活動を推進するための社会環境整備を重視し，まちづくりや職場づくりにおける保健事業の活用例を紹介した．

血糖・血圧・脂質に関する状況		身体活動（生活活動・運動）＊1		運動		体力
検診結果が基準範囲内	65 歳以上	強度を問わず，身体活動を毎日 40 分（＝10 メッツ・時／週）	今より少しでも増やす（例えば 10 分多く歩く）＊4	－	運動習慣をもつようにする（30 分以上・週 2 日以上）＊4	－
	18〜64 歳	3 メッツ以上の強度の身体活動＊2 を毎日 60 分（＝23 メッツ・時／週）		3 メッツ以上の強度の運動＊3 を毎週 60 分（＝4 メッツ・時／週）		性・年代別に示した強度での運動を約 3 分間継続可能
	18 歳未満	－		－		
血糖・血圧・脂質のいずれかが保健指導レベルの者		医療機関にかかっておらず，「身体活動のリスクに関するスクリーニングシート」でリスクがないことを確認できれば，対象者が運動開始前・実施中に自ら体調確認ができるよう支援した上で，保健指導の一環としての運動指導を積極的に行う．				
リスク重複者またはすぐ受診を要する者		生活習慣病患者が積極的に運動をする際には，安全面での配慮がより特に重要になるので，まずかかりつけの医師に相談する．				

＊1　「身体活動」は，「生活活動」と「運動」に分けられる．このうち，生活活動とは，日常生活における労働，家事，通勤・通学などの身体活動を指す．また，運動とは，スポーツ等の，特に体力の維持・向上を目的として計画的・意図的に実施し，継続性のある身体活動を指す．
＊2　「3 メッツ以上の強度の身体活動」とは，歩行又はそれと同等以上の身体活動．
＊3　「3 メッツ以上の強度の運動」とは，息が弾み汗をかく程度の運動．
＊4　年齢別の基準とは別に，世代共通の方向性として示したもの．

付表 10-1　嚥下調整食の分類

コード【1-8項】		名称	形態	目的・特色	主食の例	必要な咀嚼能力【1-10項】	他の分類との対応【1-7項】
0	j	嚥下訓練食品0j	均質で、付着性・凝集性・かたさに配慮したゼリー　離水が少なく、スライス状にすくうことが可能なもの	重度の症例に対する評価・訓練用　少量をすくってそのまま丸呑み可能　残留した場合にも吸引が容易　タンパク質含有量が少ない		(若干の送り込み能力)	嚥下食ピラミッド (図4-44) L0　えん下困難者用食品許可基準I
	t	嚥下訓練食品0t	均質で、付着性・凝集性・かたさに配慮したとろみ水　(原則的には、中間のとろみあるいは濃いとろみ*のどちらかが適している)	重度の症例に対する評価・訓練用　少量ずつ飲むことを想定　ゼリー丸呑みで誤嚥したりゼリーが口中で溶けてしまう場合　タンパク質含有量が少ない		(若干の送り込み能力)	嚥下食ピラミッドL3の一部　(とろみ水)
1	j	嚥下調整食1j	均質で、付着性、凝集性、かたさ、離水に配慮したゼリー・プリン・ムース状のもの	口腔外ですでに適切な食塊状となっている (少量をすくってそのまま丸呑み可能)　送り込む際に多少意識して口蓋に舌を押しつける必要がある　0jに比し表面のざらつきあり	おもゆゼリー、ミキサー粥のゼリーなど	(若干の食塊保持と送り込み能力)	嚥下食ピラミッドL1・L2　えん下困難者用食品許可基準II　UDF区分4 (ゼリー状)　(UDF：ユニバーサルデザインフード)
2	1	嚥下調整食2-1	ピューレ・ペースト・ミキサー食など、均質でなめらかで、べたつかず、まとまりやすいもの　スプーンですくって食べることが可能なもの	口腔内の簡単な操作で食塊状となるもの (咽頭では残留、誤嚥をしにくいように配慮したもの)	粒がなく、付着性の低いペースト状のおもゆや粥	(下顎と舌の運動による食塊形成能力および食塊保持能力)	嚥下食ピラミッドL3　えん下困難者用食品許可基準II・III　UDF区分4
	2	嚥下調整食2-2	ピューレ・ペースト・ミキサー食などで、べたつかず、まとまりやすいもので不均質なものも含む　スプーンですくって食べることが可能なもの	口腔内の簡単な操作で食塊状となるもの (咽頭では残留、誤嚥をしにくいように配慮したもの)	やや不均質 (粒がある) でもやわらかく、離水もなく付着性も低い粥類	(下顎と舌の運動による食塊形成能力および食塊保持能力)	嚥下食ピラミッドL3　えん下困難者用食品許可基準II・III　UDF区分4
3		嚥下調整食3	形はあるが、押しつぶしが容易、食塊形成や移送が容易、咽頭でばらけず嚥下しやすいように配慮されたもの　多量の離水がない	舌や口蓋間で押しつぶしが可能なもの　押しつぶしや送り込みの口腔操作を要し (あるいはそれらの機能を賦活し)、かつ誤嚥のリスク軽減に配慮がなされているもの	離水に配慮した粥など	舌と口蓋間の押しつぶし能力以上	嚥下食ピラミッドL4　高齢者ソフト食　UDF区分3
4		嚥下調整食4	かたさ・ばらけやすさ・貼りつきやすさなどのないもの　箸やスプーンで切れるやわらかさ	誤嚥と窒息のリスクを配慮して素材と調理法を選んだもの　歯がなくても対応可能だが、上下の歯槽提間で押しつぶすあるいはすりつぶすことが必要で舌と口蓋間で押しつぶすことは困難	軟飯・全粥など	上下の歯槽提間の押しつぶし能力以上	嚥下食ピラミッドL4　高齢者ソフト食　UDF区分2およびUDF区分1の一部

学会分類2013 は、概説・学会分類2013 (食事)・学会分類2013 (とろみ) から成り、それぞれの分類には早見表を作成した。本表は学会分類2013 (食事) の早見表である。本文を熟読されたい。なお、本表中の【　】内の番号は本文中の該当箇所を指す。

* 上記0tの「中間のとろみ・濃いとろみ」については、学会分類2013 (とろみ) を参照されたい (付表10-2)。

本表に該当する食事において、汁物を含む水分には原則とろみをつける。［日摂食嚥下リハ会誌 17 (3)：255-267, 2013］または日本摂食嚥下リハ学会HPホームページ：https://www.jsdr.or.jp/doc/doc_manual1.html 「嚥下調整食学会分類2013」を必ずご参照ください。

(資料：日本摂食・嚥下リハビリテーション学会嚥下調整食分類2013 より)

付表 10-2　とろみ食の性状と特色

	段階1 薄いとろみ【Ⅲ-3項】 Mildly thick	段階2 中間のとろみ【Ⅲ-2項】 Moderately thick	段階3 濃いとろみ【Ⅲ-4項】 Extremely thick
英語表記	Mildly thick	Moderately thick	Extremely thick
性状の説明（飲んだとき）	「drink」するという表現が適切なとろみの程度 口に入れると口腔内に広がる液体の種類・味や温度によっては、とろみが付いていることがあまり気にならない場合もある 飲み込む際に大きな力を要しないでストローで容易に吸うことができる	明らかにとろみがあることを感じ、かつ「drink」するという表現が適切なとろみの程度 口腔内での動態はゆっくりですぐには広がらない 舌の上でまとめやすい ストローで吸うのは抵抗がある	明らかにとろみが付いていて、まとまりがよい 送り込むのに力が必要 スプーンで「eat」するという表現が適切なとろみの程度 ストローで吸うことは困難
性状の説明（見たとき）	スプーンを傾けるとすっと流れ落ちる フォークの歯の間から素早く流れ落ちる カップを傾け、流れ出た後には、うっすらと跡が残る程度の付着	スプーンを傾けるととろとろと流れる フォークの歯の間からゆっくりと流れ落ちる カップを傾け、流れ出た後には、全体にコーティングしたように付着	スプーンを傾けても、形状がある程度保たれ、流れにくい フォークの歯の間から流れ出ない カップを傾けても流れ出ない（ゆっくりと塊となって落ちる）
粘度 (mPa・s)【Ⅲ-5類】	50-150	150-300	300-500
LST 値 (mm)【Ⅲ-6類】	36-43	32-36	30-32

粘　度：コーンプレート型回転粘度計を用い、測定温度20℃、ずり速度50 s-1における1分後の粘度測定結果【Ⅲ-5類】.
LST値：ラインスプレッドテスト用プラスチック測定版を用いて内径30 mmの金属製リングを置き、試料を20 mL注入し、30秒後にリングを持ち上げ、30秒後に試料の広がり距離を6点測定し、その平均値をLST値とする【Ⅲ-6類】.

注意1. LST値と粘度は完全には相関しない。そのため、特に境界線付近においては注意が必要である。
注意2. ニュートン液体ではLST値が高く出る傾向があるため注意が必要である。
「日摂食嚥下リハ会誌17 (3)：255-267, 2013」または日本摂食嚥下リハビリテーション学会嚥下調整食分類2013より」

（資料：日本摂食・嚥下リハビリテーション学会ホームページ：https://www.jsdr.or.jp/doc/doc_manual1.html「嚥下調整食学会分類2013」を必ずご参照ください。）

索 引

イラスト 症例からみた 臨床栄養学 ── 第 3 版 ──

ISBN 978-4-8082-6064-4

2008 年 9 月 1 日 初版発行	著者代表 ⓒ 福 井 富 穂
2014 年 9 月 1 日 2 版発行	発 行 者 鳥 飼 正 樹
2020 年 4 月 1 日 3 版発行	印 刷 株式会社 メデューム
2022 年 4 月 1 日 2 刷発行	製 本

発行所 株式会社 東京教学社

郵 便 番 号 112-0002
住 所 東京都文京区小石川 3-10-5
電 話 03 (3868) 2405
Ｆ Ａ Ｘ 03 (3868) 0673
http://www.tokyokyogakusha.com

臨床検査基準値一覧表

大分類	小分類	略号	名称	英名	基準値（測定法）	測定値が変動する主な疾患	参照番号
血液一般検査	白血球関係	WBC	白血球	White blood cell	3500〜9800/μL	高：感染症，外傷，熱傷，白血病など 低：薬剤アレルギー，抗癌剤投与など	1
		Neut	好中球	Neutrocyte	2000〜7500/μL (34〜80%)	高：感染症，炎症，急性中毒などで 低：ウイルス感染，腸チフス，再生不良性貧血，白血病など	2
		Eosin	好酸球	Eosinocyte	40〜400/μL (0〜10%)	高：アレルギー性疾患，寄生虫症など	3
		Baso	好塩基球	Basocyte	10〜100/μL (0〜3%)	高：慢性骨髄性白血病，甲状腺疾患など	4
		Lymph	リンパ球	Lymphocyte	1500〜4000/μL (19〜59%)	高：ウイルス性感染症，アレルギー性疾患など 低：HIV感染，放射線照射など	5
		Mono	単球	Monocyte	200〜800/μL (0〜12%)	高：骨髄単球性白血病など 低：重症敗血症など	6
		ATY-LY	異型リンパ球	Atypical lymphocyte	0%	ウイルス感染症，薬物アレルギー，結核，自己免疫疾患などで末梢血中に出現する	7
	赤血球関係	RBC	赤血球	Red blood cell	男 440〜590， 女 380〜520 万/μL	高：真性，二次性赤血球増加症 低：貧血（鉄欠乏性，再生不良性，溶血性など）	10
		Hb	ヘモグロビン	Hemoglobin	男 13〜18， 女 12〜16 g/dL	低：貧血	11
		Ht	ヘマトクリット	Hematocrit	男 40〜52， 女 35〜47%	低：貧血	12
		Ret	網赤血球数	Reticulocyte	0.4〜2.0%	高：溶血性貧血，G-CSF 使用時 低：再生不良性貧血，癌化学療法時	13
		MCV	平均赤血球容積	Mean corpuscular volume	80〜100 fL	低：貧血	14
		MCH	平均赤血球ヘモグロビン量	Mean corpuscular hemoglobin	26〜34 pg	低：貧血	15
		MCHC	平均赤血球ヘモグロビン濃度	Mean corpuscular hemoglobin concentration	32〜36 g/dL	低：貧血	16
		Fe	血清鉄	Iron	70〜160 μg/dL	高：ヘモクロマトーシス，肝障害，再生不良性貧血など 低：鉄欠乏性貧血，真性赤血球増加症など	17
		TIBC	総鉄結合能	Total iron binding capacity	250〜350 μg/dL	高：鉄の欠乏，造血の亢進など 低：トランスフェリンの合成障害・体外喪失促進など	18
		UIBC	不飽和鉄結合能	Unsaturated iron binding capacity	＊1	高：鉄欠乏性貧血など 低：低栄養状態，ネフローゼ症候群など	19
		Ferritin	フェリチン	Ferritin	男 40〜100， 女 20〜70 ng/mL	高：貯蔵鉄の増加（ヘモジデローシス，ヘモクロマトーシス），細胞破壊（炎症，悪性腫瘍）など 低：鉄欠乏性貧血，真性多血症など	20
	止血・凝固関係	Plts	血小板	Platelet	15〜40 万/μL （全自動血球分析装置）	高：本態性血小板血症など 低：白血病，再生不良性貧血，血小板減少性紫斑病など	30
		PT	プロトロンビン時間	Prothrombin time	10〜13 秒	血液凝固障害	31
		PT-ACT	PT 活性値	Prothrombin activated clotting time	ACT 150 秒前後	血液凝固障害	32
		PT-INR	PT-INR 値	Prothrombin time international normalized ratio	1.0（Prothrombin ratio を国際正常化指数で補正）	血液凝固障害	33
		APTT	活性化部分トロンボプラスチン時間	Activated partial thromboplastin time	30〜45 秒	凝固異常など：血友病，凝固因子異常，重症肝障害，ビタミン K 欠乏など	34
		FIBG	フィブリノゲン	Fibrinogen	200〜400 mg/dL	高：感染症，悪性腫瘍 低：先天性無フィブリノゲン血症，重症肝障害など	35
血液生化学検査	糖質関係	FBS	血糖	Fasting blood sugar level	70〜110 mg/dL	高：糖尿病，膵疾患など 低：高インスリン血症，肝疾患など	40
		HbA₁	ヘモグロビン A₁	Hemoglobin A₁	5.9〜7.6% ＊2	高：高血糖の持続 低：溶血性貧血	41
		HbA₁c	ヘモグロビン A₁c	Hemoglobin A₁c	4.3〜5.8% ＊3	高：高血糖の持続（過去約 1〜2 か月の血糖状態を反映） 低：溶血性貧血	42
		FRA	フルクトサミン	Fructosamine	205〜285 μmol/L	高：高血糖の持続（2 週間前の血糖状態を反映）	43
		IRI	インスリン	Immunoreactive insulin	空腹時 5〜15 μU/mL	高：肥満，インスリノーマ 低：1 型糖尿病，原発性アルドステロン症	44
	たんぱく質関係	TP	総たんぱく質	Serum total protein	6.7〜8.3 g/dL （ビューレット法）	高：炎症，脱水など 低：低栄養，肝障害，ネフローゼ症候群など	50
		Alb	血清アルブミン	Serum albumin	3.5〜5.5 g/dL （電気泳動法）	低：栄養摂取不足，消化管における吸収障害，肝での合成障害，炎症による消費亢進，腎や消化管からの漏出など	51
		A/G	アルブミン／グロブリン比	Albumin/Globulin ratio	1.6〜2.4	低：肝硬変など	52
		Pre-alb	プレアルブミン	Prealbumin	22〜40 mg/dL （免疫比濁法）	高：甲状腺機能亢進症，ネフローゼ症候群 低：栄養摂取不足，肝炎など肝機能低下	53
	脂質関係	T-Cho	総コレステロール	Total cholesterol	150〜220 mg/dL （酵素法）	高：原発性・続発性高コレステロール血症，甲状腺機能低下症など 低：肝障害など	60
		LDL-C	LDL-コレステロール	LDL-cholesterol	70〜139 mg/dL （直接測定法：ホモジニアス法）	高：高リポたんぱく血症 IIa，IIb 型など 低：無・低βリポたんぱく血症，肝硬変など	61
		HDL-C	HDL-コレステロール	HDL-cholesterol	40〜70 mg/dL （沈殿法）	高：家族性高 HDL-C 血症，家族性 CETP 欠損症など 低：高リポたんぱく血症など	62
		TG	トリグリセリド（中性脂肪）	Triglyceride	50〜150 mg/dL （酵素法）	高：高脂血症，肥満，糖尿病，肝・胆道疾患など 低：甲状腺機能亢進症，低栄養，肝硬変など	63
		FFA	遊離脂肪酸	Free fatty acid	0.17〜0.58 mEq/L	高：糖尿病，肝障害，甲状腺機能亢進症など 低：甲状腺機能低下症，汎下垂体機能低下，アジソン病など	64

大分類	小分類	略号	名称	英名	基準値（測定法）	測定値が変動する主な疾患	参照番号
血液生化学検査	ホルモン関係	FT 4	遊離型サイロキシン	Free thyroxine	0.8〜1.9 ng/dL	高：甲状腺機能亢進症、バセドウ病、甲状腺炎など 低：橋本病、原発性甲状腺機能低下症、クレチン病など	70
		TSH	甲状腺刺激ホルモン	Thyroid stimulating hormone	0.4〜5.0 μU/mL	高：甲状腺機能低下症、橋本病など 低：甲状腺機能亢進症、下垂体性甲状腺機能低下症など	71
		ACTH	副腎皮質刺激ホルモン	Adrenocor-ticotropic hormone	5〜60 pg/mL	高：下垂体性クッシング病、異所性ACTH産生腫瘍など 低：アジソン病、ACTH不応症、ネルソン症候群など	72
		CA	カテコールアミン	Catecholamines * 4	AD 50〜100、NA 100〜300、DA 20〜40 pg/mL	高：褐色細胞腫、交感神経芽細胞腫、本態性高血圧症など 低：アジソン病、起立性低血圧、甲状腺機能亢進症など	73
	無機質関係	Na	ナトリウム	Sodium	136〜148 mEq/L（イオン選択電極法）	高：脱水、下痢、発汗、尿崩症など 低：浮腫、クッシング症候群など	80
		K	カリウム	Potassium	3.5〜5.3 mEq/L（イオン選択電極法）	高：腎不全、乏尿、脱水など	81
		Cl	クロール	Chloride	96〜107 mEq/L（イオン選択電極法）	高：脱水、下痢、代謝性アシドーシスなど 低：嘔吐、腎不全など	82
		Ca	カルシウム	Calcium	8.0〜10.0 mg/dL（OCPC法）	高：副甲状腺機能亢進症、骨髄腫、バセドウ病、ビタミンD過剰など	83
		P	無機リン	Phosphorus	2.5〜4.8 mg/dL（酵素法）	高：腎不全、ビタミンD中毒、巨人症など 低：副甲状腺機能亢進症、くる病、骨軟化症など	84
		Zn	亜鉛	Zinc	男 50〜140、女 50〜120 μg/dL（原子吸光分析法）		85
	酵素関係	ALT（GPT）	アラニンアミノトランスフェラーゼ	Alanin aminotransferase	6〜30 IU/L（日本臨床化学会準拠法）	高：肝障害、甲状腺疾患など	90
		AST（GOT）	アスパラギン酸アミノトランスフェラーゼ	Aspartate aminotransferase	13〜33 IU/L（日本臨床化学会準拠法）	高：肝障害、心筋障害、骨格筋障害、甲状腺疾患、溶血性疾患など	91
		GOT（AST参照）	グルタミン酸一オキサロ酢酸トランスアミナーゼ	Glutamic-oxaloacetic transaminase	ASTと同一		92
		GPT（ALT参照）	グルタミン酸一ピルビン酸トランスアミナーゼ	Glutamic pyruvic transaminase	ALTと同一		93
		ALP	アルカリホスファターゼ	Alkaline phosphatase	15〜359 IU/L（自動分析法）	高：肝胆道疾患、骨疾患、副甲状腺機能亢進症など	94
		AMY	アミラーゼ	Amylase	100〜400 IU/L（Blue-Starch法）	高：膵臓疾患、イレウス、耳下腺炎など	95
		CPK（CK）	クレアチンキナーゼ	Creatinkinase	47〜195 IU/L（UV法）	高：心筋梗塞、運動、筋ジストロフィー、ショックなど	96
		ChE	コリンエステラーゼ	Cholinesterase	男 203〜460、女 179〜354 IU/L（酵素法）	高：ネフローゼ症候群、糖尿病性腎症など 低：肝硬変、農薬中毒など	97
		LAP	ロイシンアミノペプチダーゼ	Leucine aminopeptidase	35〜75 IU/L（L-ロイシン-p-ニトロアニリド基質法）	高：肝炎、肝癌、胆道系疾患、膵炎、悪性リンパ腫など	98
		LDH	乳酸脱水素酵素	Lactate dehydrogenase	260〜485 IU/L（ピルビン酸基質法）	高：肝疾患、心疾患、悪性腫瘍、筋疾患、白血病など	99
		γ-GTP	γ-グルタミルトランスペプチダーゼ	γ-Glutamyl transpeptidase	47 IU/L 以下（γ-グルタミルニトロアニリド基質法）	高：各種肝疾患、アルコール性肝障害、胆道疾患など	100
		エラスターゼ	膵エラスターゼ	Elastase	100〜400 ng/mL（RIA法）	高：膵炎、膵石症、膵癌、総胆管結石など	101
		リパーゼ	膵リパーゼ	Lipase	50〜190 U/L（比濁法）	高：急性・慢性膵炎、膵癌、イレウス、腎不全など	102
	腫瘍マーカー	AFP	α-フェトプロテイン	alpha-fetoprotein	10.0〜20.0 ng/mL（RIA固相法）	高：原発性肝癌、肝硬変、慢性・急性肝炎など	110
		CEA	癌胎児性抗原	Carcino embryonic antigen	5.0 ng/mL 以下（2抗体法）	高：結腸癌、直腸癌、膵臓癌、胆道癌、肝臓癌、胃癌、慢性肝炎、肝硬変、閉塞性黄疸、潰瘍性大腸炎など	111
		CA-19-9	CA 19-9	Carbohydrate antigen 19-9	37.0 U/mL 以下（RIA固相法）	高：悪性疾患（膵癌、胆道癌、大腸癌、胃癌など）良性疾患（胆石症、卵巣嚢腫、肝炎など）	112
		DU-PAN-2	DU-PAN-2	Dupan-2	150 U/mL 以下（EIA法）	高：肝癌、膵癌、胃癌、胆道癌など	113
	感染・免疫関係	HCV-Ab	HCV抗体	Hepatitis C virus antibody	陰性	高：C型肝炎ウイルスに感染	120
		HBS-Ag	HBs抗原	Hepatitis B virus antigen	陰性	陽性：B型肝炎ウイルスに感染	121
		HIV	エイズウイルス抗体	Human immunodeficiency virus	陰性	陽性：HIV感染	122
		ANA	抗核抗体	Antinuclear antibody	40倍未満	陽性：自己免疫性疾患、膠原病など	123
		ASO	抗ストレプトリジンO抗体	Antistreptolysin O	2歳以下 50、2〜5歳 100、5〜19歳 250、20歳以上 125 Todd単位	高：急性咽頭炎、扁桃炎、皮膚化膿症、リウマチ熱、急性糸球体腎炎など	124
		不規則抗体	不規則抗体	Irregular antibody	陰性	高：輸血既往例、経産婦、血液型不適合妊娠、移植既往例	125
		TPHA	梅毒トレポネーマ血球凝集試験	Treponema pallidum hemagglutination	陰性<80倍（受身赤血球凝集反応法）	高：梅毒、細菌感染症（肺炎球菌肺炎、結核など）、ウイルス感染症など	126
		IgA	免疫グロブリンA	Immunoglobulin A	70〜450 mg/dL	高：アルコール性肝炎、自己免疫疾患、慢性肝炎、腫瘍など	127
		IgE	免疫グロブリンE	Immunogloburin E	100〜300 IU/mL 以下（Radioimmunosorbent test：RIST）	高：アレルギー疾患、肝疾患など 低：免疫不全症	128
		IgG	免疫グロブリンG	Immunogloburin G	800〜1800 mg/dL	高：慢性肝炎（活動型）、慢性感染症、自己免疫疾患など	129
		IgM	免疫グロブリンM	Immunogloburin M	50〜350 mg/dL	高：急性肝炎、自己免疫疾患やウイルス・梅毒などの感染	130

大分類	小分類	略号	名称
血液生化学検査	その他	Cr	クレアチニ…
		Ccr	クレアチニ…アランス
		Cockcroft	コッククロ…ガォルト法）
		CRP	C反応性たん…
		BUN	血中尿素窒…
		UA	尿酸
		T-Bil	総ビリルビ…
		D-Bil	直接ビリル…
		TTT	チモール混…
		ZTT	硫酸亜鉛混…
		ニュービ溶血	乳び血漿溶血
尿検査	定量検査	U-UN	尿中尿素窒…
		U-17-KS	尿中17-ケ…ロイド
		U-17-OHCS	尿中17-ヒ…シコルチコ…ン
	試験紙による定性検査	尿たんぱく	尿たんぱく…
		尿糖	尿糖
		ケトン体	尿中ケトン…
		ビリルビン	尿中ビリル…
		ウロビリノゲン	尿中ウロビ…ン
		潜血反応	尿潜血反応…
	沈査	白血球	尿中白血球…
		赤血球	尿中赤血球…

＊1 総鉄結合能（トランスフェリン，約300 μg…
＊2 HbA₁：グルコースのほかグルコース以外の…
＊3 HbA₁c：ヘモグロビンβ鎖末端のバリンに…
＊4 アドレナリン（AD），ノルアドレナリン（…
＊5 Ccr＝{尿中Cr濃度（mg/dL）×尿量（mL/…
＊6 血清クレアチニンからクレアチニンクリア…
＊7 HPF：high power field，顕微鏡の400倍視…

略号	名称	基準値	参照番号
IRI	インスリン	空腹時 5〜15 μU/mL	44
K	カリウム	3.5〜5.3 mEq/L	81
LAP	ロイシンアミノペプチダーゼ	35〜75 IU/L	98
LDH	乳酸脱水素酸素	260〜485 IU/L	99
LDL-C	LDL-コレステロール	70〜139 mg/dL	61
Lymph	リンパ球	1500〜4000 μL（19〜59%）	5
MCH	平均赤血球ヘモグロビン量	26〜34 pg	15
MCHC	平均赤血球ヘモグロビン濃度	32〜36 g/dL	16
MCV	平均赤血球容積	80〜100 fL	14
Mono	単球	200〜800/μL（0〜12%）	6
Na	ナトリウム	136〜148 mEq/L	80
Neut	好中球	2000〜7500/μL（34〜80%）	2
P	無機リン	2.5〜4.8 mg/dL	84
Plts	血小板	15〜40 万/μL	30
Pre-alb	プレアルブミン	22〜40 mg/dL	53
PT	プロトロンビン時間	10〜13 秒	31
PT-ACT	PT活性値	ACT 150 秒前後	32
PT-INR	PT-INR値	1.0	33
RBC	赤血球	男 440〜590，女 380〜520 万/μL	10
Ret	網赤血球数	0.4〜2.0%	13
T-Bil	総ビリルビン	0.2〜1.1 mg/dL	146
T-Cho	総コレステロール	150〜220 mg/dL	60
TG	トリグリセリド（中性脂肪）	50〜150 mg/dL	63
TIBC	総鉄結合能	250〜350 μg/dL	18
TP	総たんぱく質	6.7〜8.3 g/dL	50
TPHA	梅毒トレポネーマ血球凝集試験	陰性＜80 倍	126
TSH	甲状腺刺激ホルモン	0.4〜5.0 μU/mL	71
TTT	チモール混濁試験	5 kunkel 単位以下	148
U-17-KS	尿中 17-ケトステロイド	男 3.5〜18.5，女 3.5〜11.6 mg/日	201
U-17-OHCS	尿中 17-ヒドロキシコルチコステロン	男 3〜10，女 2〜8 mg/日	202
UA	尿酸	男 3.0〜7.0，女 2.5〜6.0 mg/dL	145
UIBC	不飽和鉄結合能	男 77〜304，女 132〜412 μg/dL	19
U-UN	尿中尿素窒素排泄量	7〜14 g/日	200
WBC	白血球	3500〜9800/μL	1
Zn	亜鉛	男 50〜140，女 50〜120 μg/dL	85
ZTT	硫酸亜鉛混濁試験	4〜12 kunkel 単位	149
γ-GTP	γ-グルタミルトランスペプチダーゼ	47 IU/L 以下	100
ウロビリノゲン	尿中ウロビリノゲン	（−）感度：0.1 単位/dL	214
エラスターゼ	膵エラスターゼ	100〜400 ng/dL	101
ケトン体	尿中ケトン体	（−）	212
赤血球	尿中赤血球	1 個/HPF 以下	221
潜血反応	尿潜血反応	（−）	215
ニュービ	乳び血漿	陰性	150
尿たんぱく	尿たんぱく質	（−）〜（±）	210
尿糖	尿糖	（−）	211
白血球	尿中白血球	男 1 個/HPF，女 5 個/HPF 以下	220
ビリルビン	尿中ビリルビン	（−）	213
溶血	溶血	陰性	151
リパーゼ	膵リパーゼ	50〜190 U/L	102
不規則抗体	不規則抗体	陰性	125